实用胸腺肿瘤及重症肌无力外科学

名誉主编：姜格宁　谭群友

主　　编：徐　全　柳阳春

副 主 编：徐　雯　喻国平　卢秋良

　　　　　黄　奕　潘朝阳　林　庆

中南大学出版社
www.csupress.com.cn
·长沙·

AME
Publishing Company

图书在版编目（CIP）数据

实用胸腺肿瘤及重症肌无力外科学/徐全, 柳阳春主编.
—长沙：中南大学出版社，2021.11
ISBN 978 - 7 - 5487 - 4462 - 7

Ⅰ.①实…　Ⅱ.①徐…　②柳…　Ⅲ.①胸腔疾病—肿
瘤—胸腔外科手术②重症肌无力—外科手术　Ⅳ.①R734
②R746.1

中国版本图书馆CIP数据核字(2021)第222140号

AME 外科系列图书 6B029

实用胸腺肿瘤及重症肌无力外科学

SHIYONG XIONGXIANZHONGLIU JI ZHONGZHENGJIWULI WAIKEXUE

主编：徐全　柳阳春

□丛书策划　　郑　杰　汪道远　陈海波
□项目编辑　　陈海波　廖莉莉
□责任编辑　　陈海波　李惠清　黄冰滢　江莘妍
□责任印制　　唐　曦　潘飘飘
□版式设计　　汤月飞　林子钰
□出版发行　　中南大学出版社
　　　　　　　社址：长沙市麓山南路　　　　　　邮编：410083
　　　　　　　发行科电话：0731-88876770　　　传真：0731-88710482
□策 划 方　　AME Publishing Company
　　　　　　　地址：香港沙田石门京瑞广场一期，16 楼 C
　　　　　　　网址：www.amegroups.com
□印　　装　　天意有福科技股份有限公司

□开　　本　710×1000　1/16　□印张 22.75　□字数 465 千字　□插页
□版　　次　2021 年 11 月第 1 版　□2021 年 11 月第 1 次印刷
□书　　号　ISBN 978 - 7 - 5487 - 4462 - 7
□定　　价　168.00 元

刘勇
南昌大学附属人民医院（江西省人民医院）

刘诗英
南昌大学附属人民医院（江西省人民医院）

欧阳励
南昌大学第四附属医院

彭雷
南昌大学附属人民医院（江西省人民医院）

宋楠
同济大学附属上海市肺科医院

陶绍霖
中国人民解放军陆军军医大学附属大坪
医院

王荣胜
南昌大学附属人民医院（江西省人民医院）

王志强
江西省鹰潭市人民医院

吴昊
南昌大学附属人民医院（江西省人民医院）

姚传
九江学院附属医院

殷慧敏
南昌大学附属人民医院（江西省人民医院）

殷瑞忠
江西省九江市肿瘤医院

尹随
南昌大学附属人民医院（江西省人民医院）

张明生
南昌大学附属人民医院（江西省人民医院）

章晔
南昌大学附属人民医院（江西省人民医院）

曾麟
南昌大学附属人民医院（江西省人民医院）

钟迎梅
南昌大学附属人民医院（江西省人民医院）

周斌峰
江西省鹰潭市人民医院

左勇
江西省高安市人民医院

特邀编者

Mitsuro Fukuhar
日本福岛县立医科大学胸外科

Kazu Shiomi
日本北里大学附属医院胸外科

Marc de Perrot, Laura Donahoe
加拿大多伦多大学附属多伦多总医院胸外科

Gil I. Wolfe
美国 Buffalo Jacobs 医学院神经内科

Katie E
爱尔兰都柏林米塞里科迪亚大学医院胸外科

Nicholas R. Hess
美国宾夕法尼亚州匹兹堡市匹兹堡大学医学中心心胸外科

Laura Dona
加拿大多伦多大学附属多伦多总医院胸外科

Phillip G
梅奥医学中心胸外科

Maurizio Infante
意大利锡耶纳大学医院胸外科

AME 外科系列图书序言

我们AME旗下的心胸外科杂志*Annals of Cardiothoracic Surgery*有一位来自美国罗切斯特（Rochester）的作者，他是个左撇子。在进入外科学习的初始阶段，他遇到了很大障碍，例如，术中使用剪刀和完成打结动作时，他的动作都与教科书上要求的动作相反，于是在手术台上经常"挨老师打"。

后来，他将自己的这段经历和经验总结成文，并发表在一本期刊上，希望能够帮助到与自己"同病相连"的其他外科医生。出乎意料的是，那篇文章发表之后，无数外科医生给他发邮件，向他请教和探讨左撇子医生应该如何接受外科培训，等等。后来，他认识了*Annals of Cardiothoracic Surgery*的主编Tristan D. Yan教授，恰好Tristan也是一位左撇子医生。Tristan鼓励他去做一名心脏外科医生，因为在心脏外科手术中，有一些步骤需要使用左手去完成缝合等动作。Tristan的观点是，外科医生最好左右手都训练好。

前段时间，我陪女儿第一天去幼儿园报到的时候，与幼儿园老师聊了一会，最后，老师问我们家长，有哪些需要注意的地方。我特地交代老师，千万不要将我女儿的用手习惯"矫正"了，让她保持自己的左撇子。老师很惊讶地问我为什么。

2013年12月7日，我们在南通大学附属医院举办了第二届AME学术沙龙，晚餐之后，上海市中山医院胸外科沈亚星医生带领我们几位学术沙龙委员去他的房间喝茶。酒店的电梯位于中间，出了电梯，先向左，再向左，再向左，再向左，然后，到了他的房间门口。我们一群人虽然被绕晕了，但是，还是有点清醒地发现他的房间其实就在电梯口的斜对面，顿时，哈哈大笑。他第一次进房间的时候，就是沿着这个路线走的，所以，第二次他带我们走同样的路。亚星说，其实，这就是"典型的"外科医生！

每一个手术步骤，每个手术动作，都是老师手把手带出来的，所以，很多外科医生喜欢亲切地称呼自己的老师为"师傅"。

如何才能成为一位手术大师？除了自身的悟性和勤奋之外，师傅的传授和教导应该是一个很重要的因素。犹如武林，各大门派，自成体系，各有优劣，这是一个不争的事实，外科界亦是如此。

于是，对于一位年轻的外科医生而言，博采众家之长，取其精华，去其糟粕，显得尤为重要。所以我们策划出版了这个系列的图书，想将国内外优秀外科团队的手术技艺、哲学思考和一些有趣的人文故事，一一传递给读者，希望能够对外科医生有一点启发和帮助。是为序。

汪道远

AME出版社社长

序（一）

胸腺肿瘤与重症肌无力这两类疾病的关系非常奇特，二者有时相关，但不一定互为因果。多年来，不少学者做了大量的研究，但两者的关系迄今仍是未解的谜题。和其他疾病一样，胸腺肿瘤与重症肌无力影响着患者的身体健康，甚至危及生命。这迫使我们深入研究，及时、正确地诊断与治疗。胸腺肿瘤种类繁多，与其他肿瘤一样，采取以外科手术为主的综合治疗方法，当然不同肿瘤所采用的主要具体治疗方法也有所不同。对重症肌无力，除进行内科治疗以外，早在20世纪初期，便有学者提出重症肌无力与胸腺病变和胸腺肿瘤相关，切除胸腺及肿瘤可缓解重症肌无力的症状，这奠定了外科治疗重症肌无力的理论基础，开启了外科治疗的新篇章。但胸腺外科在早期采用经胸腔或经胸骨的开放手术，创伤较大，并发症较多，住院时间长，一定程度影响了其疗效。20世纪后期，腔镜技术的发展带来了微创外科治疗的第一次飞跃，微创外科在胸腺肿瘤及重症肌无力治疗方面不断发展及普及，手术技术日臻成熟，成为常规治疗手段之一。21世纪初期，医疗人工智能的不断发展带来了微创外科的第二次飞跃。达芬奇机器人手术系统作为智能外科医疗的代表，被成功应用于胸外科的各领域。由于达芬奇机器人手术系统具有超越人手极限的外科手术的稳定性和精准性，以及具有胸腔镜无法比拟的优越性，进一步提高了外科治疗精准微创水平，目前已在临床广泛应用。胸腺肿瘤与重症肌无力的外科治疗，根据胸腺病变的性质、部位、大小以及是否合并重症肌无力，所在医疗机构的设备与技术条件，结合术者习惯和患者意愿，临床上可选择开放手术、腔镜手术和机器人手术。但是，除努力使手术更加安全、更加彻底、更加微创以外，术后如何使患者更好、更快地康复，重症肌无力的围手术期处理、胸腺肿瘤的后期随访与综合治疗等方面还有很多亟待解决的问题。

江西省人民医院胸外科是国内开展胸腺肿瘤及重症肌无力外科研究和治疗较多的单位。《实用胸腺肿瘤及重症肌无力外科学》一书的主编柳阳春主任更是国内最早关注临床诊治胸腺肿瘤及重症肌无力的外科专家，在本领域有很深的造诣。他注重胸腺肿瘤及重症肌无力的理论探讨和临床应用，多年来潜心研究与实践，特别是在巨大胸腺肿瘤切除、重症肌无力的围手术期处理，包括血浆置换治疗重症肌无力危象等方面积累了较为丰富的理论与实践经验，为这本专著的编写进行了精心策划、认真组织和合理安排。科室现任徐全主任继续带领着团队在这一领域不懈努力。所有编者均来自胸腺肿瘤或重症肌无力理论与临床实践研究一线，不但深刻领会了本书主编的意图，而且对各自负责的内容进行了仔细设计，既有相关理论的深入探讨，也有临床经验的认真总结，使全书内容浑然一体，有血有肉。

《实用胸腺肿瘤及重症肌无力外科学》结构严谨，内容全面详实，特别强调了其实用性。本书介绍了中国胸腺瘤与重症肌无力外科的现代史；阐述了胸腺应用解剖、胸腺生理病理学、胸腺与免疫学、胸腺影像学诊断和鉴别诊断、胸腺肿瘤及重症肌无力的诊断与治疗等内容；阐述了危重型重症肌无力胸腺切除围手术期处理等相关知识；介绍了肌无力危象期围手术期处理、手术时机、手术方式、术后远期免疫抑制药治疗等；特别介绍了经剑突下入路胸腔镜和机器人辅助手术；对胸腺瘤切除并胸腺扩大切除术的手术适应证、手术步骤、并发症等也进行了详细介绍，几乎覆盖了当前胸腺肿瘤及重症肌无力外科治疗所有内容，具有很好的实用性和指导性。本书图文并茂、简洁明了、通俗易懂，便于读者学习和应用。本书将为从事胸腺肿瘤及重症肌无力治疗工作的医生提供重要的参考，对我国胸腺肿瘤及重症肌无力外科的发展起到积极推动作用。

谭群友

中国人民解放军陆军军医大学大坪医院胸外科主任

中国人民解放军胸外科研究所

序（二）

　　近闻江西省人民医院徐全、柳阳春两位专家合著的《实用胸腺肿瘤及重症肌无力外科学》即将付梓，我与方文涛、谭群友等教授亦有幸参与。作为执业已38年的胸外科医生、两位主编的老朋友，欣慰之余，有一点感想赠予撰书的同道和亲爱的读者，既是共襄盛举，也深带对未来胸外科的盼望。

　　我们因逢其时，经历了中国胸外科乃至整个临床医学的巨大变革。患者的就医诉求、医者的服务理念，都让我们这一代医生饱经沧桑。一方面我们非常乐观地看到，随着疾病谱的改变和微创手段的不断演进，更多的患者在早期筛查中获益，呼吸系统肿瘤的治疗已非当年可比；但是另外一方面，我们也应清醒地看到，很多胸外科医生往往关注常见肺部疾病，对纵隔胸腺外科着眼不多，使得纵隔外科的发展明显落后于肺、食管外科的快速进步，并且各地区在诊疗理念上也存在较大的差异。

　　由此，此书的出版便有了非常特殊的意义。这是一部专注于胸腺疾病，尤其是胸腺肿瘤和重症肌无力患者的临床实用读本，并辅以一定的病理、解剖等背景介绍，临床医生开卷即有益，毫无晦涩之感，贴近真实需求。更重要的是，这是柳阳春、徐全教授所带领团队筚路蓝缕、薪火相承的实践积累。江西省人民医院胸外科，从20世纪末便在国内率先开展系统性的胸腺肿瘤与重症肌无力的研究及临床探索，30年来，服务患者的同时，为国家培养了大批该领域的杰出人才。此次他们倾囊相授，与国内数家医院勠力同心，各尽其职地完成该部临床指南，感慨之意，感激之情，深受其惠的医生想必能感知一二。

　　最后因此书的缘故，再次感谢徐全、柳阳春两位教授。我虽与两位分处沪赣两地，但临床学术交流十分密切，对他们扎实的工作非常了解。我非常敬佩他们扎根江西，服务中西部人民的奉献精神；也极为认同他们的执业理念，即深耕胸腺肿瘤，成为该领域国内有代表性的领军专家。

　　纸短言浅，难免谬误。胸外科的发展如接力长跑，徐全、柳阳春两位教授，做了很好的榜样。希望借由此书的出版，让更多的胸外科医生熟悉纵隔外科，投身于胸腺肿瘤及重症肌无力的治疗与研究，促进学科平衡发展，使患者最大程度上获益。

姜格宁
同济大学附属上海市肺科医院胸外科主任

前言

胸腺瘤与重症肌无力是很神奇的疾病。我自成为一名合格的医生起就对其既好奇又畏惧，继而由关注到全身投入，并最终用我的一生去研究。

我的第一个胸腺瘤患者是一位26岁的姑娘，老主任车松卿和外聘的江西医学院第一附属医院胸心外科主任程源恩为她开胸摘除了胸腺瘤。我推着她回到监护病房的路上，她突然说头痛，接着呼吸就停了。那么凑巧，第二周的一天下午，我所在的医院收治了一位64岁的胸腺瘤，儿子陪睡。第二天晨会交班，患者全身冰凉，早已没有了生命迹象，而儿子竟然不知他昨晚什么时间去世。

这两件事引导我关注一个方向，即胸腺瘤与重症肌无力。

1993年，江西医学院第二附属医院方功德调入我院任胸心外科主任，他助力我研究胸腺瘤与重症肌无力。记得他和我治疗的第一位胸腺瘤合并重症肌无力患者，安全出院1个月后，就因服用大剂量溴吡斯的明引起胆碱能危象，再入院接受呼吸机治疗6天。家属见患者太痛苦了，要求拔掉气管插管，让她离开。半年后，我们治疗的另外一位胸腺瘤并重症肌无力患者，在夏天收割稻子并插秧的季节，她突然来电话说她呼吸困难，要闷死了，并说自己停止服药3个月了。从农村到本院有75公里，这位患者就在半路上停止了呼吸。又是两位患者的生命，多么令人震撼！

1996年开始，我着力注重胸腺瘤与重症肌无力的临床工作，重症患者术后我陪护在患者的床边三天三夜，研究总结什么时候患者出现什么症状，该怎么用药，用什么药，用多少量等等。就这样一步一步摸索，经历了三个阶段，最终探索出一项适合自己、适合本省的"重症肌无力外科治疗围手术期关键技术"。依靠这一技术，我们挽救了许多重症肌无力患者的生命，写出了多篇具备领先观点的有关重症肌无力的论文，几项创新技术在江西省排名首位，完成了多项重症肌无力外科临床研究课题。最终，依靠这一技术，我们获得了江西省科技进步奖、江西省医学领先（胸腺肿瘤外科）建设学科；依靠这一技术，我们加入中国胸腺肿瘤研究协作组、中国重症肌无力联盟、中国胸外科肺癌联盟，从而推动了江西省胸外科学界的发展，提升了江西省胸外科学界的影响力；依靠这一技术，我们成立并发展了江西省人民医院胸外科，造就了一支具有一定实力的专业队伍，并带动了其他专业的发展，其中最为突出的成就是选择并培养出优秀的学科接班人徐全。

本书的编写打破常规，宗旨突出"实用"，编者结合自身对"胸腺瘤与重症肌无力外科治疗"几十年的经历，将处理重症肌无力的经验汇入本书，将典型案例列入本书，希望对大家起到点拨与参考作用。在整个编写过程中，得到著名专家、学者的鼎力支持，如姜格宁、方文涛、谭群友、于磊、张鹏、张清勇、范江、宋楠，在此表示衷心的感谢；对参与本书的所有编者，以及承担写作任务的作者表示感谢，如徐全、宋楠、刘诗英、崔华、张明生、曾麟、刘勇、黄桃、胡少波、殷慧敏、谭群友、陶绍霖、王荣胜、陈梅花、钟迎梅、陈立如、吴昊、尹随、胡耶基、彭雷、林庆、章晔。特别要感谢徐全，他帮助我出版本书，圆了我的梦！

最后，我要感谢我的夫人伊炜，并将此书献给她！上帝创造了伊炜，让她从遥远的北方，历经千辛万苦，来到我身边，成就了我的家庭和我的事业！

柳阳春
江西省人民医院前任胸心外科副主任

目　录

第四部分　影像学诊断与鉴别诊断

第五部分　胸腺肿瘤的诊断与治疗

第一部分
历史概述

第一章　胸腺肿瘤的历史

第一节　概述

很少有哪个学科像肿瘤学一样，发源如此久远，成长如此缓慢，千百年来备受关注，却时至今日尚未"成年"。古生物学家在7 200万年前的恐龙化石中找到了肿瘤；考古学家在200万年前的人类下颌骨化石中找到了淋巴瘤痕迹。我国距今3 500多年的殷墟甲骨文所载卜辞中已有"瘤"的记载。

胸腺瘤是胸腺上皮性肿瘤（tymic epithelial tumors，TETs），在前纵隔最常见。与这些肿瘤相关的命名、分类、分期，以及其他许多细节，一直是学者们争论的焦点。一般而言，胸腺瘤是一种相对少见的肿瘤，很难通过收集一个合理的病例数来得到有意义的信息。大多数争议可以追溯到早期关于这种肿瘤的出版物中，多年来这一争议一直存在。1955年，美国武装部队病理学研究所（AFIP）的第一系列分册包括一个关于"胸腺肿瘤"的特定分册，其作者（Castleman博士）在关于胸腺瘤的部分中列出了以下同义词和相关术语：良性淋巴细胞淋巴瘤、癌、上皮瘤、淋巴上皮瘤、淋巴肉瘤、恶性胸腺瘤、混合瘤、黏液瘤、上皮瘤和网状细胞肉瘤。此外，分册在"胸腺瘤的恶性肿瘤"部分有不同的条目，将其描述为向纵隔外侵袭的肿瘤。基本上，这个分册的信息包含两种类型的胸腺瘤，即良性（包膜内）和恶性（侵袭性）。有趣的是，该分册的作者对胸腺瘤的异质性有明确的观点。20年后，AFIP在1975年出版了第二系列分册，作者为Rosai和Levine，在关于胸腺瘤的部分中，也列出了与先前分册相似的同义词和相关术语。然而，作者指出，这些术语似乎是用词不当，不鼓励使用。作者还强调了这些肿瘤的异质性，并指出这些肿瘤属于生长缓慢的肿瘤，同时描述了两个最重要的预后决定因素：大体结果（特别是肿瘤是否被包膜包裹或是侵袭性的）和是否合并重症肌无力。直到1995年，由Shimosato

和Mukai撰写的AFIP第三系列分册才将胸腺瘤和胸腺癌分别列出来，这与先前对这些肿瘤的分组有所不同。在过去的50年中，我们已经看到胸腺瘤的概念在许多不同的方向发展，并且这个过程很可能会持续下去。**然而，重要的是要强调胸腺瘤不代表胸腺癌的"良性对应物"，胸腺癌也不是胸腺瘤的"恶性对应物"。**在我们看来，所有胸腺瘤都是潜在的恶性肿瘤，如果在早期诊断和手术，其恶变则需要更长的时间。此外，胸腺上皮的分化似乎是一个连续的过程，这可以解释这两种肿瘤情况的差异。

在胸腺肿瘤方面，人类认识偏晚。首先，胸腺组织作为一个器官被现代医学认识就较晚。19世纪末20世纪初，有一批学者曾企图揭开胸腺的功能之谜，他们主要从发育生物学的角度去研究。因为胸腺奇特的生长变化特点，他们相信胸腺可能是一个与身体生长发育有关的器官，但他们的研究并没有获得国际认为有价值的结果。在此后的近半个世纪中，胸腺很少有人问津，被认为是一个"退化的器官"，默默地躺在胸腔里。一般的生理、解剖教科书偶尔提到胸腺时，也公认为它是一个功能不清的淋巴器官。到20世纪50年代，揭开胸腺功能之谜的时机开始成熟了。20世纪60年代初，Miller和Good分别对哺乳动物进行胸腺摘除，首先证实了胸腺的免疫功能。随后，Digeorge和Huber等发现先天性胸腺萎缩及在心脏手术时被摘除胸腺的患儿均出现了细胞免疫的缺陷。上述一系列发现引发了人们对胸腺免疫功能愈来愈多的关注和探讨。胸腺是一个自身免疫性器官，其自身发生肿瘤的概率非常低，发病率仅为0.17/10万，亚裔人种略高于白种人，为（0.3~0.4）/10万。1901年，Laquers等首先报道1例重症肌无力伴胸腺瘤的患者。1917年，Bell报告了57例重症肌无力尸解资料，发现10例良性肿瘤，1例浸润性胸腺肿瘤；1977年，Shimosato等提出胸腺癌的概念（之前，总被误诊为肺癌和其他转移瘤）。

2003年，美国患者Barbara Neibauer身患胸腺肿瘤，虽经积极的治疗，但仍于2年后去世。Barbara Neibauer去世后，为促进胸腺肿瘤的研究，其家族出资，于2005年成立了全球首个关于胸腺肿瘤的基金会——胸腺肿瘤研究基金会（Foundation for Thymic Cancer Research，FTCR）。2010年5月5日，美国国家卫生研究院（National Institutes of Health，NIH）牵头，在胸腺肿瘤研究基金会的基础上于纽约成立了专业胸腺肿瘤学术组织，即国际胸腺肿瘤协会（International Thymic Malignacy Interest Group，ITMIG）。该机构致力于胸腺肿瘤的研究、教育，以及对胸腺肿瘤患者提供支持，全球成员数以百计。随后，日本也成立了相应的胸腺肿瘤学术组织——日本胸腺研究会（Japanese Association for Research on the Thymus，JART）。

2011年，我国方文涛、陈克能、于振涛、傅剑华、韩永涛等筹备建立中国胸腺肿瘤研究协作组，并于2012年6月在上海正式成立，全称为"中国胸腺肿瘤研究协作组（Chinese Alliance of Research for Thymomas，CHART）"。除了方文涛、陈克能、于振涛、傅剑华、韩永涛外，还有上海的谷志涛、谭黎杰、丁建勇、庞烈文、陈岗，天津的张鹏，四川的王允，福建的陈椿，北京的李印，浙江的周鑫明，吉林的崔有斌，西安的李小飞、周勇安，青岛的魏煜程，沈阳的刘永煜等也是中国胸腺肿瘤研究协作组成员。2012年，方文涛带领中国胸腺肿瘤研究协作组，与日本胸腺研究会一同加入国际胸腺肿瘤协会。中国胸腺肿瘤研究协作组建立了中国胸腺肿瘤数据库，向国际胸腺肿瘤协会提供了上千例胸腺肿瘤临床资料，供国际胸腺肿瘤协会分期委员会制定国际胸腺肿瘤分期需要。2015年，方文涛担任执行委员会主席的国际胸腺肿瘤协会年会在上海召开，来自20个国家的241位胸腺肿瘤专家注册参会。2017年，中国临床肿瘤学会在中国胸腺肿瘤研究协作组的基础上成立了中国临床肿瘤学会纵隔肿瘤专家委员会，方文涛为主任委员。2019年，中国抗癌协会也在中国胸腺肿瘤研究协作组的基础上成立了中国抗癌协会纵隔肿瘤专业委员会，方文涛为主任委员。至2019年，中国胸腺肿瘤研究协作组全国入组医院达到68家，60家医院共提供4 925例胸腺肿瘤临床资料录入"中国胸腺肿瘤数据库"。通过数据库的发掘，中国胸腺肿瘤研究协作组发表了《胸腺肿瘤的诊疗：基于中国胸腺肿瘤研究协作组多中心回顾性研究的共识》《胸腺肿瘤微创切除手术的基本原则与质量控制》。共识对局部晚期胸腺瘤的术前诱导治疗、术后辅助放射治疗、术后辅助化学治疗、伴有合并症的预后等，提出了建设性的指导意见；对胸腺肿瘤的微创手术提出了质量控制要求，继而拟对胸腺肿瘤淋巴结清扫开展前瞻性研究。

江西省人民医院胸外科在柳阳春的带领下，于2014年加入中国胸腺肿瘤研究协作组，向中国胸腺肿瘤数据库提供了胸腺肿瘤数据；同年"胸腺肿瘤与重症肌无力外科治疗"项目获得江西省科学技术进步奖；2016年获选"江西省医学（胸腺肿瘤外科）领先建设学科"。

（徐全，柳阳春）

第二节 胸腺肿瘤的分型历史

胸腺肿瘤虽然发生率低，占所有肿瘤的比例不到1%，但在纵隔肿瘤中却占21%~47%。近年来随着检查手段的提高，尤其是我国肺癌筛查项目的普及，胸腺肿瘤的发现率有增加趋势。

胸腺上皮性肿瘤起自胸腺上皮组织，包括胸腺瘤、胸腺癌和神经内分泌肿瘤。以往"胸腺瘤"一词比较混乱，曾将累及胸腺的肿瘤都称之为"胸腺瘤"，当时包含精原细胞瘤样的胸腺瘤（实为纵隔原细胞瘤）、肉芽肿胸腺瘤（实为纵隔霍奇金病）等。在分类上以往曾将胸腺瘤分为胸腺瘤及恶性胸腺瘤，在病理组织学及临床上造成混乱。因为胸腺瘤病理上均为良性，但一部分为真正良性肿瘤，而另一部分为有恶性侵犯及转移的恶性肿瘤，而恶性胸腺瘤多指胸腺癌。

1961年，Bernatz提出以细胞形态学进行胸腺瘤分型，具体而言就是依据淋巴细胞和上皮细胞的相对比例及上皮细胞的形态进行分类，包括上皮细胞为主型、淋巴细胞为主型、混合型以及梭形细胞型。

1978年，Levine及Roi提出把恶性胸腺瘤分为两个亚型：Ⅰ型细胞学良性；Ⅱ型具有侵犯性或转移性，细胞学恶性，即胸腺癌。1990年Wik及Roei用简单明了的方法提出胸腺瘤其组织学为良性，但应当分为侵犯性和非侵犯性。应避免使用"恶性胸腺瘤"一词，因为这样容易和胸腺癌混淆。总之，胸腺瘤的组织结构复杂，临床有多种分类法，如1987年Lewis与1988年Komstein提出的传统胸腺瘤分类，1985年Marino根据上皮细胞形态分类，以及WHO的组织学分型（A型、B型、AB型、B1~B3型）。

Bernatz等分型方法虽在临床上被一直沿用，但对于判断肿瘤的预后无多大意义，这是因为胸腺肿瘤是上皮细胞来源的肿瘤，按胸腺内淋巴细胞的多少进行分型不符合病理学原则，而Marino的分型方法因能判断疾病的预后，越来越受到人们的重视。

（徐全，柳阳春）

第三节　胸腺肿瘤的分期历史

因为胸腺肿瘤少见，胸腺肿瘤的分期系统不像肺癌、胃癌等其他恶性肿瘤一样很早就有指导临床治疗的基于肿瘤、淋巴结、远处转移等特征的TNM分期系统。至今为止，人们对于胸腺肿瘤分期系统的探索已有40余年。胸腺肿瘤的分期最早可追溯至1960年左右，当时将胸腺瘤分为侵袭性和非侵袭性两类。而真正意义上的临床分期是在1978年由Bergh提出的三分期系统，该分期系统的依据是症状、肿瘤的范围和组织学类型。同时，该分期还提出了彻底的肿瘤切除（R0）是胸腺瘤的良好预后因素。

迄今为止，包括TNM分期系统在内，关于TETs的分期系统多达10余个（表1-1），均各有特点和改进。其中，TNM分期系统也有多个。在所有分期系统中，最有代表性和应用最为广泛的非TNM分期系统是由Masaoka提出的分期系统，后经Koga完善，也称为"Masaoka-Koga分期系统"，统称为"Masaoka

表1-1　TETs分期系统的发展

作者（年份）	病例数	类型	对象	主要特点
Bergh（1978）	43	非TNM	胸腺瘤	强调了包膜以及脏器的侵犯
Wilkins（1979）	103	非TNM	胸腺瘤	在Ⅱ期中增加了胸膜/心包侵犯
Masaoka（1981）	96	非TNM	胸腺瘤	强调了局部侵犯及淋巴/远处转移等临床表现的重要性
Verley（1985）	200	非TNM	胸腺瘤	强调了侵犯及切除程度的重要性
Gamondes（1991）	67	非TNM	胸腺瘤	肿瘤的分期和完整的手术切除是主要的预后因子
Yamakawa（1991）	226	TNM	TETs	T沿用了Masaoka分期中的描述，对N进行了定义
Koga（1994）	79	非TNM	胸腺瘤	Ⅱ期中显微镜下见肿瘤突破包膜的分期靠前
Tsuchiya（1994）	16	TNM	胸腺瘤	提高了N在分期中的权重
Asamura（2004）	138	非TNM	TETs	强调了肿瘤的大小及侵犯脏器的数量
WHO（2004）	－	TNM	TETs	合并旧分期中的Ⅰ、Ⅱ期并重新定义为Ⅰ期
Bedini（2005）	149	TNM	TETs	分期与治疗的方式有关
ITMIG（2011）	－	非TNM	TETs	对Masaoka-Koga中引起歧义的部分进行了明确
Moran（2012）	250	非TNM	胸腺瘤	对Masaoka的分期进行了降期，提出了0期的概念
Weissferdt（2012）	33	TNM	胸腺瘤	T1、T2及N的定义与Yamakawa分期有较大的不同
ITMIG（2015）	8 145	TNM	TETs	第一个基于大样本回顾性数据的TNM分期系统

分期系统"。

　　1981年Masaoka总结了1954—1979年在日本大阪医学院就诊的93例胸腺瘤患者的资料，提出了Masaoka分期（表1-2），这也是迄今为止应用最广泛的分期系统。该分期将胸腺瘤分为4期，其中Ⅰ期、Ⅱ期的胸腺瘤患者可以行彻底的手术切除（R0），而大部分Ⅳ期的胸腺瘤患者（8/11）仅能行部分切除手术（减瘤手术）。该分期强调了临床特征的重要性，指出了胸腺瘤临床进程的惰性，从最初局部组织浸润到后期通过淋巴或血运转移，其生存率逐步下降。回顾性研究得出R0切除的3年和10年的生存率分别为89%和75%，提示肿瘤的外侵和彻底的手术切除是重要的预后因子。为了准确和规范应用Masaoka系统，ITMIG对Masaoka分期系统作了补充解释。

表1-2　Masaoka分期

分期	定义
Ⅰ	肉眼或镜下肿瘤包膜完整
Ⅱa	镜下侵透包膜
Ⅱb	肉眼侵犯正常胸腺或周围脂肪组织，或肉眼粘连但未侵透纵隔胸膜或心包
Ⅲ	肉眼侵犯邻近器官（如心包、大血管、肺部）
Ⅳa	胸膜或心包转移
Ⅳb	淋巴或血行转移

　　TNM分期版本中，第八版TNM分期系统是第一个基于大样本量的分期系统，现逐渐在临床中应用。该版本基于对ITMIG回顾性国际数据库（来自全球105个机构的8 145例病例）的整体生存分析，形成了TETs的TNM分期系统。TNM分期系统与Masaoka分期系统相比，尽管有一些相似之处，但新的TNM分期系统与Masaoka分期系统有所不同：Masaoka分期系统的Ⅰ期和Ⅱ期相当于TNM分期系统的Ⅰ期；心包侵犯在TNM分期系统中为Ⅱ期，而在Masaoka分期系统中为Ⅲ期；根据周围结构的侵犯程度和结构类型，TNM分期系统的Ⅲ期进一步分为Ⅲa和Ⅲb期。尽管TNM分期系统的病例数较多，但可用于淋巴结及远处转移统计的病例数却不多，且没有统计学差异。

　　目前，胸腺肿瘤的分期主要依靠单中心、回顾性研究，更多的是依靠经验，由于病例数量有限，很难去验证这些分期的效果，缺少依据的支持导致了临床上分期应用的混乱。即使目前应用最广泛的Masaoka分期系统在淋巴结及局部侵犯的界定上也有缺陷，最新的胸腺肿瘤TNM分期系统虽然基于多中心的回顾性数据，但其实用性也还需要临床实践的验证。一个统一的分期系统是全世界不同机构医生之间信息交流和不同中心间临床试验合作的基础，而胸腺肿瘤至今没有一个官方统一的、公认的分期方案，即使不同中心应用了同一种分期方案，也由于方案中分期的定义和描述很含糊，甚至模棱两可，导致了各中心理解的差异。数据之间的可比性较差，既不能指导胸腺肿瘤的治疗策略，也不能提供一个科学的术后管理和预后判断，阻碍了胸腺肿瘤这类疾病的研究和进展。但近10年来，随着ITMIG和CHART等机构的成立与大量多中心工作的开展，胸腺肿瘤的诊治迎来了快速的发展，当前已有部分前瞻性的多中心研究正在进行。

（徐全，柳阳春）

第二章　重症肌无力的历史

重症肌无力的历史可以追溯到17世纪70年代，首先由英国Thomas Willis描述。

1877年，英国Samuel Wilks将1例女孩诊断为"延髓麻痹"，他提出这可能是一种新的疾病。

1879年和1893年，Erb及Goldflam分别报告了6例重症肌无力患者，德国Wilhelm Erb首次对重症肌无力作出完整阐述。

1895年，德国Friedrich Jolly第一次提出了肌无力（myasthenia）一词。

1901年，Laquer L报告了重症肌无力患者的胸腺异常。

1905年，Buzzard报告重症肌无力患者病理上有淋巴瘤。

1934年，英国Mary Walker发现重症肌无力症状与箭毒中毒症状相似，她对患者皮下注射抗胆碱酯酶药（水杨酸毒扁豆碱），后来肌内注射新斯的明，明显改善了患者重症肌无力的症状。

1935年，Viet HR用新斯的明诊断和治疗重症肌无力。

1944年，Viets注意到阿托品对新斯的明过量有拮抗作用。

1958年，美国Osserman首次提出重症肌无力临床分型。

1971年，Osserman本人对此前提出的分型进行了修订。

1960年，Simpson JA认为重症肌无力与自身免疫有关。

1973年，Lindstrom用放射免疫法测定乙酰胆碱受体抗体（AChR-Ab），他和Patrick用纯化的肌源性AChR免疫兔子，证明可以出现类似重症肌无力样症状。

1980年，Norcross探索用酶联免疫吸附试验检测AChR-Ab，其病变部位是神经—肌肉接头突触后膜上的AChR。

2000年，美国重症肌无力基金会（Myasthenia Gravis Foundation of America，MGFA）制定了新的国际分型标准。

至今，对于重症肌无力的统一认识是：重症肌无力是由AChR-Ab介导、依赖细胞免疫、补体参与的自身免疫性疾病，主要累及神经-肌肉突触后膜上的AChR-Ab，从而出现骨骼肌无力症状。随着对重症肌无力的深入研究，人们发现神经肌肉接头处的其他抗体如抗突触前膜受体抗体、抗酪氨酸激酶受体抗体、抗横纹肌抗体等，抗原特异性T细胞、细胞因子、调节性T细胞、遗传因素等多种因素与重症肌无力发病密切相关。当病变累及咽喉肌及呼吸肌，易出现呼吸困难，危及生命，这是导致患者死亡的主要原因。

1911年，全球首例重症肌无力胸腺切除术在瑞士苏黎世由Ernst Sauerbruch实施。

1936年，Blalock A采用胸腺切除治疗合并重症肌无力的胸腺瘤。

1937年，国内最早的重症肌无力的报道始于北京协和医院许英魁。

自1942年以来，Geoffery Keynes在伦敦的神经内外科国家医院为281例重症肌无力患者做了胸腺切除术。

1999年，大宗病例报告面世，武汉同济医院杨明山报道重症肌无力2 355例。

多年来，我国胸外科、神经内科医生，如蒋耀光、潘铁成、许贤豪、杨明山等，对于重症肌无力的研究做了大量前期工作。如今，我国对胸腺瘤与重症肌无力有兴趣的胸外科、神经内科医生，如王如文（重庆）、谭群友（重庆）、支修益（北京）、于磊（北京）、张华（北京）、苏雷（北京）、张鹏（天津）、庞烈文（上海）、柳阳春（江西）、徐全（江西）、张清勇（河南）、乞国艳（河北）、王继勇（广东）、李柱一（西安）、周勇安（西安）、邱浩彰（台湾）等，由各自带领自己的团队到逐步合作，并最终于2016年加入由王如文、谭群友牵头成立的中国重症肌无力联盟，深入开展我国重症肌无力研究。联盟成员还包括刘伦旭、李单青、张临友、陈椿、张春芳、李小飞、方文涛、谷志涛、薛志强、付向宁、邓波、罗红鹤、张逊、毛伟敏。

2017年，中国重症肌无力联盟发表了一期"重症肌无力"特约专刊，共发表9篇论文。同一年，中国医疗保健国际交流促进会胸外科分会成立重症肌无力和胸腺瘤学组，谭群友任组长，柳阳春等任副组长。

2019年，北京同仁医院于磊、天津医科大学总医院张鹏、河北石家庄市第一人民医院乞国艳共同组建京津冀重症肌无力联盟。

2004年9月，武汉同济医院潘铁成首次举办全国重症肌无力研讨会，他提出在中华医学会胸心血管外科学会成立重症肌无力学组。

2004年，潘铁成与同院的神经内科医生杨明山合作，出版了《胸腺疾病》专著。可以说，潘铁成最早推动了我国重症肌无力专业的发展。

江西省人民医院柳阳春自1996年开始重症肌无力外科治疗临床研究，经历了三个阶段，最终探索出重症肌无力外科治疗围手术期关键技术与应用。经过临床验证，他提出重症肌无力的外科治疗可以形成规范、程序化处理方案，如下。①眼肌型（Osserman Ⅰ型、Ⅱa型）：药物准备—手术。②全身型或累及延髓肌者（危重型，Osserman Ⅱb型、Ⅲ型、Ⅳ型）：药物准备+血浆置换—手术—呼吸机治疗的流程。柳阳春发现延髓肌受累，出现口齿不清、咀嚼下咽困难、咳嗽无力的患者在围手术期易发生肌无力危象，提出这类患者属于危重型重症肌无力，血浆置换是这类患者的安全保障。2002年，柳阳春应用电视胸腔镜经右胸入路行胸腺扩大切除术治疗重症肌无力，6例手术中1例残留了左叶胸腺未切。6年后，该例患者由最初的眼肌型重症肌无力发展为全身型，再次手术所见左叶胸腺代偿性肥大增生。该例证实了两个问题：①眼肌型重症肌无力可以发展为全身型，应尽早手术；②胸腔镜手术可能残留胸腺，需要引以重视，忌讳残留胸腺组织。2006年，柳阳春参加北京王俊组织的第二届全国胸外科电视胸腔镜技术培训班，取得了胸腔镜微创技术准入证书（图2-1）。

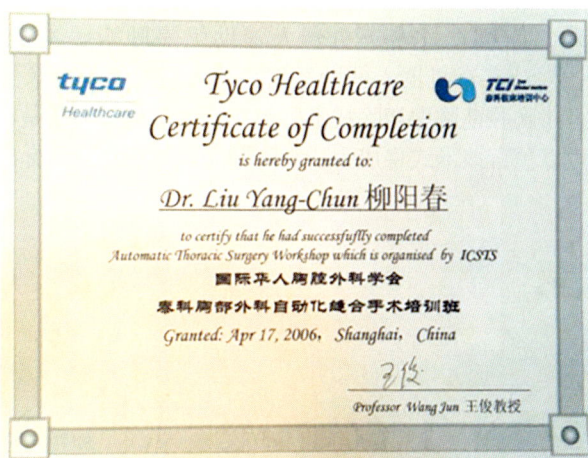

图2-1　王俊颁发的胸腔镜准入证书

　　自2011年始，柳阳春、徐全连续9年举办全国重症肌无力外科学术交流会与学习班，在全国推广与交流重症肌无力外科治疗经验。近些年，北京、河北、天津、河南、上海分别举办重症肌无力与胸腺瘤学术交流会暨专题继续教育学习班。2018年，中国台湾邱浩彰先生在昆山宗仁卿医院举办了类似的学术交流会。

　　2015年，柳阳春请西安唐都医院周勇安到江西讲学——剑突下入路电视胸腔镜胸腺扩大切除技术，随即将该项在我国尚属于初创的、创新性技术应用于重症肌无力外科治疗，13例手术患者均获得良好的效果，相关论文于2016年在《南昌大学学报（医学版）》发表。

2016年，谭群友在重庆经剑突下入路开展机器人胸腺扩大切除治疗重症肌无力。

2018—2019年，江西举办了剑突下入路胸腔镜胸腺扩大切除治疗重症肌无力学习班（国家继续教育项目）。剑突下入路胸腔镜胸腺切除术在国内是周勇安原创，江西地区于2015年引进。

2019年5月，河北张合林举办剑突下入路胸腔镜技术学习班，上海丁建勇对原创手术方式作了改良，介绍了"胸骨抬举辅助剑突下腔镜技术胸腺切除"，周勇安作了剑突下入路胸腔镜胸腺切除技术总汇的报告。

2019年8月，方文涛举办上海胸科医院首届纵隔（胸腺）外科手术学习班，特邀徐全介绍单腔插管充气剑突下胸腺肿瘤切除。

2019年11月，同济大学附属上海市肺科医院姜格宁举办胸外科新进展国际学习班，范江介绍了专利产品——"胸骨悬吊双拉钩在剑突下入路胸腔镜胸腺切除的应用"。范江为该产品第一发明人，申报实用新型专利，申报日期为2017年3月29日，2018年5月8日获得国家知识产权局授权。

2020年1月，谭群友发布《机器人辅助纵隔肿瘤手术中国专家共识（2019版）》，对达芬奇机器人辅助经剑突下入路前纵隔手术作了阐述。目前，经剑突下入路胸腔镜胸腺切除技术已经在全国多地，尤其是江西各地市医院广泛开展，可以预言该术式将成为前纵隔肿瘤、胸腺切除的标准手术方式。

（柳阳春）

第二部分

胸腺的基础理论

第三章 胸腺的应用解剖

第一节 胸腺的基本特征与解剖位置

胸腺为人体幼儿时期的重要免疫器官，成年以后，胸腺逐渐萎缩，功能退化，因此其大小、形状、位置、结构会随年龄增长而变化。新生儿的胸腺约13 g，出生后胸腺快速生长，至2岁时体积在全身体积占比达到最大，重量可达15 g。出生后至青春期是人体胸腺生长发育最旺盛的时期，10~14岁时，胸腺重量已达30 g，至青春期，胸腺发展至顶点，此时重量为25~40 g。成年以后，胸腺实质逐渐萎缩，60岁以后，胸腺中残余的淋巴细胞很少。正常成年人其胸腺虽然保持原有形状，但胸腺的实质细胞已大多为脂肪组织所取代。

正常成人胸腺多位于前上纵隔中央，胸骨柄之后，心脏及升主动脉前方。胸腺上极的位置不恒定，大部分人约平胸骨柄上缘的后方，少部分约可突出至胸骨柄上方，甚至有的可达甲状腺下缘，为高位胸腺。胸腺前方为胸骨、第一到第四肋骨、胸骨甲状软骨肌和胸骨舌骨肌。胸腺前方两侧有胸廓内动静脉和膈神经，以及胸骨旁淋巴结，胸廓内动静脉距胸骨外侧缘1~2 cm。胸腺后方的主要结构为：上部左侧为左头臂静脉，右侧为右头臂静脉，中部为主动脉弓、升主动脉和上腔静脉，下部为心包的前部和心前壁。成人胸腺仍分为不对称的左右二叶，色泽暗黄，上下呈长条形，每个侧叶均有结缔组织膜包裹，为膜性胸腺囊。完整的胸腺被胶原膜包裹，两侧叶在中线上贴靠在一起，无缝隙，胸腺紧贴胸骨柄体后方，位于前正中线的两侧，在胸骨柄后方略宽，胸骨角后方稍狭窄。

通常学者认为胸腺为不对称的单个器官，但从发生及生后形态看，也有学者认为胸腺为左右两个独立的腺体。由于胸腺的间隔从胶原膜出发，仅达到皮质与髓质的交界，因此整个胸腺髓质融合在一起。婴幼儿的胸腺含有少许脂肪，外观为浅白色中有粉红色区域，或为浅白至深红色，左右叶表面均覆以结缔组织被膜，其伸入实质内，将实质分隔成大小不等、形态各异的小叶，小叶间结缔组织有的丰富，界限明显，有的则分隔不全，相邻小叶的髓质相互连通。婴幼儿结缔组织不如成人发达，纤维纤细，量较少，胸腺小叶间隔较细，皮质和髓质之间分界明显。成人胸腺一般由胸腺组织和脂肪组成，为长形、分叶状、粉黄色的结构。异位胸腺分布在前纵隔脂肪、隆凸后脂肪、主动脉前脂肪及心包中的情况都有文献报道。胸腺异位并不少见，究其原因可能系胚胎期形成胸腺的细胞在迁移过程中出现异常。

胸腺的大体标本呈H形、蝶形、多叶形、三角形和条形，以H形最为常见。谭胜等对61例胸腺增生和62例胸腺瘤的手术切除标本研究发现，正常胸腺组织中H形占77%，蝶形占11.5%。而在胸腺瘤标本中，H形占54.8%，蝶形占17.7%。蝶形两侧向后最深可达心包膈神经的表面和肺门，H形上极最高可达甲状腺上极，下极最低达膈肌。手术切除H形和条形胸腺时，如术中见上极较高，可加行颈部领式切口，用颈胸联合切口，如经正中劈胸骨入路，颈部的切除范围应为两侧达喉返神经，上达甲状腺峡部。蝶形及三角形胸腺彻底切除范围后达心包膈神经，切除包括异位胸腺在内的胸腺组织及前纵隔脂肪，达到彻底切除的目的。蝶形胸腺两侧向后有时可超过膈神经水平达脊柱侧缘，术中应注意保护，避免损伤膈神经及肺门血管。

（胡耶基）

第二节　胸腺的血管供应

胸腺动脉一般发自甲状腺下动脉和胸廓内动脉，从多处穿过胸腺进入胸腺小隔并分成小支，穿入实质后的皮髓质交界处的微动脉发出许多呈平行或放射状的毛细血管，走向皮质浅层。有的穿入被膜，与被膜内的微静脉相连；有的则在毛细血管间形成许多弓状连接。因此，皮质内都是毛细血管，这些毛细血管大部分在皮质与髓质交界处汇集成毛细血管后微静脉，为胸腺细胞的输出和淋巴干细胞迁入的主要通道。胸腺动脉变异较少，根据谢应桂等报道，胸腺动脉可来源于甲状腺上动脉，临床上仍需提高警惕。

胸腺静脉变异较大，不同人胸腺静脉数目可能不同，以单支胸腺静脉最为常见。胸腺静脉的汇入部位变异也较大，最常见汇入左头臂静脉，也可见汇入右头臂静脉、甲状腺下静脉，甚至直接汇入上腔静脉。胸腺静脉的走行也不尽相同，常见走行于胸腺后方，也有走行于胸腺前方及胸腺两侧的情况。

异位胸腺中胸腺静脉变异并不多见。谭胜等对不同年龄组的胸腺静脉作过比较，发现儿童胸腺静脉多汇入上腔静脉和甲状腺下静脉，数目2条少见，走行以胸腺前方和两侧常见。中年人胸腺静脉平均长度较儿童短，常汇入左头臂静脉，数目1条多见，走行以胸腺后方多见。

胸腺静脉在胸腺切除术中具有重要意义，处理不当会造成出血休克的严重后果。因此，应重视胸腺切除术中对胸腺静脉的处理。在切除增生胸腺时，应尽量减少提拉胸腺，以免损伤胸腺静脉及无名静脉，可在一侧游离，找到胸腺静脉结扎处理后再继续游离。胸腺良性肿瘤有时可挤压、牵拉、扭曲胸腺静脉，造成显露及结扎困难，可于胸腺静脉汇入无名静脉处夹闭胸腺静脉根部或部分无名静脉壁后再游离切除胸腺，待切除胸腺后再结扎处理胸腺静脉，即逆行切除法。术中见胸腺恶性肿瘤较大或包绕胸腺静脉时，可将胸腺静脉的远心端游离并结扎切断；若包绕明显或肿瘤侵及胸腺静脉根部，可切除部分无名静脉侧壁，实现彻底切除。

（胡耶基）

第三节 胸腺的神经支配

胸腺同时受交感神经（肾上腺素能神经纤维）和副交感神经（胆碱能神经纤维）支配，交感神经来源于胸交感神经链的星状神经节及其他小神经节。交感神经通常以神经束形式进入胸腺，也会与动脉一起进入胸腺，形成动脉神经丛。肾上腺素能神经纤维穿过被膜或小叶间隔进入胸腺实质，从皮质与髓质交界处伸向皮质，主要分布于胸腺皮质内。胆碱能神经纤维主要分布于髓质及皮髓交界处的实质细胞。胸腺皮质与髓质内神经分布的不同，可能与其功能有关。一般认为，肾上腺素能神经对胸腺细胞的活动有抑制作用，而胆碱能神经则对其有兴奋作用，胸腺实质细胞表面有这些神经递质相应的受体。

参考文献

[1] Safieddine N, Keshavjee S. Anatomy of the thymus gland[J]. Thorac Surg Clin, 2011, 21(2): 191-195.

[2] Masaoka A, Nagaoka Y, Kotake Y. Distribution of thymic tissue at the anterior mediastinum. Current procedures in thymectomy[J]. J Thorac Cardiovasc Surg, 1975, 70(4): 747-754.

[3] 刘正津, 姜宗来, 殷玉琴. 胸心外科临床解剖学[M]. 济南: 山东科学技术出版社, 2000: 303-304.

[4] 张发惠, 方祥源, 李芳华. 吻合血管胎儿胸腺移植的应用解剖[J]. 中国临床解剖学杂志, 1988, 6(4): 213-215.

[5] 纪荣明, 程林发, 姜宗来, 等. 经皮穿刺胸腺介入治疗重症肌无力的应用解剖[J]. 中国临床解剖学杂志, 2000, 16(2): 157-158.

[6] 张其刚, 胡永校, 李玉, 等. 61例重症肌无力患者前纵隔内异位胸腺分布规律[J], 中华胸心血管外科杂志, 1999, 15(1): 39.

[7] Masaoka A, Nagaoka Y, Kotake Y. Distribution of thymic tissue at the anterior mediastinum. Current procedures in thymectomy[J]. J Thorac Cardiovasc Surg, 1975, 70(4): 747-754.

[8] Terszowski G, Müller SM, Bleul CC, et al. Evidence for a functional second thymus in mice[J]. Science, 2006, 312(5771): 284-287.

[9] 谭胖, 张其刚, 刘宏旭, 等. 胸腺形态与胸腺静脉的解剖学特点及其临床意义[J]. 中国临床解剖学杂志, 2006, 24(4): 62-63.

[10] 毛海兵. 胸腺的结构及生理作用[J]. 生物学通报, 1994, 29(4): 16-17.

（胡耶基）

第四章　胸腺生理学

　　胸腺的生理功能的发现经历了一个漫长的过程，从19世纪末至20世纪初，有一批学者从发育生物学的角度展开研究，企图揭开胸腺的功能之谜。他们发现胸腺会随着人的生长发育而生长变化，基于这一特点，他们认为胸腺可能是一个与人体生长发育有关的器官。但是之后的研究一直未能揭开胸腺的神秘面纱。人们仍普遍认为胸腺是一个成年后退化的器官。直到20世纪中期，人们对于胸腺的生理功能的认识才逐渐有了进展。

　　1951年，美国明尼苏达大学医学院附属医院的古德教授（Robert Good）接诊了一位奇特的患者。患者为54岁男性，年轻时身体健康，但近年来却不断地受到严重的细菌感染，多次因为严重肺炎收入院治疗。检查发现，患者存在严重的免疫功能缺陷，他的血清中几乎没有丙种球蛋白，这说明患者体内几乎不存在抗体。但是为什么患者会出现这种非常罕见的无丙种球蛋白血症呢？通过进一步检查发现，患者有一个巨大的胸腺肿瘤。古德医生认为，这两者或许存在相关性，可能是胸腺的病变造成了患者免疫功能的损害，胸腺瘤是导致无丙种球蛋白血症的原因。那么胸腺是否实际上就是一个免疫器官呢？古德决定用实验来证明这一设想。他用家兔做实验，切除了家兔的胸腺，用牛血清白蛋白做抗原免疫，然后检测家兔是否能够产生抗体。但是很遗憾，实验结果没能够验证他的这一设想。被切除了胸腺的家兔对牛血清白蛋白的抗体反应几乎没有受到什么影响。胸腺与免疫功能的关系，仍未能得到证明。

　　直到1961年，英国切斯特·贝蒂研究所的米勒医生（Miller）在《柳叶刀》（The Lancet）上发表了他的一篇题目为"胸腺的免疫学功能"的论文。他用小鼠做实验，在小鼠新生期切除其胸腺，实验中观察发现小鼠的免疫功能受到严重的影响，表现为淋巴结和脾脏发育不良，外周血淋巴细胞明显减少，对异体皮肤也失去了正常的排斥能力。米勒的实验准确地揭示了胸腺的免疫功能。

　　此后关于胸腺的进一步研究更深层次地揭示了免疫细胞的分化、免疫系统对"自我"和"异己"的识别等一系列关键理论问题，更是极大地推动了免疫学的发展。

（尹随）

第五章　胸腺与免疫

人体的免疫功能是靠免疫系统实现的。免疫系统由免疫器官（骨髓、胸腺、脾脏、淋巴结等）、免疫细胞及免疫分子（免疫球蛋白、补体系统分子、细胞因子、组织相容性抗原分子、黏附分子等）组成。

第一节　免疫器官

免疫器官包括中枢免疫器官和周围免疫器官。骨髓和胸腺属于中枢免疫器官，脾脏、淋巴结、扁桃体和淋巴管等其他具有免疫功能的器官组织属于周围免疫器官。骨髓是哺乳动物的造血和免疫器官。骨髓中的多能干细胞，是红细胞、淋巴细胞、粒细胞、单核巨噬细胞群的起始细胞；骨髓也是人类和哺乳动物B淋巴细胞成熟的场所。大剂量放射线可以破坏骨髓的功能，导致机体的造血功能和免疫功能同时丧失，只有输入正常的骨髓才能重建免疫功能。

胸腺是T淋巴细胞分化和成熟的场所。切除新生小鼠的胸腺后，成年后外周血和淋巴组织中的淋巴细胞显著减少，不能排斥异体移植皮肤，对抗体生成反应也有严重影响。**小鼠出生1周后摘除胸腺，则不易发生免疫功能明显受损的表现。这是因为出生前后大量的成熟的T淋巴细胞从胸腺迁移到外周免疫器官，建立了细胞免疫功能。**切除成年小鼠的胸腺，对外周已经存在的T淋巴细胞及其功能影响较小。

周围免疫器官，主要有脾脏、淋巴结、扁桃体和淋巴管，以及黏膜相关淋巴组织和皮肤相关淋巴组织，这些外周免疫器官都有重要的免疫功能。

（尹随）

第二节　免疫细胞

免疫细胞种类很多，主要包括淋巴细胞和抗原呈递细胞。

淋巴细胞：主要有T细胞、B细胞、NK细胞（自然杀伤细胞）。T细胞和B细胞是最主要的淋巴细胞，均具有特异性抗原受体，接受抗原刺激后能发生活化、增殖和分化，产生特异性免疫应答，也被称为"免疫活性细胞"。T细胞在特异性免疫应答中起关键作用，不仅负责细胞免疫，对B细胞参与的体液免疫也起到辅助和调节作用。T细胞在胸腺中分化成熟，分为多个亚群，对免疫应答起调节作用的可称为"调节性T细胞（如辅助性T细胞，Th）"，在免疫应答的效应阶段发挥作用的可称为"效应性T细胞（如细胞毒性T细胞，Tc或CTL）"。哺乳动物的B细胞在骨髓中分化成熟，主要功能是产生抗体，负责体液免疫，在抗原识别时，B细胞能将处理的抗原呈递给T细胞，并促使T细胞活化。NK细胞不需要预先接触抗原，就能杀死某些被病毒感染的宿主细胞和某些肿瘤细胞。

抗原呈递细胞：主要有外周血中的单核细胞、组织中的巨噬细胞，以及分布在皮肤和其他器官中的树突细胞。这些细胞能够捕获和处理抗原，并把抗原呈递给T细胞，故被称为抗原呈递细胞。需要注意的是，B细胞是免疫活性细胞，也是很重要的抗原呈递细胞。

粒细胞：包括分布在外周血中的嗜中性粒细胞、嗜碱性粒细胞、嗜酸性粒细胞和肥大细胞等，参与免疫应答所致的炎症反应，也被称为"炎症细胞"。

（尹随）

第三节 免疫分子

免疫分子主要包括抗体、补体和各种细胞因子。

抗体：是机体免疫应答的重要产物。B淋巴细胞在抗原刺激下转化为浆细胞，产生能与抗原发生特异性结合的免疫球蛋白，这类免疫球蛋白就是抗体。抗体主要存在于体液中，通常将抗体介导的免疫称为"体液免疫"。

补体：是存在于人和动物血清、组织液中及细胞膜上的一组不耐热、经活化后具有酶活性、可介导免疫应答和炎症反应的蛋白质。补体系统激活过程中，可产生多种生物活性物质，引起一系列生物学效应，参与机体的抗微生物防御反应，扩大体液免疫效应，调节免疫应答。

细胞因子：是构成免疫系统的重要介质，主要由活化的免疫细胞和其他细胞分泌的具有高活性和多功能的小分子蛋白质。细胞因子作为免疫系统中细胞间的信号分子，与细胞膜上受体结合后可发挥多种生物学效应，在免疫应答、免疫调节和炎症反应中起重要作用。参与免疫反应的细胞因子主要有干扰素、白细胞介素、集落刺激因子和肿瘤坏死因子4类。

（尹随）

第四节　人体的免疫功能

免疫系统是人体正常组织结构之一，虽不像消化系统、呼吸系统那样具有连续性结构，但在正常个体内，免疫系统和其他系统一样承担着生理性功能，人们对免疫的认识亦是由其生理性功能开始的，尤其对抗传染性疾病的防御性免疫功能给予了特殊的重视。自16世纪以来，我们的祖先首先应用牛痘疫苗预防严重的传染病天花，至今虽经过几个世纪，但这一措施却经久不衰。当然，所接种的疫苗类型早已大有改进，由生物筛选发展到生化合成及目前的基因工程疫苗。

免疫防御性功能：免疫防御性功能是免疫系统对抗原物质（例如预防接种的疫苗等）的免疫应答。免疫应答始于免疫细胞对抗原的识别，继之免疫细胞被激活、分化，产生各种免疫分子及活化的免疫细胞，最终消灭传染因子，实现抗传染免疫的效应。若机体免疫防御性功能有缺陷，如先天性或继发性免疫缺陷患者，则极易患传染性或感染性疾病，表明该患者体内防御性功能受损。因此，为了预防接种能达到良好效果，接种对象必须具备正常的免疫系统结构和功能；否则，不但不能增强特异性防御功能，而且有可能出现接种后的"异常不良反应"，甚至造成死亡。

免疫监视功能：近年研究表明，免疫监视的主要功能表现在机体通过免疫细胞能识别并特异或非特异地杀伤靶肿瘤细胞，借此可能使新出现的肿瘤细胞在未形成真正肿瘤之前就被逐渐清除，这就是机体的抗肿瘤作用。若肿瘤生长速度超越了免疫监视功能的限度，则肿瘤细胞在体内不断生长，发展成为临床上所见的肿瘤。免疫监视学说的根据为：①临床上观察到肿瘤自发消退病例；②尸检证实死者体内虽见肿瘤，但并非因该肿瘤而死亡；③免疫缺陷患者或大量使用免疫抑制药者，由于免疫监视功能受损，易引发肿瘤；④老年期（免疫功能衰退）和幼儿期（免疫系统尚未发育完善）患瘤率亦较高。由此可见，完善的免疫监视功能必然建立在健全的免疫系统。但是，即使人体有免疫监视功能，肿瘤仍是当前世界上患病率极高的病种之一，这可能与以下几点有关。①肿瘤细胞的异质性及低抗原性致使免疫细胞难以识别瘤细胞为异物；②肿瘤细胞的低抗原性易引起机体的免疫耐受；③肿瘤细胞产生抑制性物质，如转化生长因子β（TGF-β）、前列腺素E等；④肿瘤细胞膜表面分子发生改变，使免疫细胞无法识别出肿瘤细胞，亦无法引起免疫应答，以排斥肿瘤细胞。据此，可采用各种免疫治疗措施增强免疫监视功能，达到杀灭肿瘤细胞的目的。

免疫自稳机制：免疫自稳机制可以阻碍免疫系统对自身组织细胞上的抗原发生免疫应答。因此，机体在正常情况下，对自身抗原物质处于无应答状态，呈自身耐受。一旦自稳机制破坏，自身耐受消失，则将可能产生自身免疫。由于自身抗体和自身免疫细胞的出现，将攻击携有自身抗原的靶组织或细胞使其发生病理改变和功能障碍，导致自身免疫系统疾病的发生。首先是自身反应性淋巴（T细胞、B细胞）参与这一过程，现已证实正常人免疫细胞库中存在无数能产生自身抗体的B细胞。自身反应T细胞在胸腺分化过程中由于阴性选择而死亡，发生克隆消除。但由胸腺迁移至外周的成熟T细胞中仍然存在着一些能对自身抗原发生应答的群体。这类细胞在体内生理条件下多处于静止状态，在某些病理性产物或其他刺激物如超抗原、T细胞和B细胞多克隆激活剂、佐剂等作用下，T细胞将被激活，导致自身免疫系统疾病。此外，机体免疫系统功能失常也是引起自身免疫系统疾病很重要的因素，免疫自稳机制亦必须在免疫系统功能正常的情况下才产生正常效应。

免疫调节：机体的免疫功能受制于体内多种因素的影响，即多因素对免疫系统起调节作用，其重要性在于维持机体免疫功能的动态平衡，保持机体的健康。免疫调节不仅涉及免疫系统自身的调节，免疫系统外的诸因素也在调节中发挥作用。免疫系统本身的调节包括抗原竞争现象、特异性抗体的反馈抑制、补体系统激活过程中的自身反馈调节、免疫细胞各类型间的相互辅助与相互制约、细胞因子间的调节网络，以及主要组织相容性复合体（MHC）参与的免疫调节。另外，免疫系统必然也与其他系统一样，受制于神经、内分泌系统的调节。从形态学上早已证实胸腺、骨髓、脾、淋巴结等免疫器官都由神经支配。从临床上看，中枢神经系统疾病常影响免疫系统功能；而免疫系统的功能失常又可导致免疫性中枢神经系统疾病，或两者皆有。内分泌疾病亦常与免疫系统的变化有密切关系。这些都是众多临床学家早已知道的事实。目前学者对于神经、内分泌、免疫三者的调节通路及三个系统相互作用的细胞、分子基础皆已研究得比较清楚，这对认识人体免疫调节将起到很大的推动作用。

（尹随）

第五节　胸腺与免疫

胸腺是免疫系统中重要的中枢免疫器官，是T细胞分化、发育和成熟的场所。胸腺皮质和髓质交界处血管丰富，祖T细胞由此进入胸腺，随后移行至胸腺被膜下的皮质，再由皮质向髓质迁移。在迁移过程中，祖T细胞在胸腺微环境作用下，历经发育、增殖、分化，最终变为功能成熟的T细胞，进而离开胸腺。胸腺内发育的T细胞均经历阳性选择和阴性选择阶段。阳性选择指仅表达与自身主要组织相容性复合体（MHC）分子，有中等亲和力的T细胞受体的T细胞才能进一步发育，该过程发生在胸腺的皮质，使T细胞获得抗原识别的MHC限制性。某些经阳性选择的T细胞表达识别自身抗原肽的T细胞受体，这些细胞将在阴性选择阶段被剔除。阴性选择主要发生在胸腺的深皮质、皮质和髓质交界区及髓质，经历阳性选择，T细胞与胸腺髓质树突细胞及巨噬细胞提呈的自身抗原发生接触，只有不能识别自身抗原的胸腺细胞才得以发育，而那些与自身抗原产生应答的胸腺细胞则凋亡。

正常情况下，T细胞在其成熟过程中经历3个发育阶段：最初骨髓来源的祖T细胞为$CD4^+CD8$双阴性，此后T细胞受体基因发生重排，中间阶段发育为$CD4^+CD8^+$双阳性T细胞，并与胸腺上皮细胞的MHC Ⅱ类或MHC Ⅰ类分子以适当的亲和力进行特异性结合，继续分化为$CD4^+$或$CD8^+$单阳性细胞。$CD4^+$T细胞分为Th1和Th2两个亚型，Th1细胞主要分泌IL-12、IFN-γ介导细胞免疫，而Th2细胞主要分泌IL-4、IL-6、IL-10等介导体液免疫；在体内，$CD4^+$T细胞可直接对病原体及肿瘤产生细胞毒作用。$CD8^+$T细胞是肿瘤免疫中最主要的效应执行细胞，$CD8^+$T细胞接受抗原提呈细胞提供的双刺激信号而被激活，迁徙到肿瘤组织部位，发挥特异性细胞毒效应，释放细胞毒性物质，从而导致细胞凋亡。

（尹随）

第三部分

胸腺病理学

第六章　胸腺囊肿与非肿瘤性疾病

　　胸腺属于淋巴器官，兼有内分泌功能，位于胸骨柄后方，上纵隔的前部，贴近心包上方和大血管前方。胸腺的左、右两叶通常是不对称的，每叶多呈扁条状，质软。新生儿和幼儿的胸腺相对较大，重10~15 g；性成熟后胸腺发育至最高峰，重达25~40 g。胸腺呈分叶状结构，被覆包膜，分为皮质和髓质两部分。皮质有被膜下（外皮质）区和深层区，主要由上皮细胞和淋巴细胞组成。根据上皮细胞所处的部位、形态表现和表型特征，将其分为皮质（树突状）、被膜下、髓质和胸腺小体相关几种亚型。这些上皮细胞表达角蛋白及HLA-DR抗原。角蛋白谱系显示与解剖学分区和腺体的功能状态（生长期或衰退）有关。胸腺淋巴细胞（传统上称为"胸腺细胞"）具有T细胞表型，包括整个T细胞分化阶段，分别称为"被膜下胸腺细胞、皮质胸腺细胞、髓质胸腺细胞和成熟的（外周型）T淋巴细胞"。

　　正常情况下，胸腺中还包括B细胞（见于胸腺髓质和血管周部分，呈星状结构）、指状突网状细胞、Langerhans细胞、肥大细胞、嗜酸性粒细胞尤其见于新生儿以及常见的非特殊类型的间质细胞。良性痣细胞聚集在胸腺实质内也已有描述。在胸腺髓质中发现的一种间质型细胞的亚型细胞（可能在重症肌无力的发病机制中起作用）是一种骨骼肌细胞，被称为"肌样细胞"。正常的胸腺中也可见到少数生发中心，特别是在婴儿和儿童期。因此，成年患者只有胸腺中含有相当数量的生发中心时才可被视为是明显异常表现。

　　胸腺组织虽然在青春期后经历正常的退化过程，但其并不会完全消失，有时显微镜下在心包前脂肪和隆凸后脂肪中可以见到岛状胸腺组织。当岛状胸腺组织淋巴细胞丰富时需与淋巴结鉴别；当以上皮细胞为主的胸腺组织呈小梁状或玫瑰花环样结构时，需与癌癌或是神经内分泌组织相鉴别。上皮成分偶尔具有结节性特征，这种无意义的改变也可见于异位胸腺，可能是结节性增生（俗称"胸腺小瘤"），应该与原发小的胸腺瘤（微小胸腺瘤）鉴别。

第一节　胸腺囊肿

胸腺囊肿分为两种不同类型，即单房性与多房性。单房性胸腺囊肿属于先天性，被认为来源于第三对鳃囊衍生的胸腺咽导管的残余。单房性胸腺囊肿通常很小，位于颈部者比位于纵隔者多见。颈部囊肿常常倾向于长形，可见于下颌角至胸骨柄沿线的任何部位，囊壁薄而半透明，通常没有炎症表现。囊肿内衬扁平、立方、柱状或（少见的）鳞状上皮。囊壁内可见胸腺组织，其中有些胸腺组织与内衬上皮相连。多房性胸腺囊肿很可能是一种获得性反应性病变，其被定义为多房并总是伴有炎症和纤维化。其可能是显微镜下的偶然发现，也可能是导致与纵隔其他结构粘连的一个大的瘤样肿块，手术中可能很像一个恶性病变。单个囊肿可内衬扁平、立方、纤毛柱状或鳞状上皮，上皮既可以是单层的，也可以是复层的。有些区域可能缺乏内衬上皮，而另一些区域上皮可呈高度反应性表现，偶尔有假上皮瘤样增生特征。胆固醇性肉芽肿常见，在有些病例中，炎症细胞浸润非常明显，有大量的淋巴滤泡形成。

Rosai等认为，多房性胸腺囊肿是胸腺髓质导管上皮衍生结构的一种获得性囊性扩张的结果，是胸腺实质炎症性反应所致。虽然有些病例可找到特定的病因（如HIV感染或自身免疫性疾病），但是这种炎症通常是特发性的。在患有先天性梅毒的新生儿胸腺组织中描述的所谓Dubois脓肿可能也属于此类多房胸腺囊肿性病变。

在约半数有结节性硬化型霍奇金淋巴瘤或精原细胞瘤（生殖细胞瘤）的胸腺组织中可见到上述类似的形态学改变。也可见于其他肿瘤，如胸腺瘤、大细胞性淋巴瘤、成熟性畸胎瘤和卵黄囊瘤。**因此，当发现胸腺有上述囊性变时，需要确定这种改变是单纯炎症性的，还是潜伏性肿瘤性的。**

ROSAI等提出，这种淋巴细胞诱导的囊性导管扩张性病变导致的多房性胸腺囊肿也与鳃裂囊肿、桥本甲状腺炎中多发性鳃裂样囊肿、良性淋巴上皮囊肿、HIV感染的腮腺组织中淋巴上皮囊肿这些头颈部病变的发生有关，甚至可能与腮腺Warthin瘤有关。

多房性胸腺囊肿必须与胸腺瘤发生的囊性变和囊性淋巴管瘤鉴别。已经发现在少数情况下，鳞状细胞癌、基底细胞样癌和神经内分泌癌与这些囊肿关系密切，且有可能起源于这些囊肿。

（刘勇，黄桃）

第二节　非肿瘤性疾病

胸腺发育不良：是对先天性胸腺改变的统称，曾被认为是器官未发育和（或）发育过程受阻的表现，其最显著的特征是胸腺体积非常小（<5 g），表现原始的上皮细胞，无皮质区和髓质区之分，可见小管和玫瑰花环，缺乏胸腺小体，几乎没有淋巴细胞。胸腺发育不良伴发的疾病包括常见的X连锁或常染色体隐性型重症联合免疫缺陷、毛细血管扩张性共济失调综合征和相关的染色体不稳定综合征、Nezelof综合征和不完全型DiGeorge综合征。在不完全型DiGeorge综合征中，胸腺不仅表现为发育不良，而且经常发生异位。在完全型DiGeoige综合征中，胸腺完全缺如（即胸腺未发育）。

急性胸腺退化：常由应激事件和伴发感染所致，常见于免疫抑制人群，其特征是淋巴细胞明显消减，伴有残留的分叶状结构和胸腺小体。有时，这些结构由于胸腺囊性扩张而更明显，囊肿含有角蛋白、钙和黏液性物质的混合物。另外，脉管的尺寸相对于胸腺小叶的体积变大，在小叶间和小叶周围组织中可见散在的炎症细胞，有时明显以浆细胞为主的这种急性退化的过程可能进展很快，导致皮质区淋巴细胞在一周内几乎完全消减。急性胸腺退化是慢性消耗性疾病的一种恒定特征。这些改变是继发性的，不应误认为是原发性免疫缺陷的证据。HIV感染患者的胸腺退化尤其明显，并且伴有皮髓质分界区消失，淋巴细胞显著消减，不同程度的浆细胞浸润和纤维化，胸腺小体不明显。显然，这些晚期改变的前驱表现是胸腺滤泡增生。在小块活检标本中，甚至在尸检中，区分胸腺增生与急性胸腺退化可能很困难，两者经常共存，此时困难就更大。

异位胸腺：可表现为颈部或胸膜表面的肿块，其在显微镜下表现为完全正常的胸腺组织。这些颈部下降异常的胸腺组织可以是单侧或双侧的异位胸腺，常常位于邻近甲状腺部位并通常与甲状旁腺有关。颈部皮肤内的异位胸腺组织可能是诊断腮-眼-面综合征的线索。异位组织有时可见于正常部位的胸腺组织中，包括甲状旁腺和皮脂腺。

真性胸腺增生：指大小超过同一年龄段正常胸腺上限，等比例均匀性增大。常继发于放化疗、皮质激素治疗及烧伤等应激事件，因免疫反应一过性增大，一旦应激事件停止，就会逐渐缩小甚至达到正常大小，故又被称为"反应性增生"，临床上一般无重症肌无力症状。镜下与正常胸腺结构相似，保留原有小叶结构，皮髓质分界清楚。真性胸腺增生最常见于婴儿和儿童，但亦可见于成人。

胸腺滤泡性增生：不论胸腺体积大小如何，胸腺中出现了较多的淋巴滤泡（正常情况下仅偶见）。大体上可表现为实性分叶状，可伴囊性变。实际上，大多数伴有淋巴组织增生的胸腺的重量在正常值范围内。这些滤泡是次级滤泡，伴有生发中心形成，主要由B淋巴细胞组成，大多数含有IgM和IgD型免疫球蛋白。据报道，胸腺滤泡性增生的出现伴有髓质上皮细胞的排列紊乱和肥大。大约65%的重症肌无力患者可见滤泡性增生，还常见于甲状腺功能亢进、艾迪生病（Addison病）、红斑狼疮和其他免疫介导疾病。患者在早期HIV感染中也已有描述，有时伴有多房性囊肿形成。

（刘勇，黄桃）

第七章　胸腺肿瘤性疾病

第一节　肿瘤性疾病概述

胸腺肿瘤是由胸腺的各种细胞成分发生或分化而成的肿瘤，包括胸腺上皮性肿瘤（胸腺瘤、胸腺癌、神经内分泌肿瘤）、生殖细胞肿瘤、淋巴和造血性肿瘤、间叶性肿瘤。

一、胸腺瘤

流行病学：据报道，胸腺瘤的年发病率为每百万人2.2~2.6例，而胸腺癌年发病率为（0.3~0.6）/100万。从纵隔肿瘤频率分布数据可以看出，成人胸腺上皮性肿瘤占10%，而儿童占46%。

病因学：胸腺瘤病因不明，可能与胸腺皮髓分化成熟停滞有关。据报道，一些胸腺瘤恰巧发生于放疗后、实性脏器移植及人乳头瘤病毒感染之后。遗传学危险因子及家族背景也可能与发病有关。

辅助检查：放射影像学上，胸腺瘤通常表现为分叶状阴影，可见钙化。CT扫描和磁共振成像（MRI）是术前诊断和评估病变范围可选择的方法。细针穿刺活检也已成功应用，胸腺瘤的诊断基于见到具有适当细胞学特征的上皮细胞和淋巴细胞双重成分。

胸腺瘤与重症肌无力：在重症肌无力患者中，胸腺可表现为肉眼和显微镜下没有明显异常或滤泡性增生或胸腺瘤。胸腺瘤可能在肌无力患者的观察期间被诊断，肌无力也可能发生在胸腺瘤切除术后数月或数年。如果肌无力患者为男性和（或）在50岁以后出现症状，则更可能患有胸腺瘤。这类肿瘤为恶性的概率与不伴有肌无力症状者相似，伴有肌无力症状的胸腺瘤几乎总是具有星形或立方形上皮细胞，而不是具有梭形上皮细胞，但仅有部分具有上述形态学特征的胸腺瘤伴有肌无力。

事实上，预测胸腺瘤患者发生肌无力的可能性的最准确方法是：在邻近的非肿瘤性胸腺组织中发现淋巴滤泡，甚至少数情况下在胸腺瘤本身发现淋巴滤泡。在近期多项胸腺瘤病例研究中，有无肌无力症状对预后已不再显示其意义。已经发现，几乎所有重症肌无力病例均与位于神经肌肉接触点（运动终板）突触膜下的烟碱乙酰胆碱受体（AChR）缺陷有关，这是由循环中自身抗体与这种分子结合所致。

在正常胸腺中已检测到AChR或相关蛋白。虽然这一复合物被认为可在胸腺上皮细胞中表达，但似乎很清楚其主要（如果不是全部）位于胸腺内的一个细胞亚群上，后者显示横纹肌细胞的表型特征（如有横纹，并且对肌红蛋白和结蛋白有免疫组织化学反应），通常称为"肌样细胞"。在肌无力患者（无论是胸腺组织显示明显的滤泡性增生，还是表面看来和显微镜下表现正常）的非肿瘤性胸腺组织中还发现，这些组织常常含有由肌样细胞、浸润性网状细胞和CD3$^+$T细胞、CD4$^+$T淋巴细胞组成的细胞巢，其中一些T淋巴细胞是AChR特异性细胞，并且可显示活化的AChR反应性B细胞，以及增加的原位白细胞介素产物。因此，这一理论已演化为这种导致肌无力的自身敏感化过程起于胸腺，通过肌样细胞的异常性拮抗AChR特异性自身免疫性T淋巴细胞，然后这些活化的胸腺T细胞迁移到外周免疫系统并诱导补体B淋巴细胞产生肌无力源性自身抗体。

胸腺瘤（当出现时）在肌无力发病机制过程中的作用还不清楚。有胸腺瘤的肌无力患者也可具有抗横纹肌抗原的特征性自身抗体，如肌联蛋白，但这些抗体在肌无力的发生中是否起重要作用还不清楚。大约12%的有肌无力的患者有其他自身免疫性疾病，如Graves病和类风湿关节炎。在肌无力和皮肤泛发性毛囊错构瘤之间存在着奇特的相关性。

重症肌无力应与Lambert-Eaton综合征鉴别，后者是一种临床表现上与前者有些相似的疾病，常常伴有肺小细胞癌，也是免疫相关性疾病。

不管是否有胸腺瘤，肌无力的治疗都包括胸腺切除。这种治疗也适用于儿童期发病的病例，可能也适用于仅有眼部症状的患者。除非肿瘤体积很大，手术通常可经颈部入路。如果患者的胸腺呈滤泡性增生而不是正常或有胸腺瘤累及，则手术后症状更可能减轻。手术的长期效果在某种程度上与肌无力症状的持续时间和严重程度有关，但与患者的年龄无关；然而，这一点在不同研究之间存在很大差异。肌无力症状的持续归因于伴有淋巴组织增生的残余的胸腺组织。

重症肌无力是少数自身免疫性疾病之一，其自身靶抗原特征已明确，这为其最终可实施特异性免疫治疗带来了希望。

其他相关性疾病： 除重症肌无力外，已发现胸腺瘤可伴发多种系统性疾病，并且几乎所有均为免疫介导性疾病，包括低丙种球蛋白血症（12%的病例）、红细胞发育不全（5%），更少见的白细胞不发育、肌炎、心肌炎、皮肌炎、红斑狼疮、类风湿关节炎、硬皮病、Sjögren病、多发性骨髓瘤、Kaposi肉瘤、亚急性运动神经元病、异常性抗利尿激素分泌、大疱性皮肤病、血球蛋白过多性紫癜、皮肤黏膜念珠菌病、移植物抗宿主样结肠炎、自身免疫性肠病、外周T细胞增多症（有些已证实是由于胸腺瘤T细胞异常单克隆性增生所致）、T细胞慢性淋巴细胞白血病和T细胞淋巴母细胞性淋巴瘤/白血病。此外，据称胸腺瘤患者恶性肿瘤的发生率增高，包括淋巴瘤。

病理学特征： 超微结构、组织化学、免疫组织化学和分子遗传学特征。大体上，典型的胸腺瘤大部分或完全呈实性，小叶状，灰黄色。大部分肿瘤包膜完整且易被切除。少部分术中可见周围结构浸润。临床上大多数肿瘤体积较大，但也发现了许多很小的胸腺瘤（显微镜下胸腺瘤）。灶状坏死和囊性变很常见，特别是在较大的肿瘤中。有时整个肿瘤发生明显的囊性、坏死和出血改变，需充分取材方能确定残留的可供诊断的区域。以囊性为主的胸腺瘤应与多房性胸腺囊肿（可与胸腺瘤共存）及其他易于发生囊性变的胸腺肿瘤鉴别。

显微镜下，大多数胸腺瘤由肿瘤性上皮细胞和非肿瘤性淋巴细胞混合组成，并且在不同的肿瘤中和同一肿瘤的不同小叶中，细胞成分差异很大。上皮细胞可表现为圆形、多角形（肥胖形）、星形或梭形/卵圆形。细胞核呈空泡状，核膜圆滑；核仁可能明显，特别是当核为圆形或多角形时，淋巴细胞可显示成熟（非活化），或显示不同程度的活化，表现为核较大，染色质结构开放，可见核仁，胞质边缘清楚，并且具有核分裂活性；然而，细胞核不应表现为脑回状或有裂沟。以上皮细胞成分为主的胸腺瘤常常显示一种或多种提示器官样分化的特征，这些特征与胸腺瘤的不同亚型有关。这些特征包括：含有淋巴细胞、蛋白液、红细胞、泡沫状巨噬细胞或纤维组织的血管周围间隙；无中心腔隙的玫瑰花环结构；肿瘤内或更常见的肿瘤包膜内的腺样结构；真性腺腔结构（例外情况）；提示发育不全性胸腺小体结构的漩涡。偶尔可见胸腺瘤中有形成完好的胸腺小体，但是，存在大量胸腺小体通常提示肿瘤包围了原有结构，并且这种情况实际上更常见于其他肿瘤（如胸腺恶性淋巴瘤），而不是胸腺瘤。出现具有良好管腔的玫瑰花环样结构提示胸腺类癌而不是胸腺瘤。在富于淋巴细胞的（B1型）胸腺瘤中，常见圆形、髓质分化的较亮灶，这是一条重要的诊断线索。其他有助于胸腺瘤诊断的特征为：厚的、钙化的纤维性包膜，由这些纤维条索分隔的小叶状排列，在肿瘤小叶和纤维条索之间有明显的间区，有些小叶形成类似于箭头的角状（血管成分可以很明显），以至于被误诊为血管周细胞瘤。局灶可出现微小囊性和假乳头状结构硬化，可以非常广泛，这可能是肿瘤退变的一种表现，也可能会使得肿瘤成分不明显。少数病例可见大量浆细胞浸润或淀粉样物质沉积。

免疫组织化学特征：胸腺瘤上皮细胞表达角蛋白、上皮膜抗原和癌胚抗原。角蛋白的表达类型因胸腺瘤亚型不同而不同。EMA阳性通常仅局限于梭形细胞胸腺瘤的腺样结构或主要由圆形或多角形细胞组成的肿瘤中。基底膜物质的染色，如呈黏连蛋白或Ⅳ型胶原，显示在梭形细胞胸腺瘤中单个瘤细胞周围有大量沉积，而这类物质在星形、圆形或多角形细胞组成的胸腺瘤中分布稀少。除位于淋巴滤泡中的淋巴细胞外，胸腺瘤的淋巴细胞均为T细胞来源的淋巴细胞。这种T细胞大多数呈不成熟胸腺细胞的特征，表达TdT、CD99和CDla。其中许多Ki-67也呈阳性，与其受刺激状态符合。已经发现，器官样分化较明显的胸腺瘤的形态学特征与淋巴细胞的表型之间存在密切关系。在淋巴细胞较丰富区域的淋巴细胞具有胸腺皮质（非常不成熟的）胸腺细胞的特征；在髓质分化区的淋巴细胞具有髓质（稍不成熟）胸腺细胞的特征。胸腺瘤的淋巴细胞和淋巴母细胞性淋巴瘤的淋巴细胞通常显示不成熟T细胞表型，而前者在分子水平上没有显示克隆性证据。少数情况下，术前应用皮质类固醇治疗，这些非肿瘤性淋巴细胞可大量消减。

除上皮细胞和淋巴细胞外，胸腺瘤还常含有一种S-100阳性的重要细胞群，据推测其是非肿瘤性指状突网状细胞。Kondo等发现，其数量和分布与胸腺瘤的显微镜下类型有关，而与侵袭性无关。在器官样分化较明显的胸腺瘤髓质区，还可见成群的指状突细胞（称为"星状细胞"），免疫组织化学上对B细胞标志物CD20呈阳性，更奇特的是，有时胸腺瘤中一些肿瘤性上皮细胞对CD20也呈阳性，其同时表达角蛋白，因而是上皮细胞性的。Bcl-2与p53共同表达可见于大多数胸腺瘤，且似乎是临床上侵袭性更强的肿瘤。Fas抗原（另一种凋亡相关标志物）也常表达。

细胞遗传学：胸腺瘤中最常见的畸变位于6号染色体，其中半数发生于6q25.2区，这些畸变的类型和发生频率在不同的胸腺瘤亚型之间有所不同，提示这些肿瘤可以通过不同的途径发生。A型胸腺瘤除染色体6p缺失外，几乎不显示遗传学改变，B3型胸腺瘤常常显示lq获得以及6号和13q丢失。

二、胸腺癌

胸腺癌的定义为显示明显恶性细胞学特征的胸腺上皮性肿瘤。虽然胸腺癌罕见，但是其可显示相对多样的显微镜下形态。

（一）胸腺癌与其他类型的胸腺瘤不同的方面

①胸腺癌极少与重症肌无力或任何其他免疫介导的系统性疾病有关；②一般缺乏胸腺瘤的所有辅助特征，而这些辅助特征可见于一种或另一种其他胸腺

瘤类型，如血管周围间隙、灶状髓样分化、发育不全的胸腺小体、玫瑰花环或腺样腔隙；③缺乏不成熟T淋巴细胞，淋巴细胞可以出现，甚至数量众多，但是呈现成熟T细胞或B细胞表型（罕见的），即胸腺癌缺乏其他胸腺瘤类型的所有形态学和功能特征，罕见情况下可呈现中间型或混合型表现。胸腺癌的表现类似于其他器官中相应类型的癌，有时不易区分，因此，胸腺肿瘤的特异性识别可能是困难的或不可能的。诊断常常是排除性诊断，即在胸腺区出现一个恶性上皮性肿瘤的同时，需确定肺或任何其他器官没有肿瘤。

（二）免疫染色在鉴别两种主要胸腺癌亚型中的应用

①CD5（T细胞中标志细胞生长的受体分子）可见于大多数胸腺癌中，但不出现在胸腺瘤的其他类型和非胸腺源性癌中；②CD117（KIT）在80%~86%的胸腺癌呈阳性，在胸腺瘤中几乎总是呈阴性，偶尔在非胸腺癌中呈阳性；③CD70，1种调节B淋巴细胞和T淋巴细胞之间相互作用的肿瘤坏死因子家族成员，也出现在大多数胸腺癌中，但在其他胸腺瘤中不出现；④GLUT-I（葡萄糖转运蛋白1）通常在胸腺癌中呈阳性，而在B3型胸腺瘤中呈阴性；⑤TTF-1在肺癌中染色百分率高，但在胸腺癌中则不高。而且，胸腺癌的p53表达比胸腺瘤的p53表达高，并且Bcl-2免疫反应强。值得注意的还有一点，与其他类型的胸腺瘤明显不同，大多数胸腺癌免疫组织化学染色常显示局灶性神经内分泌分化。

（三）比较基因组杂交

胸腺表皮样癌的最常见表现包括16q、6号、3p和17p染色体的丢失以及1q、17q和18号染色体的获得。6号染色体的丢失以及1q、17q和18号的获得常见于B3型胸腺瘤，提示其可能进展为表皮样癌或这两种肿瘤类型的组织学发生关系密切，TP53突变发生于30%的胸腺癌病例（比免疫组织化学P53蛋白过表达少见）。

表皮样角化（鳞状细胞）癌： 肿瘤富于异型性上皮细胞，其中许多肿瘤伴有角化。其表现与其他部位的鳞状细胞癌非常相似，但一般保持分叶状生长方式。与其他类型的胸腺瘤相比，这种肿瘤的小叶间纤维分隔条带更宽。在作出原发性胸腺鳞状细胞癌的诊断之前，总是应当考虑转移癌，尤其是来自肺的可能性。

表皮样非角化癌： 总体表现类似于上述类型的肿瘤，但其小叶结构不明显，且没有明显的角化现象。

淋巴上皮瘤样癌： 表现近似扁桃体和鼻咽部的淋巴上皮瘤的表现，有时不易区分。表现为"合体细胞"样，核仁大、呈深嗜酸性、轮廓清晰且很圆，无角化和细胞间桥。肿瘤细胞角蛋白始终呈阳性表达；肿瘤中的淋巴细胞可能量很大，具有成熟外周T细胞表型，而不是胸腺瘤中通常所见的不成熟胸腺细胞表型。在这种肿瘤病例中发现有EB病毒基因组，这一发现提示，这类肿瘤除形态学特征外，其他方面有时也与鼻咽癌相似。虽然起初有相反的报道，但在其他胸腺瘤类型中一直没有找到EB病毒的证据。

肉瘤样癌（癌肉瘤）：这种细胞学上呈恶性的肿瘤类似于间叶性肿瘤，呈弥漫性生长，肿瘤细胞呈明显的梭形。其诊断是基于在肿瘤中某些区域发现了具有上皮表现的瘤细胞灶，或是基于梭形细胞免疫组织化学或超微结构分析有上皮分化的证据作出的。有肉瘤样区域可含有灶状软骨和骨骼肌分化，后者被描述为横纹肌肉瘤样胸腺癌。如果出现CD5或其他胸腺癌标志物呈阳性，强烈支持原发性而非转移。另外，在良性胸腺瘤中也已有骨骼肌（肌样）分化的描述。

肉瘤样癌的鉴别诊断包括生殖细胞瘤和恶性神经鞘瘤（蝾螈瘤）以及低度恶性的胸腺肿瘤，有报道伴有假肉瘤性间质的胸腺瘤，以及低度恶性化生性胸腺癌。肉瘤样癌的形态学特征为双相性上皮细胞和梭形细胞，这两种成分缺乏明显的异型性。报道的所有患者均已通过手术切除治愈。我们同意作者的报道，这种肿瘤应归类为胸腺瘤（WHO命名为"化生性胸腺瘤"）而不是胸腺癌，同时他们认为，梭形细胞成分的本质可能是上皮细胞。事实上，这两种成分的表现和混合与在异位错构瘤性胸腺瘤中表现相似，在后者中这种病变可能具有"原位"胸腺瘤的特征。已有肉瘤样癌发生于"化生性"胸腺瘤的报道，这进一步支持了这种观点。

透明细胞癌：一种少见的肿瘤类型，可见大量富含糖原、胞质透明的肿瘤细胞，与肾细胞癌非常相似。

基底细胞样癌：这类肿瘤形成境界清楚的上皮细胞岛，其外呈明显的栅栏结构，可表现为附壁结节，出现在某种程度上看似衬覆鳞状上皮的胸腺囊肿。其主要的鉴别诊断是腺样囊性癌。

黏液表皮样癌：鳞状细胞区和产生黏液的腺体分化区交替出现。一些黏液可形成细胞外黏液并引发炎症反应。

腺样囊性癌：与其涎腺内的同名肿瘤相似，大体上，其倾向于表现为一个多囊性病变。

乳头状癌：由于有复杂的分支结构且可见砂粒体，这种肿瘤类似于甲状腺乳头状癌。但肿瘤缺乏显微镜下清晰的核，CD5可能呈阳性，甲状腺球蛋白或TTF-1呈阴性。报道的大多数病例均起源于A型（梭形细胞，髓样）胸腺瘤。

黏液腺癌和管状腺癌：是迄今报道的最少见的胸腺癌类型。

肝样癌：形态特征及免疫表型均与发生于胃肠道等处的肝样腺癌相似，凡呈现肝细胞癌样分化，不论其是否产生甲胎蛋白，均可诊断肝样癌，甲胎蛋白阳性有助于提高诊断准确率。镜下肿瘤结节由大的类似肝细胞的多边形细胞构成，但缺乏肝窦、门静脉结构或肿瘤间质，大的多角形细胞具有丰富的嗜酸性胞浆，肿瘤细胞间或内可呈现PAS染色阳性小球（具有α1-抗胰酶免疫活性）。形态学必须除外纵隔转移及肝样卵黄囊瘤，详尽了解病史及仔细查体有助于鉴别。

未分化（间变性）癌：不显示明显的任何特殊方向的分化，倾向于显示更为明显的多形性。肿瘤越不分化，越应着重考虑到其他肿瘤的可能，特别是大细胞恶性淋巴瘤和生殖细胞肿瘤。

已描述有些胸腺癌病例伴有相同的染色体易位t（15∶19），提示这并非偶然现象。这些病例也被称为"NUT中线癌"。NUT癌是一种低分化癌，遗传学定义为出现NUT基因重排。镜下典型者呈现片层状或巢状排列，细胞小到中等大小，由单形性未分化细胞组成。核大小均匀，轮廓不规则，具有小核仁，染色质轻微粗大。偶尔可见大细胞，胞质变化较大，从苍白嗜酸性到嗜碱性不等，也可呈颗粒样外观。核分裂丰富，坏死常见。常见并且特征性的表现为突然灶性角化现象。尽管一些病例仅呈现少量慢性炎症，但活跃的急性炎细胞常与肿瘤细胞混合存在。明显的腺管样及间质分化不常见。组织学特点并非特异，需与未分化癌、低分化鳞状细胞癌及未分化小圆蓝色细胞恶性肿瘤鉴别。免疫组化方法检测持续性表达睾丸核蛋白（nuclear protein of the testis，NUT/askNUTM1）。70%的NUT癌以NUT基因染色体易位及融合到BRD4形成t（15∶19）（q13∶p13.1），约6%与BRD3融合形成t（15∶19）（15q149∶p34.2）为特征。NUT癌为侵袭性极强的肿瘤，中位存活期仅6.7个月。

（刘勇，黄桃）

第二节 胸腺肿瘤的分类

关于胸腺上皮性肿瘤的分类，过去数年中有较多争议。历史上有两种分类最具影响。

第一种是最初由Lattes等提出并由Bematz等采纳的描述性方案。这一方案曾被稍作修订，除了少数类型的肿瘤和那些不再被认为是胸腺瘤的胸腺肿瘤外，共列出了4类：①梭形细胞为主型胸腺瘤；②淋巴细胞为主型胸腺瘤；③上皮细胞为主型胸腺瘤；④混合细胞为主型胸腺瘤。

第二种方案是由Muller-Hermelink及其合作者提出的，是基于解剖学形态和功能的假设，由以下类型组成：①髓质型胸腺瘤；②混合型胸腺瘤；③皮质为主型（器官样）胸腺瘤；④皮质型胸腺瘤；⑤高分化胸腺癌。

应当注意的是，在这些分类方案中没有包括上文描述的任何类型的胸腺癌，在Muller-Hermelink方案中仍使用了对第5种类型的肿瘤可能会导致误解的命名。

WHO胸腺肿瘤组织学分类委员会选择了一个新的分类方案，融合两种现有分类方案中的重要观点，除此之外，还考虑了两个重要因素。第一个因素是胸腺具有独特性，可被看作两个不同的器官：一种是具有活性的、胎儿和婴儿的功能性腺体；另一种是不具有活性的、成年期的"成熟后"结构。第二个因素是分化的表达，表现为在由功能性胸腺组织组成的肿瘤中出现非肿瘤性淋巴细胞成分，有鉴于此，提出了肿瘤病理学的一般原则。分化越好的肿瘤（富于淋巴细胞或淋巴细胞为主的皮质型），越会呈现几乎完全正常的器官结构，具有皮质和髓质区。由功能性胸腺组织组成的这些肿瘤的预后主要取决于肿瘤性上皮细胞的数量、异型性的增加以及非肿瘤性淋巴细胞的相应减少。

WHO的方案由字母和数字组成，根据以下标准设置。①胸腺瘤分为两种主要类型，取决于肿瘤性上皮细胞及其细胞核是呈梭形/卵圆形（称为"A型"），还是呈树突状或肥胖（上皮样）外观（称为"B型"）。这两种形态学混合的肿瘤称为"AB型"。②B型胸腺瘤依据肿瘤性上皮细胞的比例增加（与淋巴细胞有关）以及异型性的出现进一步分为3种亚型，分别称为"B1、B2和B3型"。

虽然胸腺癌的命名仍保留，但我们认为应当将其看作胸腺瘤的另一个亚型（C型胸腺瘤），杂合型和组合型肿瘤的存在支持这种解释。

对于AB型胸腺瘤以外的组合性胸腺瘤，可以用"组合性胸腺瘤"的术语表示，然后列出各种成分及其相应数量。读者可以将WHO方案中提出的各种字母与各种肿瘤形态联系起来，为便于记忆，"A"代表萎缩性（即成年期无功能的梭形细胞），"B"代表生物活性的（即胚胎或婴儿的具有生物学活性的器官），"C"代表癌。

WHO分类中包括的胸腺瘤亚型与前面两个方案中的名称及其定义和一些阐述相对应。最新WHO胸腺瘤及部分胸腺癌分类如下。

一、A型胸腺瘤（梭形细胞；髓质型)

一种由肿瘤性胸腺上皮细胞群组成的肿瘤，细胞呈梭形/卵圆形，缺乏核异型，伴有极少数或不伴有非肿瘤性淋巴细胞。其表现可能类似于间叶性肿瘤，但免疫组化和超微结构特征明显为上皮组织的特征。肿瘤细胞可呈束状、席纹状、血管外皮瘤、玫瑰花环样结构（没有中心腔隙），伴有灶状编织样生长方式，可形成腺样结构，这种腺样结构常常位于肿瘤包膜内或紧贴其下。这种肿瘤的细胞的许多特征与成人萎缩胸腺中见到的特征类似，有些肿瘤位于被膜下（而非髓质）区。肿瘤细胞对AE1确定的酸性细胞角蛋白（CKs）呈强阳性，而对AE3确定的碱性CKs呈阴性。缺乏或仅有少量淋巴细胞，一般是$CD1a^+$和$CD99^+$的未成熟T细胞，但只占T细胞的一小部分。非典型A型胸腺瘤变异型，肿瘤组织呈现程度不同的非典型，如富于细胞、核分裂增加（>4个/2 mm^2）及局灶性坏死（真性肿瘤性凝固性坏死而非梗死或活检诱导的坏死）。其他标准，如非典型区域的范围，核增大、核仁增大、Ki-67指数增高等特点的意义，仍然有待确定。A型胸腺瘤的一个变型被描述为微小结节性胸腺瘤，其特征为微小结节性生长方式和间质活跃的淋巴滤泡增生。其淋巴细胞为B细胞型，因此，这种肿瘤不具有AB型胸腺瘤的特征，尽管其具有两种细胞成分。

二、AB型胸腺瘤（混合型)

这是一种局灶具有A型胸腺瘤特征且混合有富于淋巴细胞病灶的肿瘤。这是一种特别常见的胸腺瘤类型。两种结构的区分可以十分明显，也可以不清楚，并且两种成分的相对数量的范围可以相当大，特别是A型区域可以极其稀少，因此必须充分取材。AB型胸腺瘤细胞角蛋白（CK）表达谱类似于A型胸腺瘤，在A型区和B型区均可见$CD20^+$肿瘤细胞，伴随的淋巴细胞是CD3和CD5阳性的T细胞，包括不同比例的$CD1a^+$、$CD99^+$，TdT阳性的T细胞。

三、B型胸腺瘤

B1型胸腺瘤（富于淋巴细胞型，淋巴细胞性，皮质为主型，器官样）一种类似于正常功能性胸腺的肿瘤，其中混有大片实际上难以与正常胸腺皮质区别的区域。可呈膨胀性生长，肿瘤上皮细胞少而小，异型性不明显，周围环绕非肿瘤性T淋巴细胞，可见血管周围间隙。髓质分化的淡染区始终存在，由较松散的淋巴细胞组成。可以见到胸腺小体。肿瘤上皮细胞CK19弥漫阳性，CD20阴性。皮质内T淋巴细胞CD1a$^+$、CD4$^+$、CD8$^+$、CD5$^+$、CD99$^+$、TdT$^+$，髓质内T淋巴细胞CD3$^+$、CD 5$^+$、CD1a$^-$、CD99$^-$、TdT$^-$。

B2型胸腺瘤（皮质型）：肿瘤通常呈纤细分隔的粗大小叶，有些类似正常胸腺皮质的小叶结构。肿瘤性上皮成分表现为中等量淋巴细胞之间散在分布的肥胖或多角形细胞，胞质丰富，伴有泡状核和明显的核仁，血管周围间隙常见，有时很明显。肿瘤细胞排列在血管周围，呈栅栏状结构。肿瘤上皮细胞CK19$^+$、CD20$^-$。皮质内T淋巴细胞CD1a$^+$、CD4$^+$、CD8$^+$、CD5$^+$、CD99$^+$、TdT+，髓质内T淋巴细胞CD3$^+$、CD5$^+$、CD1a$^-$、CD99$^-$、TdT$^-$。与B1型胸腺瘤一样，B2型胸腺瘤富于淋巴细胞（虽然量较少），在一些病例中形成混合性淋巴-上皮形态。

B3型胸腺瘤（上皮型，不典型性，鳞样，分化好的胸腺癌）：一类主要由上皮细胞组成的胸腺瘤，细胞圆形或多角形，中等大小，核圆形或伸长，常有核折叠或核沟，核仁不突出，没有或仅有轻度异型性，混有少量淋巴细胞成分，使肿瘤性上皮细胞呈小叶状或片状生长。肿瘤细胞可呈鳞状细胞样、透明细胞样变或梭形细胞样。瘤细胞常围绕血管周围间隙或沿间隔呈显著的栅栏状排列。髓质岛通常缺乏，可见似胸腺小体的角化灶。肿瘤上皮细胞CK19$^+$、CK5/6$^+$、CK$^+$、局灶性EMA阳性，CK20$^-$、CD20$^-$。大部分上皮内淋巴细胞是未成熟T细胞CD1a$^+$、CD4$^+$、CD8$^+$、CD5$^+$、CD99$^+$、TdT$^+$。

这种类型的胸腺瘤传统上被称为上皮性胸腺瘤——一个准确但某种程度上会引起误解的术语，因为其言外之意是其他类型的胸腺瘤是非上皮性的。这种胸腺瘤的另一个术语是"不典型胸腺瘤"，但在某种程度上也不准确。实际上，这种肿瘤中出现的不典型性的可能性并不比B2型胸腺瘤的高，它们的不同点主要是B3型有较高比例的上皮细胞。这种肿瘤还有一个名称是"分化好的胸腺瘤"，但这有可能引起混淆，因为在大多数有关这种肿瘤的文章和分类方案中，它们都被归类为胸腺瘤而不是胸腺癌。鳞样胸腺瘤也是这种肿瘤的一个名称，因为其肿瘤细胞中常常出现鳞样或鳞状特征。然而，在该肿瘤中，此特征既非持久存在，也不具有独特性。

四、胸腺癌（C型胸腺瘤）

胸腺癌是一种显示明显细胞学非典型性特征的肿瘤，并且有一系列不具有胸腺瘤特征性的细胞结构（如A型、AB型和B型胸腺瘤），但有可见于其他器官的癌的类似特征。

五、微结节型胸腺瘤

微结节型胸腺瘤是一种器官样胸腺上皮性肿瘤，病因不明。有关淋巴样间质被认为是肿瘤细胞所表达的趋化因子所募集，如朗格汉斯细胞提呈肿瘤抗原并迁移至基质，经T淋巴细胞激活，成熟形成抗原决定簇，导致淋巴滤泡形成。肿瘤细胞呈散在或局部融合的结节，肿瘤细胞为细长形或卵圆形，细胞核为卵圆形，核仁不明显。由丰富的淋巴细胞间质分隔这些结节，淋巴样间质中常含有明显的生发中心。结节内散在淋巴细胞，没有胸腺小体和血管周围间隙。核分裂象少或缺乏。包膜下常有明显的微囊肿和大囊肿区。上皮成分CK5/6和CK19阳性，CD20通常不表达。上皮结节间淋巴滤泡CD20阳性，而未成熟的T细胞常局限于围绕上皮细胞结节的狭窄区。

六、化生型胸腺瘤

化生型胸腺瘤是一种境界清楚的胸腺肿瘤，其中温和性上皮细胞岛混杂有形态看似温和的梭形细胞。上皮成分形成宽小梁吻合岛，可表现为鳞状细胞特性或漩涡状结构。细胞可呈多角形、卵圆形或胖梭形，胞浆嗜酸，核空泡状，核仁小而明显，核分裂罕见。上皮岛内或周围可见到细枝样透明变性或硬化的物质。梭形细胞排列成短束状或车辐状结构，常被少量稀疏组织或胶原纤维分隔。细胞大小较一致，可有明显分界或与上皮岛逐渐融合。淋巴细胞通常稀少。上皮细胞细胞角蛋白强阳性，上皮膜抗原阳性不稳定，CD5细胞膜不着色。梭形细胞细胞角蛋白和上皮膜抗原局部弱阳性或阴性，Vimentin阳性，CD20阴性。肿瘤内T淋巴细胞常TdT阴性。该疾病需与肉瘤样癌鉴别，后者侵袭性更大，总显示高级别梭形细胞成分伴显著的非典型，核分裂多见，常见明显的凝固性坏死，Ki-67一般>10%。

细胞学上，识别胸腺瘤最重要的标准是辨别混有淋巴细胞的独特上皮细胞群，角蛋白免疫染色阳性可证实。细胞学诊断的局限性在于难以区分B型胸腺瘤的亚型（在临床上不是很重要），并且不能检测侵袭性（这是一个具有决定性意义的关键点）。

（刘勇，黄桃）

第三节　胸腺肿瘤的分期

传统上，显示包膜完整的任何类型的胸腺瘤（胸腺癌除外）都被认为是良性的。而那些具有相似组织学类型但有局部侵犯、胸膜或心包种植或远处转移等侵袭的胸腺瘤则被认为是恶性的。现在的实际做法与过去的并没有实质差异，如对于甲状腺滤泡性肿瘤，并且已证明在预测预后方面同样有效。因为这一做法在相当大程度上取决于是否出现侵犯，所以某种程度上还取决于侵犯的程度。因而，现在的分期系统与1981年Masaoka等提出的临床分期系统吻合。

Ⅰ期大体包膜完整，并且无显微镜下包膜侵犯。

Ⅱ期大体侵犯至周围脂肪组织或纵隔胸膜，或显微镜下侵犯包膜。

Ⅲ期大体侵犯邻近器官，即心包、大血管或肺。

Ⅳa期胸膜或心包播散。

Ⅳb期淋巴或血行转移。

接着，对这一系统进行了一些修订并与Yamakawa等提出TNM分期系统相结合。

T（肿瘤）因素：

T1大体包膜完整，无显微镜下包膜侵犯；

T2大体有粘连，或已侵犯周围脂肪组织或纵隔胸膜，或显微镜下侵犯包膜；

T3侵犯邻近器官，如心包、大血管和肺；

T4胸膜或心包播散；

N（淋巴结）因素：

N0无淋巴结转移；

N1转移至前纵隔淋巴结；

N2转移至除前纵隔淋巴结以外的胸腔内淋巴结；

N3转移至胸廓以外淋巴结。

M（转移）因素：

M0无血行转移；

Ml血行转移。

如果将TNM分期系统与传统的以是否出现侵袭来评估胸腺瘤的系统相比，则可以明显地看出，T1期相当于良性胸腺瘤，其他所有分期相当于恶性胸腺瘤。虽然TNM系统在很大程度上是正确的，但某种程度上有误导作用，因为T2期胸腺瘤（包括恶性胸腺瘤）预后与T3期肿瘤有很大差别，其更接近于T1期（良性）肿瘤。因此，诊断胸腺瘤更为适当的是先应用前面部分列出的分类方案进行分型，然后再描述相应的分期系统（如果能从标本作出决定），如：①包膜完整（相当于T1期）；②有微小侵犯（相当于T2期）；③有广泛侵犯和（或）伴有胸膜或心包种植（相当于T3和T4期）；④有转移（相当于N1、N2和M1期）。一项对意大利米兰国家癌症研究院的胸腺瘤病例进行的回顾性研究提出了一个新的分期系统，其对生存的预测似乎比Masaoka系统或其TNM分期更好。

总体上，70%~80%的胸腺瘤有包膜，胸腺瘤直接局部侵犯（首先侵犯包膜和纵隔脂肪；然后侵犯邻近结构，如肺）或胸膜或心包表面种植比远处转移更常见。当局部侵袭广泛时，行开胸手术时可以很明显地被看到。因此重要的是，病理医生应了解外科术中所见，并且应牢记继发性感染、坏死和多房囊性变造成的纤维性粘连可能会给人以肿瘤是侵袭性的假象。微小侵犯是指包膜的完整性被破坏，或在纵隔脂肪中发现了肿瘤岛。在大神经周围出现肿瘤也是侵犯的直接证据（有时病例仅有这种证据）。少见情况下出现远处转移，据文献报道可转移至纵隔和颈部淋巴结、肺、肝、骨骼（特别是脊柱）、卵巢以及其他部位。这些远处转移通常发生于侵袭性胸腺瘤发现和治疗数月或数年后，但有时远处转移可与胸腺肿瘤同时出现，罕见情况下可作为疾病的首发症状。

胸腺瘤的显微镜亚型和侵犯的可能性之间有密切关系（A<AB<B1<B2<B3<C），但要指出，**各种胸腺瘤类型都与出现直接侵犯、胸膜或心包种植或远处转移相关。虽然已注意到各种胸腺瘤类型之间有些具有统计学差异性，但到目前为止，特殊技术，如形态测定法、核增殖标志物、核仁组成区和倍体分析，都不能将有包膜肿瘤与侵袭性和（或）转移性肿瘤肯定地区分开。**

（刘勇，黄桃）

第四节　胸腺瘤预后

胸腺瘤分期与预后：胸腺瘤的预后取决于分期，不管应用哪一个分类系统分期，分期都是决定预后唯一的最重要的因素。包膜完整的胸腺瘤在手术完全切除之后预后良好，复发见于2%~10%的病例，不同的研究结果不同，对局部复发仍需进行手术切除。侵袭性胸腺瘤的预后与侵犯程度相关。微小侵犯（T2期）胸腺瘤的预后与有包膜的肿瘤没有明显区别，并且这样的肿瘤很少显示肉眼侵犯或种植，出现远处转移的病例则更为少见。分期的重要性也适用于胸腺癌。

胸腺瘤组织学类型与预后：不论应用哪个分类系统，胸腺瘤的亚型与预后之间都有明确的关系，由Lewis等报道的Mayo Clinic的大型病例研究已经证实了这一事实。在这些病例研究中，Lewis等及其他作者弱化了胸腺瘤组织学亚型的作用，因为分期系统很大程度上已包含组织学分型。在已完成的3项独立研究中包含3项不同的胸腺瘤病例研究，第1项研究是对Sloan-Kettering纪念癌症中心治疗的患者进行的，第2项是对个人会诊病例进行的，第3项是对意大利米兰国家癌症研究院的患者进行的。这3项研究的结果惊人地相似，证实了如下几点。①胸腺瘤的组织学类型与预后密切相关，临床侵袭性的大小关系为A<AB<Bl<B2<B3<C。②组织学类型和分期之间也有密切的关系。因此，如果考虑肿瘤分期，则组织学类型的预后价值大大下降，对临床几乎没有意义。至于胸腺癌，表皮样非角化性癌、淋巴上皮瘤样癌、肉瘤样癌、透明细胞癌和未分化（间变性）癌极具侵袭性行为；表皮样角化癌具中度侵袭性行为；而罕见的黏液表皮样癌、基底细胞样癌和乳头状癌具相对惰性行为。③切除的完整性，这是一项重要的预后参数，与肿瘤的分期明显相关，也适用于胸腺癌。④重症肌无力，是否有肌无力症状已失去许多过去曾认为的预后意义。⑤增生指数Ki-67标记指数与分期和组织学类型相关，但是否是独立的预后因素仍有争议。当然，只有计数的是肿瘤性上皮细胞才具有决定意义。⑥DNA倍体。这也与分期和类型有关，但在多变量分析中已失去独立意义。

（刘勇，黄桃）

第五节 颈部的胸腺肿瘤或有关的鳃囊衍生物肿瘤

如前所述，作为与第三或可能第四鳃囊相关的畸形，可在颈侧见到异位胸腺组织和单房性胸腺囊肿。此外，下述肿瘤可发生于相似部位，推测可能具有相似的组织来源。

异位性（颈部）胸腺瘤：显微镜下表现与正位的纵隔内胸腺瘤相似，好发于女性，所有报道的病例均为良性。

异位错构瘤性胸腺瘤：胸骨上-锁骨上区是错构性和肿瘤性病变的好发部位，仅有1例报道发生于腋后区和背部之间。肿瘤呈圆形、卵圆形或结节状，境界清楚，直径为2~21 cm，平均为5 cm，中位数为4 cm。与异位性（颈部）胸腺瘤明显不同，其几乎所有患者均为男性。1982年，Smith和McClure认为肿瘤在形态与胸腺脂肪瘤有某些相似之处，推测肿瘤可能发生于颈部异位的胸腺。同年，Rosai等认为肿瘤可能起自于第三咽囊相关的胸腺原基，而将其描述为梭形细胞胸腺原基瘤。其后 Rosai 等推测肿瘤由异常的胸腺组织所形成，将其命名为异位胸腺瘤性错构瘤。现多认为其源自His颈窦的残迹，可能起源于后鳃体，是一种异位腮腺的混合瘤。王建等认为用鳃原基混合瘤的名称比异位错构瘤性胸腺瘤更适合。对4例标本进行免疫组化标记，结果显示CK、SMA、calponin、p63阳性，而TdT阴性，提示肿瘤的起源更倾向于肌上皮而非胸腺组织，肿瘤的主体由极度梭形和间叶样的上皮细胞组成，这种表现常常被误诊为神经鞘瘤或纤维母细胞性肿瘤。但是，超微结构或角蛋白免疫染色均提示细胞是上皮性的。免疫表型显示梭形细胞CK、Vimentin、CD34、CD10 阳性，SMA灶区阳性，S-100、EMA、CEA和desmin 阴性；上皮细胞CK、EMA 和 CEA 阳性，SMA、CD34、CD10 阴性。上皮细胞及梭形细胞均可表达ER。无异型性、坏死和核分裂象还可含有其他成分，可见实性鳞状细胞巢（可能非常局限），也可含有细的吻合的条带（有时由透明细胞组成）、黏液型柱状上皮构成的腺样结构和内衬上皮的囊肿，还可见岛状成熟的脂肪组织和灶状小淋巴细胞。Fetsch报道异位错构瘤性胸腺瘤内见砂砾体，其意义未明。这种肿瘤的体积可以很大，纵隔内似乎未见有相应的此类肿瘤。肿瘤行为呈良性，偶有病例局部复发，但在Michal 等报道的2例病例中，上皮细胞发生了癌变，主要发生于筛孔状腺瘤样腺体区域，胞质呈颗粒状。

伴有胸腺样分化的梭形细胞肿瘤：患者大多为儿童和青年，平均年龄15岁，位于甲状腺内或其周围。显微镜下该肿瘤呈双向结构，一种以梭形细胞成分为主（比前一类型更富于细胞，分裂象更活跃）；另一种分泌黏液，偶尔可见囊性腺体成分。有病例报道显示该肿瘤有较明显的核分裂活性和灶状坏死。免疫组化和超微结构上，两种肿瘤均具有上皮表型。有报道显示，在1例肿瘤中已检测到KRAS基因突变。自然病史的特征为晚期（以数年或几十年衡量）远处转移倾向。

伴有胸腺样成分的癌：多位于甲状腺内或其周围，以至于大多数报道的病例最初被认为是甲状腺的鳞状细胞癌或未分化癌。其显微镜下表现与胸腺癌不易区别，被认为是异位（颈部）胸腺癌。免疫染色CD5、CD117、高分子量角蛋白、Bcl-2、p63和mcl-1呈阳性（所有这些标志物在胸腺癌中通常呈阳性），而甲状腺球蛋白和TTF-1呈阴性，支持其是胸腺来源而不是甲状腺来源。肿瘤易于晚期局部复发，但其行为较为惰性，与未分化胸腺癌相比较更是如此。

（刘勇，黄桃）

第六节　神经内分泌肿瘤

　　神经内分泌肿瘤可发生在胸腺，其中许多先前被误诊为胸腺瘤的变型。可发生于胸腺内的神经内分泌肿瘤的类型与可发生于肺的基本相似，主要区别是发生频率不同。大多数肺的神经内分泌肿瘤归于两个极端（典型类癌和小细胞癌），而胸腺的神经内分泌肿瘤多归于一种中间类型（非典型类癌）。胸腺类癌是一种恶性肿瘤，常常局部侵犯或远处转移，有时发生于很长间隔后。在一项病例研究中，远处转移的发生率为73%。然而，界限清楚的肿瘤局部切除常可治愈。胸腺类癌通常缺乏神经内分泌表现，至今我们尚未见过伴有类癌综合征的病例。但是，1/3的病例伴发库欣（Cushing）综合征或其他远处表现，所有报道的伴有Cushing综合征的胸腺瘤病例实际上均为胸腺类癌。

　　胸腺类癌可伴有其他部位（如支气管或回肠）的类癌。胸腺类癌也可表现为多发性内分泌肿瘤Ⅰ型或Ⅱa型的一部分，或这些综合征的不典型表现在上述患者和伴有Cushing综合征的患者中，肿瘤多表现为侵袭性较高的临床过程。在伴有Ⅰ型神经纤维瘤病的患者中，胸腺类癌也已有描述。

　　胸腺类癌大体上呈实性，界限清楚，无包膜，缺乏胸腺瘤的明显分叶状结构。胸腺类癌倾向于高度血管化，可能有明显的出血。显微镜下，胸腺类癌呈条状和彩带状结构，伴有含中心腔隙的玫瑰花环样腺体，细胞"球"伴有中心坏死和钙化，血管化明显，常有淋巴管、血管侵犯，没有淋巴细胞、血管周围间隙及其他胸腺瘤的特征。与胸腺瘤相比，胸腺类癌的肿瘤细胞有更多的颗粒性胞质，核染色质稍粗，常见核分裂象。有鉴于此，应当注意，如果将支气管类癌的现行诊断标准应用于胸腺类癌，则大多数胸腺类癌会被归入非典型类癌。这可能解释了这个事实，即胸腺类癌总体上比支气管类癌更具侵袭性，在后者中非典型类癌仅占少数。

　　免疫组化染色，肿瘤细胞对角蛋白、嗜铬素、突触素、神经元特异性烯醇化酶及其他常用的内分泌标志物呈阳性反应。此外，伴有Cushing综合征的肿瘤还显示促肾上腺皮质激素阳性。在这种肿瘤中还发现了其他物质，包括5-羟色胺、生长激素释放抑制因子、胆囊激肽、神经紧张素和蛋氨酸-脑啡肽。胸腺类癌的组织学类型包括伴有梭形细胞、明显嗜酸性成分和黑色素的病变，有的肿瘤含有淀粉样物和降钙素，类似于甲状腺髓样癌，有些类癌伴有高度恶性的肉瘤样成分。胸腺的小细胞性神经内分泌癌的形态学特征与常见的肺小细胞性神经内分泌癌不易区别。有鉴于此，只有排除肺肿瘤纵隔转移后，才能考虑原发性胸腺小细胞性神经内分泌癌的诊断。与在肺中一样，具有混合的小细胞性神经内分泌癌和鳞状细胞癌的胸腺肿瘤已有描述，也有类癌与小细胞癌在同一病变中混合存在的病例。

　　大细胞性神经内分泌癌按照应用于肺肿瘤的标准来定义，尽管很少，但已在胸腺中见到。重要的是，要指出上述所有肿瘤之间存在的差异，即一般的神经内分泌类型的肿瘤与其他普通肠腺癌（C型胸腺瘤）之间的差异，后者在免疫组织化学上显示神经内分泌分化的一些证据，在这里情况与在肺中类似。还应提出，不是所有显示神经分化的胸腺肿瘤都是神经内分泌癌，并且不是所有纵隔神经内分泌癌都是起源于胸腺。

（刘勇，黄桃）

第七节　间质肿瘤和其他肿瘤

胸腺脂肪瘤是一种有包膜的良性胸腺病变，肿瘤体积可能很大，放射影像学上可能类似于心脏肥大或肺隔离症。胸腺脂肪瘤是否为真性肿瘤性病变尚有争议，但在1例脂肪瘤病例中发现了典型的染色体异常，提示其为胸腺脂肪肿瘤。大多数病例无临床症状，文献报道的个别病例伴有重症肌无力、再生障碍性贫血和Graves病。CT扫描和MRI表现具有特征性。大体上，胸腺脂肪瘤除局灶呈白色实性区域外，均呈脂肪瘤表现。显微镜下，胸腺脂肪瘤表现为混有不同比例的成熟脂肪组织和不明显的胸腺组织，其中患者胸腺组织的含量明显超过相应年龄正常情况下的胸腺组织量。在报道的1例病例中，肿瘤中可见肌样细胞；其他病例中还可见富于纤维结缔组织（胸腺纤维脂肪瘤）或富于血管（胸腺血管脂肪瘤）；还有1例胸腺脂肪瘤病例含有小的胸腺瘤的报道。

有学者曾见过低度恶性间叶性肿瘤病例，其肿瘤可能起源于胸腺间质，将其命名为"胸腺间质肉瘤"。其显微镜下表现多样，但以高分化脂肪肉瘤/非典型脂肪瘤为主（胸腺脂肪肉瘤）。在胸腺中曾描述过的其他间质肿瘤包括骨肉瘤（可能起源于异位错构瘤性器官）和1例婴儿Kaposi型血管内皮瘤。已见过以原发性胸腺肿瘤为主要表现的恶性黑色素瘤，需要说明的是其诊断需排除胸腺转移性肿瘤。

（刘勇，黄桃）

第八节　生殖细胞肿瘤

生殖细胞肿瘤大约占纵隔肿瘤和囊肿的20%。其组织学起源尚有争议，但倾向来源于性腺外的生殖细胞。**在此必须指出，纵隔生殖细胞肿瘤的发生部位与胸腺尤其有关，即使对胸腺中是否存在正常的生殖细胞且其可能的功能（如果的确有）仍未有结论。**当肿瘤体积小时，肿瘤往往完全位于胸腺内，这一事实显然可以证实生殖细胞瘤与胸腺的关系。但是，纵隔生殖细胞肿瘤的组织发生似乎与真正的胸腺瘤并无关系，所以不应将其归入胸腺瘤。尽管转移瘤只有在极少数情况下表现为单发的上纵隔肿瘤而没有腹膜后受累的证据，也应考虑到任何纵隔生殖细胞瘤都有可能是睾丸或卵巢原发性病变的转移。

患者的性别和各种纵隔生殖细胞肿瘤的发生率之间有明确的关系。从实践的角度看，精原细胞瘤（生殖细胞瘤）仅发生在男性；至今我们尚未见过一例令人信服的女性患者。胚胎性癌、内胚窦瘤、畸胎癌和绒毛膜上皮癌明显好发于男性，但女性病例已有报道。成熟性畸胎瘤在两性中的发病率相同。

纵隔精原细胞瘤（生殖细胞瘤）几乎总是发生于胸腺内，在光镜、免疫组化和超微结构方面，纵隔精原细胞瘤的形态学表现与睾丸精原细胞瘤的形态学表现一致，但在KRAS序列和p53免疫染色方面存在差异。纵隔精原细胞瘤的鉴别诊断包括胸腺瘤和大细胞性淋巴瘤，纤维性间隔内出现淋巴细胞和浆细胞浸润、上皮样肉芽肿、多量生发中心、肿瘤细胞胞质内糖原丰富和不规则的线球状核仁，均支持精原细胞瘤的诊断。精原细胞瘤对胎盘碱性磷酸酶、OCT4、SALL4、CDI17免疫反应呈阳性，对CD57（Leu7）也常呈阳性，CD45呈阴性。角蛋白通常呈阴性或仅呈灶状阳性。在与胸腺瘤鉴别时，OCT4尤其有用，胸腺瘤中总是呈阴性。应用突光原位杂交（the fluorescent in situ hybridization，FISH）技术，染色体12p异常（尤其是12p扩增）检测几乎总是呈阳性。KIT突变常见，类似于睾丸精原细胞瘤中所见。应注意不要把陷入的胸腺上皮细胞误认为肿瘤成分。纵隔精原细胞瘤主要的治疗方法是放疗，预后好。在Bush等进行的研究中，10年存活率为69%。

成熟性囊性畸胎瘤：纵隔生殖细胞肿瘤中最常见的类型，多见于年轻患者，肿瘤体积可很大，并有明显且境界清楚的囊壁，常伴有钙化，切面以囊性为主，常与周围结构粘连。如果其中含有的皮脂类物质逸出，则可继发显著的黄色肉芽肿性炎反应。可发生穿孔，后者破入气管支气管树时，患者可咯出皮脂样油性物质和毛发。

镜下表现与较常见的卵巢成熟性囊性畸胎瘤相似。囊肿内衬复层鳞状上皮且含有皮脂腺和毛囊。其他常见成分为神经组织、胃肠道组织、软骨和呼吸道结构，在这个部位，胰腺组织尤其常见，可伴有胰岛细胞成分且可造成低血糖症。有人提出，这种肿瘤可能由于胰酶分泌引起肿物紧密粘连。成熟性畸胎瘤的预后良好。

不成熟性畸胎瘤：作为一种生殖细胞肿瘤，类似于成熟畸胎瘤，但含有不成熟的上皮性、间叶性或神经成分，不含有胚胎性癌的成分。报道的纵隔肿瘤中，此类肿瘤病例数很少，以至于无法预测其生物学行为。该类肿瘤应与畸胎癌和成熟性囊性畸胎瘤恶性（体细胞）变鉴别，后者非常少见。

胚胎性癌：一种侵袭性、高度坏死性肿瘤。其镜下表现分化差。免疫组化上对角蛋白、胎盘碱性磷酸酶、OCT4、SALL4、CD30 和 CD57（Leu 7）呈阳性。病理医生看到发生于纵隔的分化差的恶性肿瘤时，尤其当患者是年轻男性时，应着重考虑生殖细胞肿瘤的可能，而不应将其轻易地归入未分化恶性肿瘤类别中；否则可能使患者失去应用现代化疗方案缓解或治愈的机会。

卵黄囊瘤（内胚窦瘤）：可作为混有其他生殖细胞成分的肿瘤发生，也可作为一种单纯肿瘤发生（较少见）。卵黄囊成分在纵隔肿瘤中比在睾丸肿瘤中常见。纵隔卵黄囊瘤可具有明显的梭形细胞特征，含有肝样成分，或在非肿瘤性胸腺周围伴有继发性多房囊性变，其OCT4⁻、SALL4⁺免疫表型对于证实诊断很有帮助。虽然这类肿瘤中可见少数有包膜的肿瘤呈良性外观，但单纯性内胚窦瘤的预后很差。

畸胎癌：混有胚胎性癌和畸胎瘤（成熟性和／或不成熟性）的肿瘤，约占所有纵隔生殖细胞瘤的5%，其生长迅速且浸润广泛。大体上，可见出血、坏死区。显微镜下，胚胎性癌区、灶状成熟区和多量灶状中等分化区交替出现。

绒毛膜上皮癌：大多数发生于21~30岁，常伴有男性乳腺发育和血清人绒毛膜促性腺激素水平升高，预后极差。在一些经典研究描述的病例中，双侧睾丸的系列切片中未发现异常表现，纵隔被认为是绒毛膜上皮癌的原发部位。但应强调的是，绒毛膜上皮癌比其他任何生殖细胞肿瘤更有可能在睾丸内存在隐匿性原发性病变，因为绒毛膜上皮癌常常体积非常小，并且当肿瘤发生转移时，原发性肿瘤甚至已经发生消退。但是，原发性或转移性肿瘤的差别主要是在学术上有意义，无论是否能够发现隐性睾丸肿瘤，其治疗（系统性化疗）和预后都是相似的。应注意的是，已有1例胎盘部位的滋养细胞肿瘤起源于相关的纵隔畸胎瘤的报道。

大约90%的恶性非精原细胞性生殖细胞肿瘤患者伴有血清人绒毛膜促性腺激素水平和（或）甲胎蛋白升高，而在单纯性精原细胞瘤中，这些标志物通常呈阴性。

与在其他性腺以外部位和在性腺内一样，在纵隔也常见不同类型的生殖细胞肿瘤的混合瘤，这些肿瘤统称为"混合性生殖细胞肿瘤"。但重要的是要准确描述出现的成分，例如，精原细胞性和非精原细胞性成分的混合瘤。

　　80%以上的病例中可见生殖细胞瘤的细胞遗传学异常，不管肿瘤的组织学类型是原发性的还是转移性的，通常均为等臂染色体的形式。在这种情况下，这种检测结果具有重要的诊断价值（尤其是对胚胎性癌和肺或甲状腺来源的未分化癌之间的鉴别诊断），用福尔马林固定、石蜡包埋的标本中可应用FISH技术进行分析。

　　总体上看，纵隔非精原细胞性生殖细胞肿瘤不像睾丸相应肿瘤那样对化疗反应良好；复发更常见，患者生存期更短。

　　非精原细胞性生殖细胞肿瘤的一种特别不良的并发症是偶尔发生体细胞型恶性肿瘤、如腺癌、神经内分泌肿瘤、血管肉瘤、恶性外周神经鞘瘤或横纹肌肉瘤。纵隔生殖细胞肿瘤似乎比睾丸肿瘤更易于出现这种病变，尤其是在肉瘤显示骨骼肌分化时。导致这种病变预后差的原因是这些体细胞型恶性肿瘤对可有效治疗普通生殖细胞肿瘤的化疗方案不敏感。

　　发生在这种情况下的血源性肿瘤少见，但有很好的文献记载，在发病机制上可被视为这种现象的另一种表现。该血源性肿瘤以急性白血病或系统性肥大细胞疾病的形式出现，并且在具有卵黄囊成分的肿瘤中尤其常见。

（刘勇，黄桃）

第九节　恶性淋巴瘤

恶性淋巴瘤可表现为前、上或中纵隔肿物，是中纵隔部位最常见的原发性肿瘤，也可以是肿瘤播散过程的一个表现，也可以是纵隔原发性肿瘤。**通过临床放射影像学检查可确认怀疑恶性淋巴瘤的诊断，有时应用细针穿刺活检或经胸骨上颈部切除小块组织活检可证实此诊断。但是，在大多数情况下，准确的诊断需要通过正规的胸部手术、经病检来作出。**表现为原发性纵隔肿瘤的大部分恶性淋巴瘤可以归入下文讨论的4种类型中的1种，本节仅提出那些与纵隔部位特别相关的淋巴瘤。

一、霍奇金淋巴瘤

纵隔霍奇金淋巴瘤常可累及胸腺或淋巴结，或两者均受到累及，多为年轻人，并且女性多见。纵隔霍奇金淋巴瘤可表现出局部压迫症状（呼吸困难、咳嗽、胸痛），或为胸部X线检查或CT扫描时偶然发现。已见少数胸腺霍奇金淋巴瘤病例伴有重症肌无力和红细胞发育不全。纵隔原发性霍奇金淋巴瘤几乎都是经典型、结节硬化亚型。当肿瘤侵及淋巴结时，其大体和显微镜下表现与在其他部位见到的此类肿瘤相似。当肿瘤累及胸腺时，通常边界清楚，周围有厚的包膜，与胸腺瘤的包膜无太大差别。肿瘤结节可能是多发性的（在真性胸腺瘤中非常少见），通常可见残余的胸腺组织。肿瘤质硬，切面呈模糊或清楚的结节状。在肿块内常可见大小不等的囊腔，内含清亮或混浊液体。有时整个肿瘤大体上与良性胸腺囊肿不易区别。这是特殊的囊性和胸腺上皮的增生性反应的结果，我们把这种病变称为"多房性胸腺囊肿"。

低倍镜下，肿瘤的表现可能类似于真性胸腺瘤，可见纤维条索分隔围绕细胞结节。但是，在胸腺瘤纤维条索与肿瘤结节之间的间区通常是鲜明的，细胞结节的轮廓大多带角，不圆整。霍奇金淋巴瘤的浸润性病变常常是多形性的，伴有淋巴细胞、浆细胞、嗜酸性粒细胞、组织细胞和可供诊断的成分，即Reed- Sternberg细胞及其单核变型以及陷窝细胞。经常可以看到这些细胞与衬覆上皮的囊肿、胸腺小体和孤立性胸腺上皮细胞密切相关。过去，这种特征曾被误认为是肉芽肿性胸腺瘤。胸腺是霍奇金淋巴瘤唯一的结外好发部位，Reed-Stemberg细胞和胸腺上皮及其他淋巴组织成分的密切关系提示存在着值得探讨的发病机制。免疫组织化学染色上，CD15或CD30和角蛋白染色可清楚地区分肿瘤性淋巴组织和上皮性反应成分。另一个易混淆的是这些细胞紧密排列且形成形态单一的细胞团，常围绕坏死灶（"合体细胞型"霍奇金淋巴瘤）。

这些病灶可能类似于非霍奇金淋巴瘤、生殖细胞肿瘤和癌。相反，有些病灶，尤其是周围区域，可能仅表现为非特异性慢性炎症细胞浸润和纤维化，可被误诊为硬化性纵隔炎。有些病例中，病变伴有淋巴滤泡形成，有明显的生发中心，因此可被误诊为卡斯尔曼病（Castleman病，巨大淋巴结增生症）。在这种情况下，如果放射影像学高度怀疑为恶性病变，则需要在更接近中心的部位重新取活检。关于纤维化的一个重要鉴别点是，除宽的条索外，还可见纤细的网格结构，其内含有小组细胞甚或单个细胞，由此导致结节的界限模糊不清。虽然大细胞性淋巴瘤也可见上述表现，但这不是胸腺瘤的特征。无论肿瘤是否累及胸腺、纵隔淋巴结或上述两者，纵隔霍奇金淋巴瘤的预后都是相似的。当锁骨上淋巴结未受累时，肿瘤很少累及膈下。

　　纵隔霍奇金淋巴瘤的主要治疗方法通常是化疗和放疗联合，虽然少数病例进行单独放疗或单独化疗，有时治疗后可发生多房性胸腺囊肿，放射影像学上可能与肿瘤复发相似。

二、淋巴母细胞性淋巴瘤

　　淋巴母细胞性淋巴瘤好发于胸腺区。肿瘤通常为不成熟T细胞型（因此在WHO分类中推荐命名为"前体T淋巴母细胞性淋巴瘤"），也表现一定程度的表型异质性。已发现有些病例为前T细胞型，有些病例的表型为自然杀伤细胞，还有一些病例为B细胞系。青少年淋巴母细胞性淋巴瘤的典型临床表现是急性呼吸道压边症状，有时需要紧急放疗以缓解症状。男性患者比女性患者更常见。本病局限在膈上区，常累及颈部、锁骨上和腋窝淋巴结，但不累及外周血或骨髓。肿瘤一般为实性，质软且无包膜。早期病例中有些可见保留的胸腺外形。显微镜下，肿瘤细胞浸润累及胸腺实质，可与富于淋巴细胞的胸腺瘤（B1型）混淆。但是，淋巴细胞有非典型性，染色质形态纤细，常可见细胞核呈脑回状（因此过去命名为"脑回样细胞性淋巴瘤"），可见大量核分裂象和坏死细胞。肿瘤细胞的"母细胞性"形态与急性淋巴母细胞性白血病见到的细胞不易区别，区分主要根据受累部位。肿瘤通常侵袭至胸腺周围脂肪，且常见血管受累。应注意不要把残存的胸腺小叶和扩大的有淋巴细胞浸润的胸腺小体误认为是胸腺瘤。儿童真性胸腺瘤少见。在胸腺淋巴母细胞性淋巴瘤中可见纤维化和多房性胸腺囊肿形成，但这两种现象远不如在霍奇金淋巴瘤中常见。偶尔可见散在嗜酸性粒细胞，我们曾见过1例伴有局部肉芽肿性反应的病例。可广泛坏死，无论是自发性的还是由放疗或类固醇激素治疗诱发的，整个活检组织切片中仅显示坏死的淋巴瘤组织。**在这些情况下，如果临床放射影像学特征符合此诊断，应怀疑淋巴母细胞性淋巴瘤的可能性，应重新活检以明确诊断。**已有少数淋巴母细胞性淋巴瘤病例明显来源于富于淋巴细胞胸腺瘤（B1型）的淋巴细胞成分的病例报道。

三、大细胞性淋巴瘤

纵隔大细胞性淋巴瘤可表现为胸腺内肿物，伴有或不伴有淋巴结受累，大多数患者为年轻女性，常出现上腔静脉综合征等症状。大体上，肿瘤具有侵袭性特征，常侵及心包、胸膜、肺、胸骨和胸壁。肿瘤一般质硬，常见灶状坏死。显微镜下，可见宽的纤维化带，致使肿瘤细胞被网隔在纤维中，并且具有类似于上皮性、生殖细胞或神经内分泌肿瘤的镜下表现。**此病易误诊的原因包括以下几点：血管旁淋巴细胞聚集（可能被误认为是胸腺瘤的血管周围间隙）；由福尔马林固定造成的人工透明胞质（B5或Zenker固定液不会出现）；出现大量反应性T细胞；出现玫瑰花环样结构，以及胸腺上皮内陷。当进行超微结构检查或角蛋白免疫组化染色阳性时，最后一种特征也可造成误诊。此外，免疫组化染色还存在另一个误区，即有时肿瘤中大量反应性组织细胞可表达溶菌酶（lysozyme)和其他组织细胞标志物，以至于被误诊为真性组织细胞肉瘤。**

出现以下情况倾向于大细胞性淋巴瘤的诊断：肿瘤细胞有大的、泡状、不规则形核（锯齿状、肾形、分叶状）；瘤细胞陷入胸腺和胸腺周围脂肪内；血管壁、胸膜或肺浸润；纤维化不仅表现为玻璃样变的带状，而且呈细网格状，其内陷入单个瘤细胞。在一些病例中，细胞多形性相当明显。偶尔肿瘤细胞显示生发中心趋向性。大细胞性淋巴瘤的诊断在细针穿刺活检材料中也可提示。免疫组化染色CD45呈阳性，大多数肿瘤是B细胞性淋巴瘤（纵隔大B细胞淋巴瘤），但也可以是T细胞性淋巴瘤。近70%的病例还表达CD30。对诊断有帮助的标志物是CD23，在70%的纵隔大B细胞淋巴瘤病例有表达，但在其他部位的大B细胞淋巴瘤阳性率低于15%。还发现肿瘤表达Bcl-6和CD10，提示其来源于生发中心细胞：纵隔大B细胞性淋巴瘤的特殊形态学、免疫组化和分子生物学特性与其他部位的大B细胞性淋巴瘤明显不同。假设其代表淋巴瘤的一种独特类型，可能来源于胸腺内淋巴细胞的一种亚型（星形B细胞），并且MAL（一种整合膜蛋白，位于富于糖脂的膜微结构域，称为"脂筏"）是这种肿瘤的一种独特的分子标志物。与普通型弥漫性大B细胞淋巴瘤不同，纵隔大B细胞淋巴瘤很少显示Bcl-2或Bcl-6基因重排。常见的遗传学改变是9p24（包括JAK2、PDL1和PDL2位点）和2pl5（包括Rel和Bcl11A位点）。SOGS-1（一种MK/STAT信号抑制因子）失活突变发生在大约半数的病例中，并且对STAT的活化起作用。另外，核因子-κB（nuclear factor-κB，NF-κB）途径呈组成性激活，但其发病机制尚不清楚。

应当记住，在年轻女性中，当临床和显微镜下为纵隔恶性肿瘤表现时，其鉴别诊断应包括恶性胸腺瘤、精原细胞瘤（生殖细胞瘤）和大细胞性恶性淋巴瘤，而在大多数病例中，正确的诊断是后者。

纵隔大B细胞性淋巴瘤最初发病时常局限于胸廓内区域，纵隔大B细胞性淋巴瘤对放疗和化疗反应良好，但有时肿瘤在胸腔内复发并播散至其他部位，包括外周淋巴结和中枢神经系统，发病时出现胸腔渗出，预后差。给我们留下深刻影响的是：**在复发性疾病中有很高频率的肾受累，因而想到其中是否包含一些"返家（homing）"机制，与黏膜相关组织（mucosa associated lymphoid tissue，MALT）淋巴瘤的假说相似。**

四、边缘区B细胞性淋巴瘤

近年来，累及胸腺的边缘区B细胞性淋巴瘤的报道病例不断增加，尤其是在亚洲国家。已注意到其明显好发于女性，许多患者有干燥综合征病史或类风湿关节炎，有些病例伴有淋巴结或胃累及。显微镜下，肿瘤主要由小淋巴细胞组成，混有多少不等的单核样细胞和浆细胞。可见明显的淋巴上皮病变，可能有囊肿形成。在其他典型的胸腺淋巴组织增生（可见于胶原血管病相关的类型）中出现成片的中心细胞样B细胞破坏角蛋白阳性的髓质上皮网时，应考虑淋巴瘤的可能性，即使可能需要分子学分析证实诊断。**应注意的是，大多数MALT型胸腺淋巴瘤病例表达IgA表型（与在其他部位见到的伴有这种肿瘤类型的IgM表型形成明显对比），缺乏在其他部位所描述的MALT型淋巴瘤的API2–MALT1基因融合。**其临床过程通常是惰性的，但与其他部位边缘区B细胞淋巴瘤一样，其有可能转化为大细胞性淋巴瘤。

（刘勇，黄桃）

第十节 其他淋巴造血系统疾病

我们曾见到过一种非常高发的复合型淋巴瘤，是由伴有硬化的大B细胞淋巴瘤和结节硬化型霍奇金淋巴瘤组成的，每种成分均表达其特有的表型。这两种淋巴瘤类型之间的关系是：可以呈同时性表现，即在同一肿瘤中有两种不同的区域，或在同一肿瘤中有移行特征（所谓的纵隔灰区淋巴瘤）；也可以呈连续性表现，即肿瘤复发后表现为另一种肿瘤类型。有时可以观察到两种成分混合，以及具有一些共同的临床病理学特征（年轻女性好发，有硬化的倾向），这些均提示这两种病变在组织发生和发病机制方面是相关的。支持这种假说的依据是，对1例复合性病例进行的分子学研究提示肿瘤来源于一种共同的前体细胞，后者在经历第2次分子学改变后发生了两种不同克隆的相关性淋巴瘤。而且，与普通型大B细胞淋巴瘤相比，纵隔大B细胞淋巴瘤的基因表达谱与经典型霍奇金淋巴瘤更相似，包括B细胞受体信号通路的下调以及细胞因子通路成分、肿瘤坏死因子家族成员和细胞外基质成分的高表达，这些发现可能都有助于解释这种类型的复合性淋巴瘤的发生。

间变性大细胞淋巴瘤：可表现为原发性纵隔肿物，其主要的鉴别诊断标准与淋巴结和其他部位的相同。

粒细胞性肉瘤（绿色瘤、髓母细胞瘤）：最初也可表现为纵隔肿块，显微镜下可能被误诊为恶性淋巴瘤。

浆细胞瘤：作为纵隔肿物已有报道，可作为多发性骨髓瘤的前期病变出现。

卡斯尔曼病（Castleman病，巨大淋巴结增生症）：特别好发于纵隔，在将其视为一种疾病之前，常常将其与胸腺瘤混淆，部分原因是玻璃样变的生发中心可被误认为是胸腺小体，而玻璃样血管结构是这种疾病的标志。其通常累及纵隔淋巴结，但偶尔可位于胸腺内。外科切除其玻璃样血管型的孤立肿物（至今为止最为常见）可将其治愈。

罗道病（Rosai-Dorfman病）：又称巨大淋巴结增生症伴窦组织细胞增生，1969年由Rosai和Dorfman首次报道，是一种原因不明、少见的良性组织细胞增生性疾病，其主要特征是窦组织细胞增生伴淋巴结肿大，以及组织细胞质内可见吞噬淋巴细胞，该病多发生于淋巴结，也可伴结外累及或单独发生于淋巴结外。王建等报道了1例纵隔胸腺的结外Rosai-Dorfman病例，CT检查结果示前上纵隔可见边缘不清结节状密度增高影，结外Rosai-Dorfman病除具有结内Rosai-Dorfman病组织学特征外，还具有Rosai-Dorfman病细胞数量少，淋巴细胞伸入运动不明显，增生的组织细胞常呈模糊的结节状排列，伴多少不等的淋巴细胞、浆细胞聚集及胶原化，血管、淋巴管扩张，纤维化间质反应更明显等特征。免疫组化结果显示窦组织细胞S-100和CD68阳性，CD1a阴性。确切病因目前尚不清楚，有人发现本病有组织细胞和多种炎细胞浸润，且浸润细胞均为多克隆性，故认为其发病与某种特殊感染有关；又有人认为与自身免疫功能失调有关，因为部分Rosai-Dorfman病患者在病程中出现眼葡萄膜炎、自身免疫性溶血和甲状腺功能低下等疾病，提示免疫紊乱可能也在Rosai-Dorfman病的发病中起作用。该病需与胸腺瘤、IgG4相关硬化性疾病、胸腺淋巴瘤相鉴别。由于大多数病例呈良性自限性病程，患者预后较好，部分患者可自行消退，因此对于未形成明确肿块或未威胁到重要器官或生命的Rosai-Dorfman病患者可随访观察。

滤泡性树突状细胞瘤： 可表现为原发性纵隔肿物，发生于淋巴结或胸腺，Castleman病中。在本节列出这种肿瘤是因为功能上其细胞与淋巴系统存在相关性，但其行为和对治疗的反应更符合肉瘤。有1例显示其与重症肌无力明显相关的报道。由于部位的原因，其主要的鉴别诊断是B型胸腺瘤，这在石蜡切片中很困难，但免疫组织化学结果极为不同。

（刘勇，黄桃）

第十一节　神经源性肿瘤

一、交感神经系统肿瘤

纵隔肿瘤和后腹膜（尤其是肾上腺）肿瘤之间的主要差别是前者分化程度较高。因此，纵隔部位的**神经母细胞瘤**比较少见，表现为侵袭性肿物，伴有坏死区和钙化区，在后纵隔的发生率通常高，几乎仅见于儿童，但偶尔有例外。在儿童中，这组纵隔肿瘤大多数为**节细胞神经母细胞瘤**——一种中等程度分化的肿瘤，与分化性神经母细胞瘤和不成熟的神经节细胞瘤有关。大体上，这种肿瘤的境界常常比神经母细胞瘤的境界清楚，有时围以形成完好的包膜。

应该提及的是，有些神经母细胞瘤和节细胞神经母细胞瘤位于前上纵隔（与胸腺关系密切）而非发生于常见的后纵隔。奇怪的是，这些病例中有些与抗利尿激素分泌失调有关。其他病例起源于纵隔的生殖细胞肿瘤。

神经节瘤发生于年龄较大的儿童和成人之中，是这3种肿瘤（神经母细胞瘤、节细胞神经母细胞瘤、神经节瘤）中最常见的。大体上，神经节瘤肿块光滑，包膜完整，通常位于后纵隔部分；肿块质软，切面呈灰黄色；可含有囊性区和脂肪变性，但一般缺乏新鲜坏死。显微镜下可见肿瘤由成熟的神经节细胞和梭形细胞混合组成，可被视为神经鞘细胞或星形细胞。神经节细胞可有几个细胞核，常常排列成簇，可见灶状淋巴细胞聚集，不应与节细胞神经母细胞瘤的不成熟细胞混淆。神经节瘤可多发，可发生于不同部位，伴有不同程度的分化。

交感神经系统肿瘤患者的生存率与肿瘤的分化程度直接相关。**胸部肿瘤的分化常常比后腹膜（尤其是肾上腺）的相应肿瘤分化好，这一点可以解释为什么总体上胸部肿瘤的预后较好。神经节瘤手术完全切除后均可治愈，含有两种成分的节细胞神经母细胞瘤的预后难以预料。在这3种肿瘤中，神经母细胞瘤的预后最差。**

二、外周神经肿瘤

这类肿瘤主要有**神经鞘瘤**、**神经纤维瘤**和**恶性外周神经鞘瘤**3种。大多数其他部位的神经纤维瘤无包膜，而在纵隔内这类肿瘤常常围以完整的纤维性包膜，可能是因为其在纵隔内的体积可很大。因此，出现包膜不能用来鉴别良性外周神经肿瘤的两种类型。这些肿瘤的另一个常见特征是肿瘤内常常发生退行性改变，如脂肪变性、出血和囊肿形成，有时可能也是肿瘤体积太大导致的，有些肿瘤可能完全是囊性的，以至于难以辨认显示明显囊性变和其他退行性改变的神经鞘瘤被描述为"古老性（ancient）"神经鞘瘤，可能已经存在了很长一段时间。大多数良性外周神经鞘瘤的确没有症状，偶尔在胸部X线检查时被发现。有些神经鞘瘤细胞可以很丰富，有些多形性，核分裂象多见，因此可能与肉瘤混淆。神经鞘瘤（包括富于细胞型）和神经纤维瘤的预后良好，几乎所有病例手术切除均可治愈。

纵隔恶性外周神经鞘瘤可以是原发的，或者更常见的是在I型多发性神经纤维瘤病的基础上发生的。在神经纤维瘤恶性转化初期，病变可能仅在显微镜下可见，仅有细胞成分稍增多的提示。当肿瘤明显恶性变时，肿瘤细胞变得奇形怪状，因此可能无法识别这种恶性肿瘤来源于以前存在的神经纤维瘤。在这种情况下，以前的活检存在多发性神经纤维瘤病或出现其他神经纤维瘤可提示继发性纵隔恶性外周神经鞘瘤的诊断。有些纵隔恶性外周神经鞘瘤具有区域性腺样分化或横纹肌母细胞特征（所谓的"恶性蝾螈瘤"）区域，这种肿瘤一般预后差，与切除方式、肿瘤大小和分级有关。

三、间叶性肿瘤

虽然纵隔的软组织肿瘤很少见，但组织学类型很多。

脂肪瘤： 常见的纵隔良性间叶性肿瘤之一，体积常常很大，位于膈正上方，偶尔肿瘤蔓延至两侧胸腔，以至于难以完全切除。在纵隔脂肪瘤中应寻找胸腺组织以排除胸腺脂肪瘤的诊断。鉴别诊断还包括脂肪过多症，其病变表现为弥漫性成熟脂肪组织堆积，其发生可能与肥胖、Cushing病或类固醇治疗有关，放射影像学上可形成"刀鞘"样气管变形。其他纵隔良性脂肪组织肿瘤包括婴儿脂肪母细胞瘤和脂肪母细胞瘤病、冬眠瘤、血管脂肪瘤和血肌脂肪瘤。

淋巴管瘤： 一种常见的纵隔肿瘤。大多数病例见于儿童前上纵隔，常常与颈部成分相连。淋巴管肌瘤和淋巴管肌瘤病仅发生于女性，这两类疾病的区别在于生长方式是局限性的还是浸润性的。

血管瘤： 发生于成人时通常为海绵状血管瘤，显微镜下，肿瘤由内衬薄层内皮细胞的扩张管腔组成，管腔间为纤细的纤维间隔，可见灶状血栓、钙化和胆固醇性肉芽肿。在儿童，血管瘤可具有极富细胞的表现（良性血管内皮细胞瘤）。血管球瘤在纵隔已有报道，其中一些具有非典型特征的血管外皮细胞瘤在这一部位出现也已有报道，但大多数伴有血管外皮细胞瘤样结构的前上纵隔肿瘤为富于血管的胸腺瘤或孤立性纤维性肿瘤。另一种可发生于纵隔的血管肿瘤是上皮样血管内皮细胞瘤。奇怪的是，这类肿瘤中有些病例可伴有破骨样多核巨细胞，这种特征在其他部位的上皮样血管内皮细胞瘤中几乎从未见到。血管肉瘤也可发生；在这种病例中，病变可能起源于生殖细胞性肿瘤，故应充分取材进行观察。

平滑肌瘤： 有些起源于血管主干，偶有报道。

横纹肌瘤：已见于纵隔，不仅可以与胸腺有关，也可以与胸腺无关。

纵隔的孤立性纤维性肿瘤：胸膜孤立纤维性肿瘤（以前称为"孤立性纤维性间皮瘤"）的纵隔对应肿瘤。这类肿瘤中有些可能是从胸膜中间部长入纵隔的，但我们认为，大多数来源于纵隔（包括胸腺）的间质。其显微镜下表现和免疫组化方面与胸膜相应的肿瘤类似，但在报道的病例中，其中有较高比例的病例具有侵袭性临床过程。

脂肪肉瘤：恶性间叶性肿瘤的主要类型，有时胸腺脂肪肉瘤还伴发大腿或后腹膜的肿瘤，是多中心疾病的一个表现。有些纵隔脂肪肉瘤含有胸腺组织，这类病变可被视为胸腺间质肉瘤伴有脂肪肉瘤成分，也可能是胸腺脂肪瘤的相应肿瘤（即胸腺脂肪肉瘤）。大多数纵隔脂肪肉瘤为高分化肿瘤，有时伴有去分化区域。滑膜肉瘤可表现为原发性纵隔肿瘤，其形态学表现与四肢的滑膜肉瘤相同。双相、单相和分化差的肿瘤类型均可发生，最重要的鉴别诊断是伴有胸腺分化的梭形细胞肿瘤。

纵隔其他恶性间叶性肿瘤：已见到的纵隔其他恶性间叶性肿瘤包括低度恶性纤维黏液肉瘤、平滑肌肉瘤、横纹肌肉瘤（不伴有生殖细胞、胸腺或外周神经成分）、软骨肉瘤（包括间叶性软骨肉瘤）、腺泡状软组织肉瘤、软组织巨细胞瘤、恶性间叶瘤和所谓的恶性纤维组织细胞瘤。

四、转移性肿瘤

有些转移到纵隔的肿瘤在临床和放射影像学上可类似于原发性纵隔肿瘤。最明显的例子是肺小细胞未分化癌，后者常常表现为巨大纵隔肿物，而支气管病变则很小，放射影像学上不易发现。其他类型的肺癌可以通过直接蔓延或淋巴结转移并产生上述相似的表现。食管、胸膜、胸壁、脊柱或气管的肿瘤也可直接蔓延至纵隔。其他可转移至纵隔并易与原发性肿瘤混淆（有时甚至显微镜下也易混淆）的肿瘤有乳腺癌、甲状腺癌、鼻咽癌、喉癌、肾癌、前列腺癌、卵巢癌（可类似于多房性胸腺囊肿）、睾丸生殖细胞肿瘤，以及恶性黑色素瘤。

参考文献

[1] Suster S，Rosai J. Multilocular thymic cyst. An acquired reactive process. Study of 18 cases[J]. Am J Surg Pathol，1991，15(4)：388-398.

[2] Shier KJ. The thymus according to Schambacher. Medullary ducts and reticular epithelium of thymus and thymomas[J]. Cancer，1981，48(5)：1183-1199.

[3] Louis DN，Vickery AL Jr，Rosai J，et al. Multiple branchial cleft-like cysts in Hashimoto's thyroiditis[J]. Am J Surg Pathol，1989，13(1)：45-49.

[4] Leong AS，Brown JH. Malignant transformation in a thymic cyst[J]. Am J Surg Pathol，1984，

8(6)：471-475.

[5]　Moran CA，Suster S. Cystic well-differentiated neuroendocrine carcinoma (carcinoid tumor)：a clinicopaihologic and immunohistochemical study of two cases[J]. Am J Clin Pathol，2006，126(3)：377-380.

[6]　Moran CA，Suster S，El-Naggar，et al. Carcinomas arising in multilocular thymic cysts of the neck：a clinicopathological study of three cases[J]. Histopathology，2004，44：64-68

[7]　力二高，李晟磊，陈岗. 2015年WHO肺、胸膜、胸腺及心脏肿瘤分类(胸腺)解读[J]. 重庆医学，2015，44(36)：5041-5053.

[8]　Bofill M，Janossy G，Willcox N，et al. Microenvironments in the normal thymus and the thymus in myasthenia gravis. [J] Am J Pathol1985，119：462-473.

[9]　Löning T，Caselitz J，Otto HF. The epithelial framework of the thymus in normal and pathological conditions[J]. Virchows Arch A Pathol Anat Histol，1981，392(1)：7-20.

[10]　Travis WD，Brambilla E，Burke AP，et al. WHO classification of tumours of the lung，pleura，thymus and heart[M]. lyon：IARC press，2015：183-299.

[11]　Ströbel P，Hartmann E，Rosenwald A，et al. Corticomedullary differentiation and maturational arrest in thymomas[J]. Histopathology，2014，64(4)：557-566.

[12]　Alperl LI，Papatestas A，Kark A，et al. A histologic reappraisal of the thymus in myasthenia gravis. A correlative study of thymic pathology and response to thymectomy[J]. Arch Pathol，1971，91(1)：55-61.

[13]　Marx A，Wilisch A，Schultz A，et al. Pathogenesis of myasthenia gravis[J]. Virchows Arch，1997，430(5)：355-364.

[14]　Vincent A. Immunology of acetylcholine receptors in relation to myasthenia gravis[J]. Physiol Rev，1980，60(3)：756-824.

[15]　Vincent A. Timeline：Unravelling the pathogenesis of myasthenia gravis[J]. Nat Rev Immunol，2002，2(10)：797-804.

[16]　Komstein MJ，Hoxie JA，Levinson AI，et al. Immunohistology of human thymomas[J]. Arch Pathol Lab Med，1985，109(5)：460-463.

[17]　Lauriola L，Michetti F，Stolfi VM，et al. Detection by S-100 immunolabelling of interdigitating reticulum cells in human thymomas[J]. Virchows Arch B Cell Pathol Incl Mol Pathol，1984，45(2)：187-195.

[18]　Ruco LP，Pisacane A，Pomponi D，et al. Macrophages and interdigitating reticulum cells in normal human thymus and thymomas：immunoreactivity of interleukin-1 alpha，interleukin-1 beta and tumour necrosis faaor alpha[J]. Histopathology，1990，17(4)：291-299.

[19]　Kondo K，Mukai K，Sato Y，et al. An immunohistochemical study of thymic epithelial tumors. III. The distribution of interdigitating reticulum cells and S-100 beta-positive small lymphocytes[J]. Am J Surg Pathol，1990，14(12)：1139-1147.

[20]　Franke A，Ströbel P，Fackeldey V，et al. Hepatoid thymic carcinoma：report of a case [J]. Am J Surg Pathol，2004，28(2)：250-256.

[21]　Evans AG，French CA，Cameron MJ，et al. Pathologic characteristics of NUT midline carcinoma arising in the mediastinum[J]. Am J Surg Pathol，2012，36(8)：1222-1227.

[22]　Nakamura H，Tsuta K，Tsuda H，et al. NUT midline carcinoma of the mediastinum showing two types of poorly differentiaed tumour cells：a case report and a literature review[J]. Pathol

Res Pract, 2015, 211(1): 92-98.

[23] 孟凡青, 聂岭. 解读2014年ITMIG胸腺上皮性肿瘤分类共识[J].临床与实验病理学杂志. 2015, 31(2): 121-123.

[24] Green AC, Marx A, Ströbel P, et al. Type a and AB thymomas: histological features associated with increasedd stage[J]. Histopathology, 2015, 66(6): 884-891.

[25] Roden AC, Yi ES, Jenkins SM, et al. Diagnostic significance of cell kinetic parameters in World Health Organization type A and B3 thymomas and thymic carcinomas [J]. Hum Pathol, 2015, 46(1): 17-25.

[26] Ishikawa Y, Tateyama H, Yoshida M, et al. Micronodular thymoma with lymphoid stroma: an immunohistochemical study of the distribution of Langerhans cells and mature dendritic cells in six patients[J]. Histopathology, 2015, 66(2): 300-307.

[27] Kazakov DV, Mukensnabl P, Hes O, et al. "Ectopic" ectopic hamartomatous thymoma[J]. Histopathology, 2004, 45(2): 202-204.

[28] 王坚, 张仁元. 异位错构瘤性胸腺瘤临床病理观察[J]. 诊断病理学杂志, 2009, 16(3): 195-197.

[29] Smith PS, McClure J. Unusual subcutaneous mixed tumour exhibiting adipose, fibroblastic, and epithelial components[J]. J Clin Pathol, 1982, 35(10): 1074-1077.

[30] Rosai J, Levine GD, Limas C. Spindle cell thymic anlage tumor: Four cases of a previously undescribed benign neoplasm of the lower neck[J]. Lab Invest, 1982, 46: 70A.

[31] Rosai J, Limas C, Husband EM. Ectopic hamartomatous thymoma. A distinctive benign lesion of lower neck[J]. Am J Surg Pathol, 1984, 8(7): 501-513.

[32] Fetsh JF, Laskin WB, Michal M, et al. Ectopic hamartomatous thymoma: a clinicopathologic and immunohistochemical analysis of 21 cases with data supporting reclassification as a branchial anlage mixed tumor[J]. Am J Surg Pathol, 2004, 28(10): 1360-1370.

[33] 王建, 刘繁荣. 异位错构瘤性胸腺瘤4例报道[J]. 诊断病理学杂志, 2018, 25(10): 721-723.

[34] Weinreb I, O'Malley F, Ghazarian D. Ectopic hamartomatous thymoma: a case demonstrating skin adnexal differentiation with-positivity for epithelial membrane antigen, androgen receptors, and BRST-2 by immunohistochemistry[J]. Hum Pathol, 2007, 38(7): 1092-1095.

[35] Fetsch JF. Weiss SW. Eetopie hamartomatous thymoma: a clinicpathologic, immunohistochemical and histogenetic considerations in four new cases[J]. Hum Pathol, 1990, 21(6): 662-668.

[36] Michal M, Neubauer L, Fakan F. Carcinoma arising in ectopic hamartomatous thymoma. An ultrastructural study[J]. Pathol Res Pract, 1996, 192(6): 610-618.

[37] Rosai J, Doffman RF. Sinus histiocytosis with massive lymphadenopathy: a newly recognized benign clinicopathological entity[J]. Arch pathol, 1969, 87(1): 63-70.

[38] Sanchez R, Rosai J, Doffman RF. Sinus histiocytosis with massive lymphadenopathy. An analyrsis of 1 13 cases with special emphasis on its extranodal manifestations[J]. Lab Invest, 1977, 36(4): 349-350.

[39] 王建, 刘勇. 淋巴结外Rosai-Dorfman病3例临床病理观察[J]. 中华病理学杂志, 2015, 44(11): 1-2.

[40] Brenn T, Calonje E, Granter SR, et al. Cutaneous rosai-dorfman disease is a distinct clinical entity[J]. Am J Dermatopathol. 2002, 24(5): 385-391.

[41] Grabczynska SA，Toh CT，Francis N，et al. Rosai-Dorfman disease complicated by autoimmune haemolytic anaemia：case report and review of a multisystem disease with cutaneous infiltrates[J]. Br J Dermatol，2001，145(2)：323-326.

（刘勇，黄桃）

第四部分

影像学诊断与鉴别诊断

第八章　正常胸腺的CT影像

胸腺起源于两侧第三对咽囊，随心包下降入胸腔，上自胸廓入口下至心脏大血管根部均可见胸腺组织，主要位于上纵隔血管前间隙，见于主动脉弓与主肺动脉之间的间隙。新生儿至青春期是胸腺生长发育最旺盛的阶段，青春期以后胸腺不断萎缩，逐渐为脂肪组织所代替。正常胸腺的CT表现随年龄而变化，一般10岁以下儿童胸腺呈四方形，前缘抵胸骨后，后缘与纵隔大血管接触，往往呈波浪状，密度均匀，与胸壁肌肉的密度相仿或稍高。3岁以内胸腺肥大很常见，但3岁以后平静吸气状态下做CT扫描，胸腺影像一般不突向两侧超出纵隔血管边缘。由于儿童期胸腺形态表现各异，因此其形态不能作为临床判断胸腺异常的主要标准。10岁以后胸腺一般分左右两叶或三角形，形态似箭头，20岁前密度仍不发生改变。20岁以后胸腺逐渐萎缩、退化，部分腺体被脂肪组织取代，故密度略低于肌肉，形状多为三角形，其侧缘平直或稍凹陷。到40岁左右，胸腺组织大部分被脂肪组织取代，密度明显下降。60岁以后，胸腺组织完全萎缩，几乎为脂肪组织取代，仅见一些细纤维条索结构。

CT表现：婴幼儿的胸腺在CT上类似于四边形，位于血管前间隙（图8-1）。随年龄的增长，胸腺的形状逐渐表现为三角形，常表现为箭头或双叶状影，其两叶分布依附于纵隔胸膜（图8-2）。胸腺的密度与肌肉相似，密度均匀，增强对比，强化的幅度为20~30 Hu，呈均匀强化。中老年人胸腺组织体积小，基本脂肪化，不显现软组织影（图8-3）。

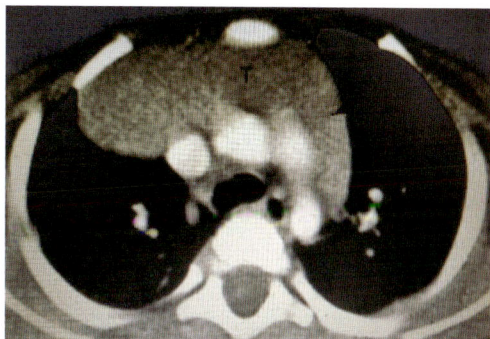

图8-1　婴儿胸腺CT影像

体积大，分左右两叶，密度均匀，边缘清楚，类似
四边形。

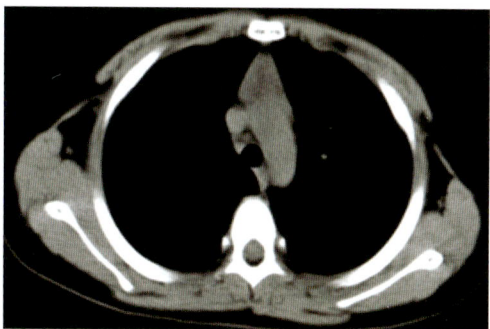

图8-2　正常胸腺组织CT影像

密度均匀，边缘清楚，呈箭头状。

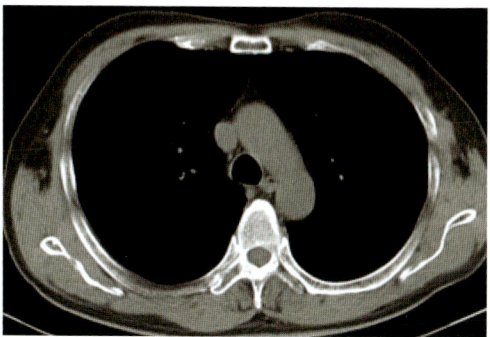

图8-3　中老年人胸腺组织CT影像

体积小，基本脂肪化，未见软组织影。

（胡少波）

第九章　胸腺增生的CT影像

　　胸腺增生包括真性增生和反应性增生，定义是胸腺体积增大，但保持正常的大体解剖和组织学形态。由于胸腺的大小随年龄发生变化，儿童的胸腺形态差异也很大。30岁以下的患者如果胸腺体积增大不明显，CT也难以明确胸腺增大的诊断。而对30岁以上的患者，用CT判断胸腺增生较为可靠。CT图像上，胸腺增生表现为胸腺普遍性增大，但形态正常，密度增高，当与胸腺瘤鉴别困难时可考虑用激素试验治疗，增生的胸腺在使用激素后萎缩，而停用后又重新增大，胸腺瘤则无改变。胸腺反应性增生可见于甲状腺功能亢进症（Graves病）、肉瘤样病变、红细胞再生障碍及其他疾病。最常见于化疗后的恢复期、应激状态及烧伤的增生。

　　胸腺在应激状态时（如疾病、烧伤、化疗）会表现为一种反跳性增生现象或比原来明显增大。与正常水平相比胸腺的体积可增大50%。胸腺增大可见于应激期后不久或其后的1~9个月。对于正在化疗的胸外恶性肿瘤患者，胸腺反应性增生现象的出现不会为诊断带来困扰。对于淋巴瘤患者，胸腺反应性增生与复发的纵隔肿瘤的鉴别诊断会比较困难。伴随有胸腺增大的淋巴结增大可能提示肿瘤复发，而孤立的胸腺增大可提示胸腺反应性增生。

　　胸腺增生主要与胸腺瘤、纵隔畸胎瘤及胸腺未退化相鉴别。胸腺增生患者一般为青少年和儿童；而胸腺瘤一般发病年龄为30岁以上，20岁以下发病者少见。如为胸腺反应性增生，可能有发热、创伤或手术等病史，而胸腺瘤一般无上述病史。另外，**胸腺增生在CT图像上一般不呈圆形结节状生长，多数呈方形、梯形、三角形或椭圆形，而胸腺瘤可以表现为圆形结节样生长。胸腺增生密度均匀，而畸胎瘤则密度浑浊，可有钙化、骨化高密度灶和脂肪低密度影。**胸腺退化与胸腺增生有时不易鉴别，当鉴别困难时，要采用实验性治疗鉴别。

（胡少波）

第十章　胸腺肿瘤的CT影像

第一节　胸腺囊肿

胸腺囊肿是一种少见的纵隔囊性病变，可分为先天性和后天获得性胸腺囊肿。先天性胸腺囊肿可能来源于胚胎第3腮裂的残余发育异常，可见胚胎发育时胸腺从颈部下降到纵隔的沿线任何位置，大多位于前上纵隔，多数为单房，少数为多房；壁薄，囊壁为胸腺组织，囊液为淡黄色液体，合并出血表现为巧克力样，一般无炎性改变（图10-1）。后天获得性胸腺囊肿来源于胸腺小体囊样扩张，为多房，多继发于炎症、退行性变、囊变胸腺肿瘤，壁较厚，有炎症及纤维化，囊肿内含胶冻样，好发于无症状的男性。胸腺囊肿生长缓慢，无明显临床症状，多为体检发现，有症状者如胸闷、胸痛、咳嗽、咳痰、吞咽困难等多与囊肿压迫邻近组织有关，无特异性。文献报道合并重症肌无力的胸腺囊肿极少见。CT表现为前上纵隔血管前圆形、类圆形或椭圆形低密度影，呈水样密度，边界清楚，部分后天获得性胸腺囊肿囊液浑浊密度增高，CT值一般为0~50 Hu，囊壁多不能显示，部分囊壁因炎性纤维化增厚，增强扫描囊壁可见强化（图10-2）。在CT上区别胸腺囊肿为先天性或后天性具有一定的意义。因后天性胸腺囊肿术后可复发、可伴有胸腺瘤或胸腺癌或因与邻近组织相邻而在术中被误认为侵袭性肿瘤。如在CT上见到有明显囊壁或伴有钙化时则大多提示为后天性，应与胸腺瘤囊变、纵隔囊性畸胎瘤、支气管囊肿相鉴别。胸腺瘤囊变表现为前纵隔软组织影，其内可见类圆形囊性密度，为囊实性病灶，而胸囊腺肿无实性组织。纵隔囊性畸胎瘤表现为厚壁的囊性病灶，其内含有脂肪成分（-25~-50 Hu），故密度较低，有时可见脂肪-液体、液体-液体平面。支气管囊肿多位于气管分叉平面以上的气管旁，表现为边缘清楚的囊肿。

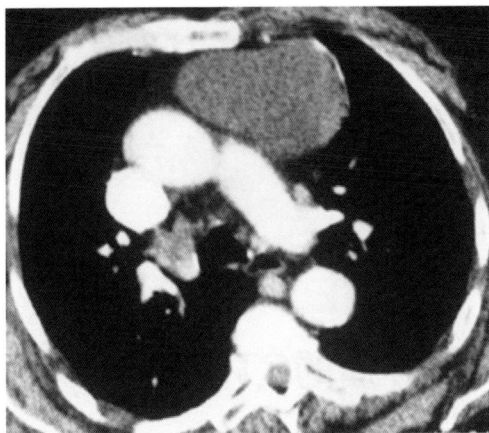

图10-1　胸腺囊肿CT影像

前纵隔无强化囊性密度影，边缘清楚。

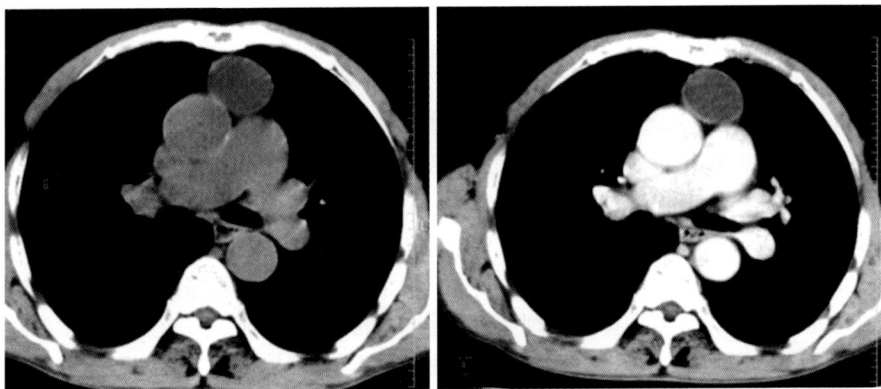

图10-2　后天获得性胸腺囊肿CT影像

前纵隔囊性密度影，边缘清楚，增强扫描囊壁可见强化，其内低密度影无强化。

（胡少波）

第二节　胸腺瘤

胸腺瘤是指来源于胸腺上皮的肿瘤，尽管这些肿瘤也包含许多淋巴细胞。胸腺瘤是最常见的原发性胸腺肿瘤，占原发性纵隔肿块的15%~20%。20岁以前，胸腺瘤的发生率较低，好发年龄在50~60岁，无明显的性别差异。患者可无症状，但20%~30%的患者有与邻近纵隔结构压迫相关的症状，30%~50%的胸腺瘤患者可发生重症肌无力。胸腺瘤患者也可伴有血液学异常，包括红细胞再生障碍和低丙球蛋白血症。而在红细胞再生障碍的患者中接近10%~30%合并胸腺瘤，如系统性红斑狼疮、类风湿关节炎、格雷夫斯病（Graves病）、炎症性疾病等都可合并有胸腺瘤。

胸腺瘤通常有包膜，其外观呈圆形或分叶状。病理改变可有钙化、坏死、囊变或出血。胸腺瘤的组织学表现一般是良性的，如果胸腺上皮性肿瘤的组织学检查显示为恶性，则称其为"胸腺癌"而不是"胸腺瘤"。

大部分胸腺瘤生长缓慢，呈良性倾向。大约30%的胸腺瘤呈局部侵袭性生长，切除后易复发。侵袭性胸腺瘤常侵犯肿瘤包膜和邻近结构，包括心包、胸膜、上腔静脉、大血管、气道和心脏，并可穿过膈肌侵犯腹膜后组织。在伴有胸腔积液时，累及一侧胸腔的肿瘤播散可产生多发结节状胸膜种植。胸腺瘤很少发生胸外转移。

一、胸腺瘤的CT表现

在几乎所有病例中，胸腺瘤均发生在血管前间隙，推压大血管（主动脉及分支、上腔静脉、肺动脉主干）后移。当胸腺增大极不对称、胸腺外形呈分叶状或见到局限性突起时，有利于鉴别胸腺瘤和其他胸腺肿瘤。大约80%的胸腺瘤发于心底部，常为圆形、椭圆形、分叶状、边界清楚的肿块影，与正常胸腺的形态不同，肿瘤常会向一侧纵隔呈非对称性增大。部分患者在颈部或胸廓入口处发生异位胸腺组织，CT表现类似于甲状腺肿块。胸腺瘤很少发生在后纵隔。

胸腺瘤平扫呈均匀等密度影，增强扫描轻中度强化。较大的胸腺瘤呈囊状或包含坏死区，肿瘤内部或包膜可有钙化（图10-3）。

CT鉴别侵袭性和非侵袭性胸腺瘤有一定困难。肿瘤与邻近的纵隔结构之间存在边界清楚的脂肪层，提示无广泛性侵袭，但不排除局限性侵袭。同样，肿瘤和邻近纵隔结构之间脂肪层消失，提示存在侵袭的可能，但不能作为确诊的依据。侵袭性高的征象包括与肿瘤相邻的心包肥厚、胸膜肥厚、淋巴结肿

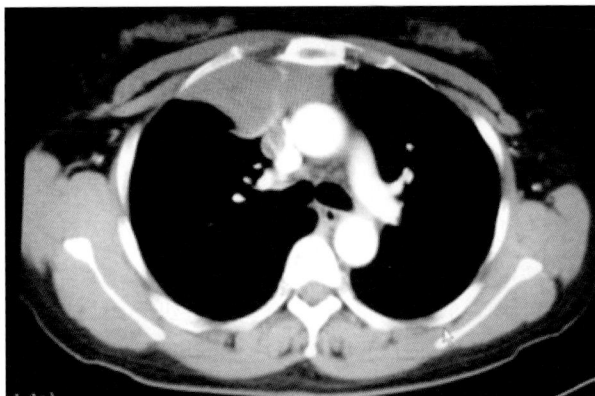

图10-3　胸腺瘤CT影像

AB型胸腺瘤累及胸壁、心包，形态不规则，与血管及胸膜关系
密切，增强扫描轻中度强化，远处胸膜结节，并可见强化。

大、胸腔积液、包裹邻近纵隔结构、脂肪浸润、肿瘤与肺之间的分界不清等。
侵袭性胸腺瘤可累及后纵隔以及与之相延续的腹膜后。**因此，胸腺瘤的CT分
期应该包括上腹部的检查。**10%~30%的重症肌无力患者中可伴有胸腺瘤，在
重症肌无力患者中，胸腺局限性结节和肿块提示局部淋巴增生或胸腺瘤。

二、鉴别诊断

　　胸腺增生是重症肌无力的常见原因，约50%的胸腺增生在CT影像学上表现
为胸腺弥漫性增大，形态正常，密度与正常年轻人的胸腺相似。30岁以上的患
者胸腺逐渐萎缩并被脂肪组织代替，CT诊断胸腺增生较为可靠。**典型畸胎瘤**
的表现为厚壁囊肿，其内密度不均匀，可见液性、脂肪、软组织密度及骨化、
蛋壳样钙化影，容易鉴别。实性畸胎瘤在影像上与胸腺瘤鉴别有一定难度，需
结合实验室检查。**纵隔淋巴瘤**常融合呈软组织肿块，但形态不规则，呈结节状
钙化，密度均匀或不均匀，增强扫描轻度强化；除前纵隔肿块外，绝大多数患
者在颈部和纵隔其他部位常有肿大的淋巴结；肺部浸润常见。**胸腺类癌影像上
难与侵袭性胸腺瘤鉴别，因大部分类癌患者伴有类癌综合征，尤以Cushing综
合征多见，结合临床病史一般可以鉴别。**

（胡少波）

第三节 胸腺癌

与胸腺瘤类似，胸腺癌也起源于胸腺上皮细胞，但相对少见。胸腺癌约占胸腺上皮性肿瘤的20%。与胸腺瘤不同，胸腺癌可根据组织学诊断标准确诊为恶性肿瘤，其具体的组织学表现各异。在WHO胸腺上皮性肿瘤的分型中，胸腺癌属于C型。这类肿瘤有很强的侵袭性，与侵袭性胸腺瘤相比更易发生远处转移。尽管侵袭性胸腺瘤患者中大约5%会发生远处转移，但50%~65%的胸腺癌患者在诊断时就已经发现有远处转移，常见肺、肝、脑和骨远处转移。胸腺癌预后不佳，5年生存率约为30%，平均发病年龄是50岁。

临床症状通常与纵隔肿块有关，常见侵犯纵隔结构并导致上腔静脉梗阻综合征。胸腺瘤中比较常见的重症肌无力、红细胞再生障碍性贫血和低丙球蛋白血症等副肿瘤综合征在胸腺癌中不常见。胸腺癌常表现为直径为5~15 cm的肿块，伴有或不伴有低密度区，其内可有钙化灶，肿块边缘不规则，常见增大淋巴结及远处转移等征象（图10-4）。

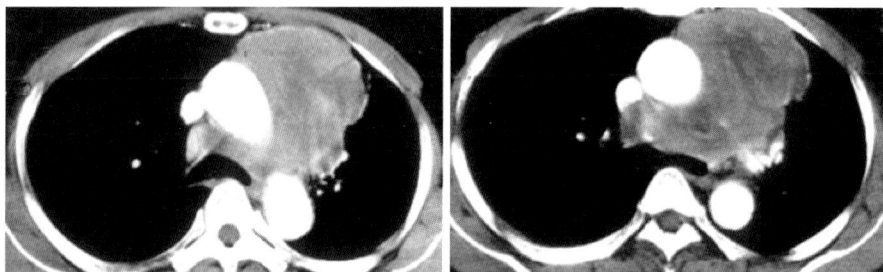

图10-4 胸腺癌CT影像

左前纵隔肿块，边缘不规则，密度不均匀，增强扫描不均匀强化，侵犯纵隔，纵隔内淋巴结肿大。

胸腺癌与侵袭性胸腺瘤在影像上鉴别困难，只有病理才能准确区分，非侵袭性胸腺瘤常表现为良性病变，一般不累及邻近结构和远处转移征象。

（胡少波）

第四节　胸腺类癌

胸腺神经内分泌肿瘤是神经嵴起源的胸腺细胞，根据其组织学特征和恶性程度，由低到高可将胸腺神经内分泌肿瘤分为类癌、非典型类癌、小细胞性神经内分泌癌。

胸腺类癌大部分无临床症状，占前纵隔肿瘤的2%~4%，发病年龄为4~64岁，中年男性较多，男女比约为3：1，无种族及地域方面差异。其症状多表现为胸背痛、咳痰、气喘、胸部压迫等，呼吸困难、心前区不适、心律不齐少见。胸腺类癌可分泌肽、胺、激肽和前列腺素，其类癌综合征较少见，因瘤体内缺乏芳香氨基酸脱羧酶，5-羟色氨酸不能转化为5-羟色胺（5-HT），19%可伴有多发性内分泌腺肿瘤综合征。

如肿瘤侵犯右上纵隔则可出现上腔静脉综合征，CT和MRI可精确定位，B超引导下穿刺活检阳性率占纵隔肿物的78%~90%。

胸腺类癌的诊断主要靠病理组织检查，包括光镜、电镜及免疫组化染色。

CT表现：前上纵隔类圆形、不规则软组织肿块，肿块直径通常为2~10 cm，对周围组织产生压迫或侵犯；肿块密度不均匀，可见坏死、囊变，少见钙化。增强扫描肿瘤呈轻、中度不均匀强化，肿瘤边界不清晰，与周围组织脂肪间隙消失（图10-5）。这一特点与胸腺类癌的侵袭性特点相符，同时也进一步证实了胸腺类癌预后较差。纵隔和（或）颈部淋巴结肿大，可能与胸腺类癌易于发生淋巴结转移、患者无症状及就诊较晚有关。少见的CT征象为胸

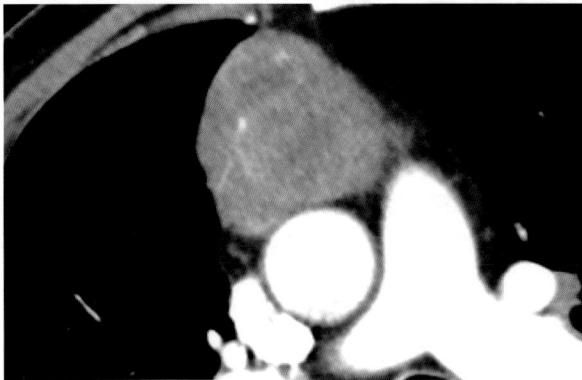

图10-5　胸腺类癌CT影像
前纵隔类圆形软组织影，密度均匀，增强扫描点状、片状不均匀轻度强化。

腔积液、肿瘤相邻胸膜增厚、心包增厚以及肺及胸廓外转移等。

　　胸腺类癌不易与胸腺癌相鉴别，一般都侵犯邻近结构，有远处转移，但是胸腺癌内常可见斑点状钙化。胸腺类癌可合并内分泌异常，如Cushing综合征。如果血液乙酰胆碱增高，伴有胸腺肿块，应考虑胸腺类癌。

（胡少波）

第十一章　胸腺肿瘤的CT影像学鉴别诊断

第一节　淋巴瘤

淋巴瘤是一组起源于淋巴结或结外淋巴组织的全身性恶性肿瘤。纵隔淋巴结肿大可以是淋巴瘤全身性病变在纵隔的表现，也可以是原发于纵隔的淋巴瘤，前、中纵隔最多见。根据组成肿瘤的主要细胞成分和组织结构分为霍奇金淋巴瘤（hodgkin lymphoma，HL）和非霍奇金淋巴瘤（non-hodgkin lymphoma，NHL）。临床上淋巴瘤患者起病较缓，病程长而症状隐匿，发病年龄分布广，常见的全身表现为咳嗽、低热、乏力等，多伴有全身浅表淋巴结无痛性肿大，尤以颈部淋巴结肿大为主。局部症状主要是由于纵隔淋巴结肿大压迫邻近结构而引起的呼吸困难、上腔静脉压迫综合征等。极少数情况下，淋巴瘤的重症患者可伴有急性肾衰竭。

霍奇金淋巴瘤的CT表现：目前CT是显示淋巴瘤纵隔淋巴结的最佳方法。主要表现是纵隔淋巴结增大或肿大的淋巴结融合形成的不规则软组织肿块影，包绕血管，但是不浸润血管，也称作"血管漂浮征"（图11-1）。

霍奇金淋巴瘤中约85%的患者有胸部表现，其中99%有淋巴结肿大，最易累及血管前和气管旁淋巴结，常多组淋巴结受累。增大的淋巴结可呈散在分布或融合成块，边缘清楚或模糊。较大的纵隔肿块常直接侵犯肺内或胸壁，发生于后纵隔少见。增大的淋巴结多呈均匀软组织密度影，增强后淋巴结内呈低密度影。但增大的淋巴结囊变或坏死与分期、病变范围、细胞类型及预后无明显相关性，淋巴结钙化很少见。

非霍奇金淋巴瘤的CT表现：上纵隔淋巴结增大最常见，结外受累比霍奇金淋巴瘤更常见。淋巴结增大以血管前和气管旁最常见，多呈均匀软组织密度，融合成块，可包绕、浸润大血管等纵隔结构，且密度不均匀，可见坏死囊

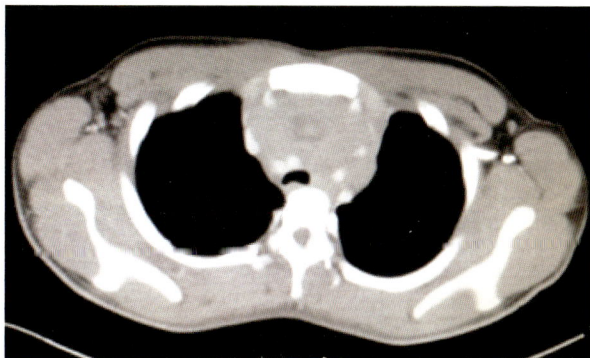

图11-1　霍奇金淋巴瘤的CT影像

T淋巴母细胞淋巴瘤，前上纵隔软组织影，其内可见低密度
影，增强扫描轻度强化，血管轻度受压，未见浸润。

变区。肿块增大时可压迫或侵犯纵隔大血管，引起上腔静脉综合征，少数患者
的纵隔肿块可压迫肺门支气管，甚至沿支气管向肺内浸润。其他表现包括肺实
质受累、呈结节、肿块或灶性实变影、胸腔积液、胸膜软组织结节或肿块少
见，还可以有心包积液，通常是心包侵犯所致。

　　霍奇金淋巴瘤更倾向于累及前纵隔和气管旁淋巴结，而非霍奇金淋
巴瘤的弥漫性大B细胞亚型也好发于前纵隔淋巴结，约半数可见中央坏死
（图11-2）。大部分霍奇金淋巴瘤累及两组或以上淋巴结，而非霍奇金淋巴瘤
仅累及一组淋巴结。

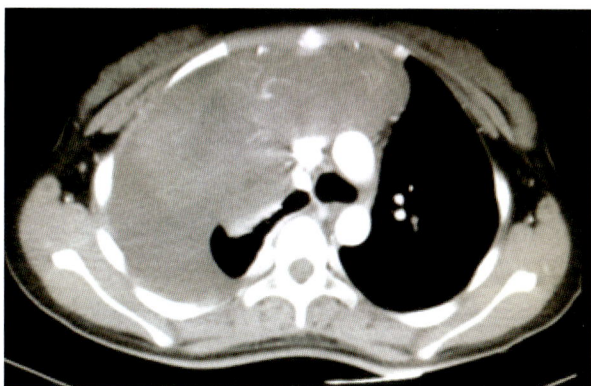

图11-2　非霍奇金淋巴瘤的CT影像

大B细胞淋巴瘤，前纵隔巨大软组织影，压迫包绕血管，增强
扫描轻度强化，其内可见血管影（血管漂浮征），并可见右
侧胸腔积液。

大部分淋巴瘤对化疗和放射治疗敏感，短期内病灶可明显缩小（图11-3），甚至完全消退，但对于某些淋巴瘤患者，由于合并增生的纤维组织，因而放射治疗后仍可保持一定体积而不完全消失。治疗前淋巴结钙化很少见，化疗或放疗后淋巴结可见钙化，呈不规则蛋壳状或弥漫性钙化，侵袭性淋巴瘤钙化常见。由于CT能准确测量病灶的大小，因此CT有助于淋巴瘤的治疗后复查和疗效判断。如果淋巴瘤经治疗后变小甚至消失，提示治疗有效。但部分患者治疗后病灶未见明显缩小并不代表治疗无效，其中部分患者可能由于治疗后肿瘤纤维化而导致病灶缩小不明显。CT的另一个作用是帮助判断淋巴瘤是否复发，一般认为显示肿块增大提示复发，而且一旦肺内浸润灶明显增多，提示病变恶化的可能性大。但值得注意的是，CT对病灶密度的估计对判断活动或非活动残留肿块意义不大。

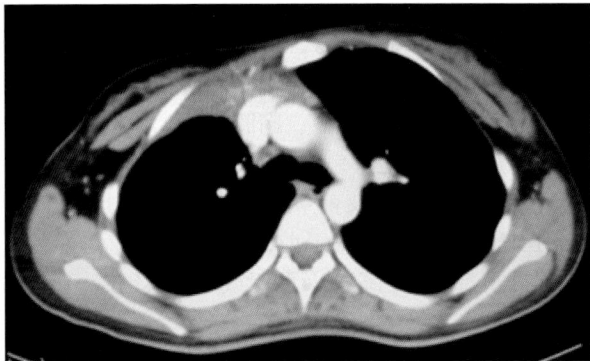

图11-3 化疗8个月后复查的CT影像
肿块明显缩小。

鉴别诊断：结节病的典型解剖分布是对称性双肺门淋巴结增大，CT影像上结节病的淋巴结常密度均匀，偶有点状或蛋壳状钙化，极少见低密度坏死灶。Castleman病包括透明血管型和浆细胞型，均可累及纵隔淋巴结，常呈肿块样增生，CT平扫呈均匀密度，增强扫描肿块明显强化。浆细胞型除纵隔淋巴结受累外，常伴腹膜后、胰周、肠系膜及腹股沟淋巴结增大。转移性淋巴结肿大常以单侧肺门为主或淋巴结单纯性增大，很少发生融合，且引流情况与原发灶对应，绝大多数有原发恶性肿瘤病史。

（胡少波）

第二节 纵隔型肺癌

纵隔型肺癌是肺癌的一种特殊形式，是原发于肺内并靠近纵隔面生长的一种特殊类型肺癌。由于发病率较低，与纵隔肿瘤鉴别困难，影像学仅表现为纵隔内软组织肿块，而肺内很少发现明显癌性病灶。

形成机制：中央型肺癌合并肺不张，不张肺明显缩小，紧贴纵隔，癌灶发生在纵隔胸膜下，同时向肺内及纵隔生长，向纵隔内生长更明显而肺内无明显病变。原发性肺癌恶性程度高，较早有纵隔淋巴结转移、融合，使纵隔内肿块明显，而肺内病灶观察不到。

影像学上分为中央型、周围性和隐匿型，多数文献认为纵隔型肺癌以小细胞肺癌多见（图11-4~图11-5）。早期即有呼吸道症状，如刺激性干咳（最常见）、咳痰、血痰或咯血，部分患者有上腔静脉压迫综合征、声嘶、异位内分泌症状。因为纵隔型肺癌的细胞类型不同，肺外内分泌表现也多种多样。生长激素和皮质激素内分泌改变引起的巨人症、肢端肥大症和库欣综合征临床较为常见。而纵隔肿瘤早期大多无症状，且很少引起内分泌改变。所以当老年人出现不明原因引起的内分泌症状时，需注意肺部情况。

CT表现：肿块内缘与纵隔无界线或间隔以纵隔脂肪影，与纵隔呈锐角相交，肿块与纵隔贴近的基底部往往小于肿块的最大径，大部分病灶位于肺内。中央型平扫肺门结节状肿块，边缘不规则，可见分叶，增强肺门肿块不均匀强化，部分强化不明显，纵隔肺门淋巴结肿大，密度均匀，边缘光滑，增强后边缘强化。如果肿大淋巴结与肺门肿块相融合，则CT鉴别困难。肺内表现为邻

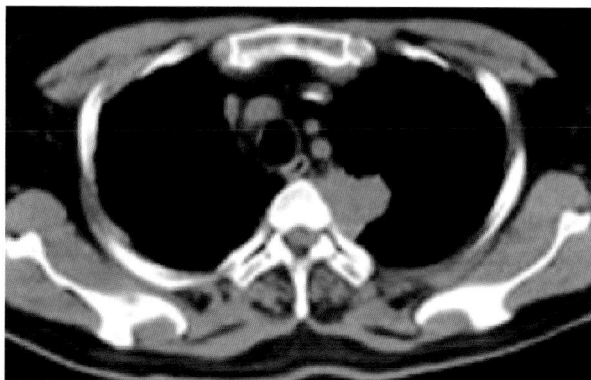

图11-4 小细胞肺癌CT影像（一）
紧贴脊柱不规则结节。

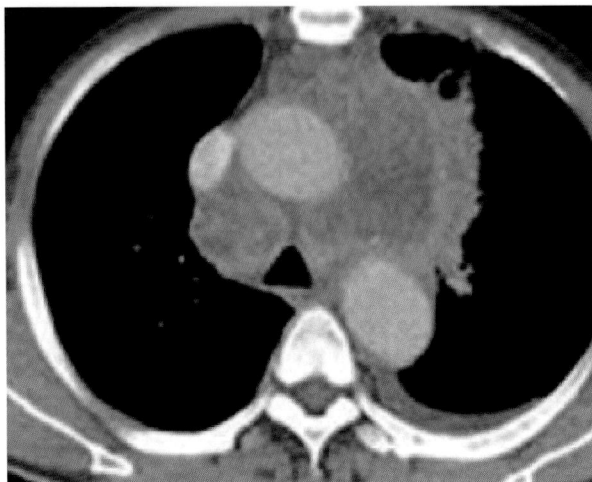

图11-5 小细胞肺癌CT影像（二）

前纵隔软组织影，包绕大血管，纵隔内多发淋巴结肿大、心包积液及左侧胸腔积液。

近支气管受压变窄，管壁增厚，周围局限性气肿，远端阻塞性肺不张或肺炎。周围型肿块紧贴于纵隔，甚至与纵隔胸膜粘连，边界不清，呈分叶状，有毛刺及棘状突起，病灶可见钙化或"充气支气管征"，增强扫描肿块均匀强化、周围强化或不均匀强化。隐匿型纵隔内广泛淋巴结融合成团块状，肺内可见小病灶或无病灶。

需要与之鉴别的主要包括淋巴瘤、胸腺瘤、食管癌、胸骨后甲状腺、纵隔畸胎瘤、纵隔淋巴结结核等。**淋巴瘤**可表现为纵隔及肺门淋巴结增大或纵隔淋巴结肿大，肿大淋巴结有融合包绕大血管的趋势，但坏死囊变少见，增强扫描后肿瘤往往仅表现为轻度均匀强化。**胸腺瘤**主要位于前纵隔，CT平扫有时可见钙化影，增强扫描后强化明显，临床上常伴有重症肌无力症状。**食管癌**吞钡测试时显示食管黏膜皱襞增粗、紊乱、中断、破坏、出现龛影或充盈缺损，且有吞咽梗阻感。而纵隔型肺癌表现为外压性管腔狭窄，黏膜规整。**胸骨后甲状腺肿**显示与颈部甲状腺相连，CT平扫密度与甲状腺一致，增强扫描明显强化。**纵隔畸胎瘤**也常发生在前纵隔，CT表现可以显示脂肪和骨骼成分。**纵隔淋巴结结核**坏死多见，常伴有肺内结核灶，确诊往往需要借助病理活检。

（胡少波）

第三节　异位胰腺肿瘤

异位胰腺是一种少见先天畸形，主要位于胃和小肠，发生于纵隔者罕见。异位胰腺又称迷走胰腺、副胰腺，是指不在正常胰腺位置、与正常胰腺无解剖和血管联系的孤立胰腺组织，是一种罕见的先天性异常。文献报道异位胰腺的尸检发生率约为0.2%，主要位于胃和小肠，其他少见部位有梅克尔憩室、胆囊、胆总管、大肠、纵隔、腹腔囊肿、脐尿管、腹股沟、肾上腺等。异位胰腺可见于任何年龄，男女比例为2∶1。异位胰腺的确切胚胎学机制尚不清楚，主要有两种假说：①异位胰腺组织起源于原始前肠腹侧多能上皮细胞的异常分化；②可能与某些细胞从胰腺腺泡迁移并定位于不同部位有关。异位胰腺组织可发生急慢性炎症、肿瘤，甚至出现功能性胰岛细胞瘤等发生于正常胰腺的疾病。

纵隔的异位胰腺很罕见，有以下特点：①一般患者年龄较轻，大多无特殊临床症状，发病时肿块均较大；②肿块内有囊肿形成，这可能与胰腺分泌增强和排出障碍有关。异位胰腺可有微量内分泌功能，但一般不影响糖代谢，由于其外分泌液、炎性渗出液、出血等无处引流，容易并发囊肿；③肿块增大可压迫并侵及周围结构（如心血管、胸膜），引起胸腔积液，患者可出现胸痛、胸闷等症状。囊肿破入心包可导致心包积液、心包填塞；④病变可侵及食管，产生呕血等症状；⑤纵隔异位胰腺多位于前中纵隔，偏右侧生长，CT平扫示前、中纵隔内有囊性或囊实性占位病灶，囊液的CT值呈水样密度，增强扫描囊壁与实质部分可强化（图11-6）。

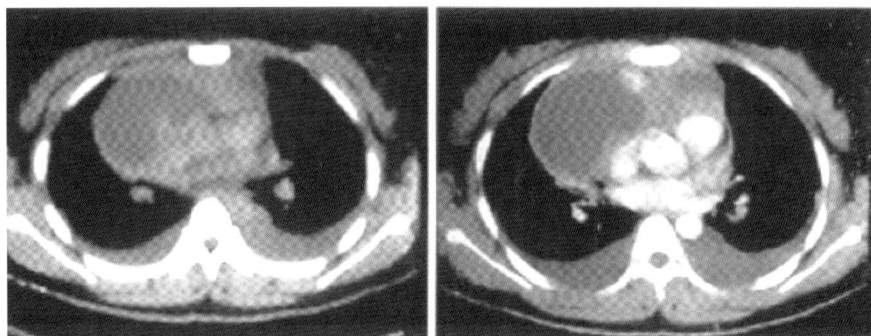

图11-6　异位胰腺CT影像
前纵隔囊实性病灶，增强扫描囊壁与实性部分明显强化。

　　本病的临床症状缺乏特异性，虽然影像学表现有一定特征，但是仍需与纵隔肿瘤，尤其是囊性畸胎瘤鉴别。畸胎瘤根据其组织分化成熟程度不同，可分为良恶性。良性畸胎瘤多为囊性，恶性多为实质性，瘤内多可见多种组织结构存在，包括脂肪、骨骼、牙齿、毛发等。若患者年龄较小，纵隔肿块较大并形成囊肿，临床无特殊症状时，应考虑纵隔异位胰腺可能。

参考文献

[1]　郭佑民.呼吸系统影像学[M].上海:上海科学技术出版社,2011.
[2]　Webb WR, Higgins CB. 胸部影像学[M]. 第2版. 郭佑民,郭顺林,译. 北京:科学出版社,2014.
[3]　李松年,唐光健.现代全身CT诊断学[M].第2版.北京:中国医药科技出版社,2007.
[4]　(德)德纳特.医学影像学诊断与鉴别诊断[M].第6版.北京:人民军医出版社,2013.
[5]　张国桢.实用胸部CT诊断[M].北京:科技技术文献出版社,1994.
[6]　殷泽富.胸部CT诊断学[M].济南:山东科学技术出版社,1996.
[7]　郑春雨,陈金诚,李铭山.胸腺瘤的CT观察[J].中华放射学杂志,1995(6):381-384.
[8]　孙忠华,于红,刘恒顺,等.侵袭性胸腺瘤的CT诊断及评价[J].中华放射学杂志,1998,32(1):15-18.
[9]　吴宁,石木兰,黄遥.CT对胸部淋巴瘤诊断价值的研究[J].中华放射学杂志,1994,28(6):392-395.
[10]　吕剑,巍玲,钱铭辉.肺癌的特殊类型:纵隔型肺癌的诊断与探讨[J].实用放射学杂志,1996,012(8):490-491.
[11]　孙爱华,戴荣贵,吴传荣.纵隔型肺癌的X线诊断[J].实用医技杂志,1998,5(8):557.
[12]　张旭,周一民,赵塑.纵隔型肺癌的诊断与鉴别诊断11例临床分析[J].大连医科大学学报,2000,22(2):116-118.
[13]　周康荣.胸部颈面部CT[M].上海:上海医科大学出版社,1996.
[14]　任小波,蔡丰,赵荣国,等.异位胰腺的X线诊断(附17例分析)[J].中华放射学杂志,1997,31(7):493-494.
[15]　吴骏,陈艳芳,倪向阳,等.前纵隔异位胰腺并假性囊肿1例[J].中华胸心血管外科杂志,1998,14(4):214.
[16]　龚南平,方功德.胸内异位胰腺2例[J].中华胸心血管外科杂志,1997(5):308.
[17]　Do YS, Im JG, Lee BH, et al. CT findings in malignant tumors of thymic epithelium[J]. J Comput Assist Tomogr, 1995, 19(2): 192-197.

（胡少波）

第五部分

胸腺肿瘤的诊断与治疗

第十二章　胸腺囊肿

　　胸腺囊肿一般认为是纵隔的一种良性病变，在纵隔肿瘤中所占比例相对较小，占纵隔肿瘤的1%~3%，少数胸腺囊肿可出现在颈部。虽然是良性疾病，但可引起严重的临床症状，如囊肿自发破裂引发胸内大出血或过敏性休克，少数胸腺囊肿可癌变或合并胸腺瘤，伴随疾病可有重症肌无力。随着胸部CT的普及，胸腺囊肿的发病率较以往有所升高，目前已是纵隔疾病的常见病种之一。

第一节　胸腺囊肿的诊断

一、临床表现

　　胸腺囊肿一般无明显临床症状，多于偶然查体时发现，症状与囊肿大小、部位以及合并症有关。囊肿小者一般无压迫症状，大的囊肿压迫气管、支气管、食管等纵隔脏器，患者可出现胸闷、胸痛、咳嗽、吞咽困难等症状；囊肿破裂后可合并出血导致血胸或失血性休克，或合并感染可引起发热、咳嗽，亦可无明显破裂症状；合并重症肌无力的患者则有典型重症肌无力表现。

二、辅助检查

　　影像学检查：术前诊断胸腺囊肿最主要的依据是影像学检查，尤其是磁共振检查。胸腺囊肿多位于前上纵隔，胸部正侧位X线片对胸腺囊肿检出率较高，但确诊率较低，常不能鉴别实性肿瘤与囊肿，但是对于典型形态的囊肿可以作出诊断。随着CT的普及，越来越多的胸腺囊肿被发现。CT中胸腺囊肿多表现为圆形或椭圆形、边缘清楚、密度均匀、无强化或边缘轻度强化的占位病变。MRI是CT的重要补充检查，诊断正确率高于CT，还能够从各种断面中发现囊肿与周围结构的界限，并能提供鉴别诊断信息。

穿刺活检及囊液分析：可以通过彩超定位或CT定位下行细针或粗针穿刺，抽取囊液或囊壁组织检查。一般可进行细胞学和生化分析（葡萄糖、腺苷脱氨酶、CEA、CA199等），由于实质组织少而难以达到病理确诊目的，确诊主要依据术后病理。

三、鉴别诊断

胸腺囊肿主要需与纵隔囊性病变鉴别，根据部位不同需与相应部位常见囊性病变鉴别。常见胸腺囊肿位于前上纵隔，临床上要与胸腺瘤、心包囊肿等鉴别；而延及中后纵隔的囊肿性病变需与支气管源性囊肿、心包囊肿、食管囊肿等鉴别；颈部异位胸腺囊肿需与甲状腺囊肿、单纯性甲状腺肿等鉴别。

（陈立如，柳阳春）

第二节 胸腺囊肿的治疗

目前，可以明确的是，对于有症状的胸腺囊肿，特别是合并重症肌无力症状者，手术是首选的治疗方法，临床上证实胸腺囊肿可以合并重症肌无力。胸腺囊肿的手术入路需结合术前评估，根据囊肿大小、周边组织结构毗邻关系等进行决策。大部分胸腺囊肿可通过微创胸腔镜下完整切除，可右侧、剑突下、左侧或联合胸腔镜入路；对于囊肿较大者，可破囊后进行切除；当术前评估认为囊肿延至中后纵隔，而且囊肿壁与气管膜部、主动脉壁、食管壁、腔静脉等处粘连紧密时，手术风险较大，可采取正中开胸或侧开胸等开放手术切除。目前已有大量报道表明，胸腔镜下纵隔囊肿切除具有创伤小、恢复快、住院时间短等优点。

对于无症状的胸腺囊肿，是否行手术治疗仍存在一些争议。有学者认为可以保守观察，因为有囊肿自行吸收的报道，但是尚缺少大量无症状病例的随访研究。同时，也有研究显示，胸腺囊肿虽为良性病变，但存在逐渐增大趋势及一定的恶变概率，也有破裂出血可能，且术前检查大多难以确诊和彻底排除合并潜在恶性病变的可能。因此，手术是胸腺囊肿的治疗手段，也是确诊方法。

胸腺囊肿是一种良性病变，一般只需行囊肿切除即可达治愈目的。胸腺囊肿如能完整切除，一般无复发，预后较好。少数存在合并症的患者，需注意合并症的处理。值得指出的是，由于部分胸腺囊肿可以合并重症肌无力，因此我们提倡行胸腺扩大切除术。此外，少数胸腺囊肿可以混合感染，因此不应破囊，以防止造成纵隔感染。

（陈立如，柳阳春）

第十三章　胸腺肿瘤

　　胸腺肿瘤是前上纵隔最常见的肿瘤，任何年龄段均有发病，多见于50~60岁，男性发病率高于女性，儿童发病极少见。胸腺肿瘤占纵隔肿瘤的15%~21.7%，占前纵隔肿瘤的47%。一般认为，胸腺肿瘤起源于胸腺上皮细胞，且普遍被认为是恶性肿瘤，因为即使是既往认为相对良性的A型胸腺肿瘤也有出现转移和复发者。胸腺肿瘤存在相对特异的临床表现方式，即相当比例的胸腺肿瘤患者伴有副肿瘤综合征，其中以重症肌无力最为常见，据统计，约30%的胸腺肿瘤患者合并重症肌无力。

第一节　分类

　　胸腺肿瘤的分类对判断其恶性程度及预后都有重要的指导意义。胸腺肿瘤有多种分类方法，这些分类方法从不同角度反映出胸腺肿瘤的生物学行为及病理组织学特点。

　　传统分类主要根据肿瘤组织内上皮细胞的形态、淋巴细胞与上皮细胞的比例，将胸腺瘤分为4个亚型：①上皮细胞型，占32%~34%，以上皮细胞为主，伴有分散的、数量不等的淋巴细胞；②梭形细胞型，占1%~2%，细胞为梭形，仅伴有少量淋巴细胞；③淋巴细胞型，占20%~30%，淋巴细胞为主要成分，伴散在或巢形的上皮细胞，异型性较少；④混合型，占40%~50%，上皮细胞和淋巴细胞数量大致相当。然而，这种传统分类方法在肿瘤的性质预后判断等方面不足，对临床的指导意义有限。

　　可根据胸腺肿瘤的组织发生学进行分类，将胸腺肿瘤分为：①髓质为主型和混合细胞型，该型大部分肿瘤包膜完整，无浸润；②皮质为主型、皮质型及分化良好型胸腺癌（well-differentiated thymic carcinoma，WDTC），该类胸腺肿瘤多见包膜浸润，包膜往往不完整。其中，皮质型和皮质为主型胸腺肿瘤一般表现为中度浸润性，部分患者复发，且常常伴发重症肌无力。WDTC则多见浸润性，复发及病死率均较高。此种分类方法在某种程度上可提示临床恶性程度及预后。但在少数情况下，混合型胸腺瘤与皮质型、髓质型胸腺瘤不易区分，而且混合性胸腺瘤名称易与传统分类中的混合型相混淆；此外，分化良好型胸腺癌中常有皮质型胸腺瘤上皮细胞等。

目前国际上相对认可度高的分类方法是胸腺瘤的WHO分类系统。1999年，WHO根据胸腺瘤的组织学将胸腺瘤分为A、B、C共3大类型（表13-1），以及AB型（含有A型和B型成分），其中B型进一步分为B1型、B2型和B3型。A型多为上皮肿瘤细胞，细胞核正常，细胞呈梭形或椭圆形，有少量或未见淋巴细胞；AB型胸腺瘤有A型胸腺瘤特点，同时富含淋巴细胞区，两种细胞间有明显的区分；B1型则与皮质为主型类似，上皮细胞的核呈圆形或卵圆形，核仁一般较小，小至中等大淋巴细胞致密排列，且常常掩盖细胞突起；B2型胸腺瘤的肿瘤上皮细胞散在分布，细胞的核呈泡状，核仁明显，淋巴细胞散在分布，主要分布于血管周围及肿瘤内；B3型胸腺瘤以上皮细胞为主，有轻度异型，细胞核呈圆形或多边形，含有少量的淋巴细胞；C型为胸腺癌。

WHO分类系统于2004年得到修改，取消了C型胸腺瘤作为胸腺癌的同义词，将胸腺神经内分泌肿瘤列入胸腺癌，是目前应用最广泛的胸腺肿瘤病理分类系统，亦称"WHO分型系统"。根据肿瘤上皮细胞形态将胸腺瘤分为A型、B型、AB型，A型由梭形肿瘤上皮细胞组成，B型由圆形上皮样细胞组成，具有二者混合表现的为AB型。按照淋巴细胞的比例，将B型分为B1型、B2型和B3型3个亚型。B1型富含淋巴细胞，有少量上皮细胞；B2型的淋巴细胞与上皮细胞比例接近；B3型以上皮细胞为主，淋巴细胞稀少。既往认为A型胸腺瘤是良性肿瘤，但随着对该病认识的不断深入，研究发现，即使A型胸腺瘤也可存在侵

表13-1　1999版胸腺瘤的WHO分类系统

类型	内涵
A	髓质型或梭形细胞胸腺瘤
AB	髓质型或梭形细胞胸腺瘤
B	按照逐渐增加的上皮细胞、淋巴细胞及核异型上皮细胞比例又分为3个亚型
B1	富含淋巴细胞的胸腺瘤、淋巴细胞型胸腺瘤、皮质为主型胸腺瘤或类器官胸腺瘤
B2	皮质型胸腺瘤
B3	上皮型、非典型、类鳞状上皮胸腺瘤或分化好的胸腺癌
C	即胸腺癌，组织学上此型较其他类型的胸腺瘤更具有恶性特征

袭性生长和远处转移，并且有部分A型胸腺癌完全切除后出现复发、转移。基于此，目前所有胸腺肿瘤均被视作恶性肿瘤。Okumura等对胸腺瘤的浸润性和WHO分类研究发现，WHO分类的浸润性比例按A、AB、B1、B2、B3、C顺序逐渐增高。WHO组织分型可提示胸腺瘤患者预后，指导术后治疗，预后最好为A型和AB型，C型最差；A型、B1型胸腺瘤术后复发率低，而B2型、B3型和C型胸腺瘤术后复发率和转移率较高。

目前最新的WHO分型系统是2015版。在新的分型中，取消原有的C型，将胸腺肿瘤分为A、AB、B1型、B2型和B3型，以及胸腺癌。2015版废弃了"混合型TETs"的名称，明确分类中混合型胸腺癌仅仅用于表示肿瘤中含有至少一种胸腺癌的成分，伴有任何其他包括胸腺瘤和胸腺癌的胸腺上皮性肿瘤的类型，但是含有小细胞或大细胞神经内分泌癌成分的肿瘤除外，它们分别称为"混合型小细胞癌"和"混合型大细胞癌"。同时，新版分类增加新的肿瘤分型，如不典型A型胸腺瘤，对各亚型的诊断标准更为细化，并纠正了胸腺瘤是良性肿瘤的观点。从ICD-O编码可知，除显微镜下胸腺瘤（microscopic thymoma）生物学编码由1改为0。伴有淋巴样间质的微结节型胸腺瘤生物学行为编码保留原有的1（交界性或生物学行为未定的肿瘤）以外，其他所有胸腺瘤的编码均由1改为3。因显微镜下胸腺瘤和伴有淋巴样间质的微结节型胸腺瘤相对罕见，临床中已普遍认为所有胸腺瘤都是恶性肿瘤。

（陈立如，柳阳春）

第二节 分期

目前采用最广泛的胸腺肿瘤分期方法是Masaoka于1981年制定的Masaoka分期法，1994年由Koga进一步修订。修改后的胸腺瘤Masaoka分期系统亦称Masaoka-Koga分期，如表13-2所示。Ⅰ期：肿瘤局限在胸腺内，肉眼及镜下均无包膜浸润。Ⅱ期：分Ⅱa期、Ⅱb期，Ⅱa期镜下有包膜浸润，Ⅱb期肉眼可见周围脂肪组织浸润，但局限于纵隔胸膜内。Ⅲ期：分Ⅲa期、Ⅲb期，侵犯周围器官，Ⅲa期不侵犯大血管，Ⅲb期侵犯大血管。Ⅳ期：Ⅳa胸膜或心包浸润，Ⅳb期淋巴或血行转移。Ⅰ期为非侵袭性胸腺瘤，Ⅱ期及以上为侵袭性胸腺瘤。为了更准确应用Masaoka分期系统，国际胸腺肿瘤协会（ITMIG）对该分期进行了释义。

由国际抗癌联盟（Union for International Cancer Control，UICC）和美国癌症联合委员会（American Joint Committee on Cancer，AJCC）提出的肿瘤-淋巴结-远处器官转移的肿瘤TNM分期系统一直是被广泛接受的评估患者预后及指导临床诊治的重要依据。目前至少有15种以上不同肿瘤的TNM分期系统，其中包括非小细胞肺癌和小细胞肺癌、食管癌等恶性肿瘤的TNM分期系统。尽管TETs的Masaoka及Masaoka-Koga分期系统已得到广泛应用，然而它们均未得到UICC和AJCC等国际组织的认可。2009年国际肺癌研究协会（IASLC）和ITMIG认识到建立统一的TETs的TNM分期系统的重要性，至2015年已形成初步的TETs的TNM分期系统，并已于第八版TNM肿瘤分期系统发布时正式公布TETs的TNM分期系统（表13-3~表13-4）。

表13-2 Masaoka-Koga分期系统及ITMIG补充释义

分期	Masaoka 分期内涵	ITMIG 释义
Ⅰ	肉眼和镜下肿瘤包膜完整	包括肿瘤侵犯但未侵透包膜或肿瘤的包膜缺如但未侵周围组织
Ⅱa	镜下侵透包膜	镜下侵透包膜，而非肉眼观察
Ⅱb	肉眼侵犯正常胸腺或周围脂肪组织，或肉眼粘连但未侵透纵隔胸膜或心包	肉眼侵犯正常胸腺或周围脂肪组织并镜下证实，或与胸膜或心包粘连，需一同切除，而且镜下证实有胸腺周围侵犯，但镜下未侵犯或侵透纵隔胸膜或侵犯细胞的纤维层
Ⅲ	肉眼侵犯邻近器官（如心包、大血管、肺等）	包括侵犯以下任何组织：镜下侵犯纵隔胸膜；镜下侵犯心包；镜下证实直接侵透脏层胸膜或肺实质；侵犯膈神经或迷走神经；侵犯或侵透大血管结构；与肺或周围器官纤维粘连，且必须侵犯纵隔胸膜或心包
Ⅳa	胸膜或心包转移	镜下证实与原发肿瘤分开的肿瘤结节，位于脏层/壁层胸膜或心包表面
Ⅳb	淋巴结或血运转移	任何淋巴结转移，如前纵隔、胸腔内、下颈部或前部淋巴结，任何胸外淋巴结

表13-3　关于TNM的描述

类别	定义
T1	
a	肿瘤包膜完整或不完整，有或没有扩散至纵隔脂肪
b	肿瘤侵犯至纵隔脂肪
T2	肿瘤侵犯至心包
T3	肿瘤侵犯至肺部、头臂静脉、上腔静脉、胸壁、膈神经、肺门（心包外）、肺部血管
T4	主动脉、主动脉弓分支血管、主肺动脉、心肌、气管或食管
N0	无淋巴结累及
N1	已侵犯前纵隔淋巴结，即胸腺周围淋巴结
N2	已侵犯深处胸部内淋巴结或颈部淋巴结
M0	未侵犯至心包、胸膜，无远处转移
M1	
a	单个或多发的孤立性胸膜、心包肿瘤结节
b	肺内转移结节或有远处转移

表13-4　分期阶段

分期	肿瘤	淋巴结	远处转移
Ⅰ	T1	N0	M0
Ⅱ	T2	N0	M0
Ⅲa	T3	N0	M0
Ⅲb	T4	N0	M0
Ⅳa	任何 T	N1	M0
	任何 T	N0, N1	M1a
Ⅳb	任何 T	N2	M0, M1a
	任何 T	任何 N	M1b

（陈立如，柳阳春）

第三节　胸腺肿瘤的诊断

一、临床表现

胸腺肿瘤1/3的患者表现为无症状的前纵隔肿物，多在影像学检查时发现；1/3患者表现为局部症状，如咳嗽、呼吸困难、胸痛、咯血、吞咽困难、声音嘶哑、上腔静脉压迫综合征、膈神经麻痹等；另1/3患者表现为副瘤综合征，最多见的为重症肌无力。30%~50%胸腺瘤患者伴重症肌无力，而单纯性红细胞再生障碍、低丙种球蛋白血症、红斑狼疮等约占28%。就诊时胸腺瘤患者出现转移并不常见，最常见的转移部位是胸膜，胸腔外转移不到10%，转移部位有肾、淋巴结、肝、脑、肾上腺、甲状腺、骨。与胸腺瘤不同，胸腺癌侵袭性强，就诊时转移常见，转移部位有骨、肺、肝、胸膜和淋巴结，极少伴有副瘤综合征。

二、影像检查

正位胸部X线片可发现较大的胸腺瘤，一般表现为纵隔轮廓异常或肿物，但容易漏诊。随着CT的普及，偶然发现的胸腺瘤呈现增多趋势。胸部增强CT是诊断前纵隔肿物的首选影像检查方法，不仅能显示病变大小、密度、边缘，而且能提示病变与胸腔内周围器官包括大血管、肺、心包、心脏、胸膜等的关系，如肿块内钙化、出血、坏死，常提示肿瘤侵袭性高。对于有胸腺瘤伴随疾病，如Osserman Ⅲ型、Ⅳ型重症肌无力患者，实际工作中往往认为不适于行增强CT检查。此时，磁共振成像（magnetic resonance imaging，MRI）是评价病变是否侵犯血管的重要方法，MRI在显示包膜、分隔或瘤内出血方面优于CT。正电子发射计算机断层显像（PET-CT）也是评估胸腺瘤的重要方法，特别是合并胸内或胸外转移的患者，同时，有研究显示，PET-CT能够区分胸腺增生和胸腺瘤，也可区分胸腺瘤和胸腺癌，胸腺癌的标准吸收值明显高于胸腺瘤。有研究提示，PET摄取值与WHO分类相关，但不能鉴别侵袭或非侵袭性胸腺瘤，也不能鉴别胸腺瘤和淋巴瘤。

三、鉴别诊断

前纵隔肿物的常见病因包括胸腺瘤、淋巴瘤、甲状旁腺或甲状腺肿瘤、生殖细胞肿瘤、结缔组织肿瘤及良性肿瘤等。通过血清甲胎蛋白、β人绒毛膜促性腺激素等标志物可鉴别生殖细胞肿瘤和胸腺瘤。临床上多数情况下需要对淋巴瘤和胸腺瘤进行鉴别，但这两种疾病鉴别起来较为困难。一般来说，胸腺瘤患者年龄更大，合并相关免疫异常提示为胸腺瘤；淋巴瘤患者多表现盗汗、发热、消瘦和不适等症状，体检时应仔细检查浅表淋巴结，肿块伴周围淋巴结肿大在淋巴瘤患者中多见，可行淋巴结活检确诊。当发现前纵隔肿物且怀疑是淋巴瘤或胸腺瘤时，应行活检以明确诊断。创伤最小的是CT引导下细针抽吸活检（fine needle aspiration，FNA），但这种方法只能提供细胞学标本，难以明确胸腺肿瘤的组织学分型，更不能鉴别胸腺瘤和淋巴瘤，因此，FNA一般不用于胸腺肿瘤的诊断。**CT引导下芯针活检是确诊纵隔肿物的首选方法，能获取足够的组织进行组织学及免疫组化检查，从而做出准确诊断，尤其是可鉴别胸腺瘤和淋巴瘤，也比较安全**。不能行芯针活检或未确诊时，可考虑行纵隔切开术或电视辅助胸腔镜手术活检。

（陈立如，柳阳春）

第四节 胸腺肿瘤的治疗

手术、放疗和化疗是胸腺瘤主要的3种传统治疗方法，新近发展的有靶向治疗和免疫治疗等。手术是治疗胸腺瘤的基石，是最有效的治疗方法。对于可切除的胸腺瘤，应限期行手术切除。对于合并症，如重症肌无力、纯红细胞再生障碍性贫血等，亦需积极治疗。

外科切除至少有10余种不同的方式，如经颈部入路、经胸骨入路、经胸腔镜下左侧入路、经胸腔镜下右侧入路、经胸腔镜下剑突下入路及联合术式等。不论何种入路，术中应仔细检查纵隔和胸膜腔，肉眼评估有无包膜受侵、肿瘤周围和胸膜受侵程度及周围组织是否受累，应仔细探查纵隔胸膜。切除范围包括全部胸腺和周围纵隔脂肪，手术完全切除是治愈最重要的因素。有研究显示，手术死亡率不超过2%。手术入路选择主要依据Masaoka-Koga分期，不同分期切除率及预后均有不同，Ⅰ期胸腺瘤手术切除率为95%~100%；Ⅱ期胸腺瘤完全切除率为85%~100%，其中分类为B2型、B3型和胸腺癌的患者复发率高；Ⅲ期患者完全切除率为65%~80%，即使术后接受放疗，将近50%患者5年内复发，复发多在胸膜或肺内，极少扩散至胸腔外。对于Ⅳa期胸腺瘤，强调的是综合治疗，单纯手术不是最有效治疗，完全切除率仅为30%~40%，5年生存率为40%~78%。有研究发现，切除不完全的胸腺瘤患者未能从手术获益。

胸腔镜下胸腺切除治疗重症肌无力具有创伤小、保留了胸廓的完整性及有利于患者全身状况的恢复等优点，其疗效已得到肯定。电视胸腔镜胸腺切除的手术入路有经单侧右胸、单侧左胸，或经双侧胸腔入路。经右胸入路是目前主流的手术入路，但经右胸入路能够切除右侧心包膈脂肪、胸腺，而对于完全切除左侧心包膈脂肪有一定的困难，甚至残留左叶胸腺。鉴于此，近年来发展较快的主要有剑突下胸腔镜入路手术，该术式采用剑突下及左、右肋弓下缘各做一切口，简称"剑突下三孔法"。该术式在以下方面优势较为明显：①患者取平卧位，不需要变换体位，操作简便，在麻醉气管插管时仅需应用单腔气管插管，避免了右胸入路需要插双腔气管插管的情况；②该方法能够清除左、右两侧心包膈脂肪，清楚显露左、右膈神经，避免了膈神经的损伤；③能够充分显露胸腺上极，超声刀处理胸腺静脉更安全，患者术后切口疼痛减轻，渗血量少，住院时间短。

目前普遍认为，不论WHO分型如何，所有胸腺瘤均为恶性肿瘤，除手术治疗外，均可推荐行相关辅助治疗，特别是B型胸腺瘤以及Masaoka-Koga Ⅱ期以上的胸腺瘤。辅助治疗措施主要有化疗、放疗。胸腺瘤对放疗敏感，故放疗在胸腺瘤治疗中起着重要作用，包括术后辅助治疗、局部晚期、不可切除及复发疾病等的治疗。化疗可用于晚期胸腺肿瘤的姑息治疗、新辅助化疗及复发疾病的治疗等。在与放疗联合时，顺序为序贯化放疗，以免增加治疗的不良反应。胸腺瘤对化疗相对敏感，目前胸腺肿瘤的标准方案是以顺铂、蒽环类为基础的联合方案，有PAC（顺铂+多柔比星+环磷酰胺）、ADOC（顺铂+多柔比星+长春新碱+环磷酰胺）、PE（顺铂+依托泊苷）、VIP（异环磷酰胺+依托泊苷+顺铂）等。临床实践证实，对于不可切除疾病，放化疗联合优于单一治疗，对残存疾病或切除不完全的疾病也应考虑多学科综合治疗。对于局部晚期患者，尤其是Ⅲ期患者，术前化疗后再手术、手术后行放疗或化疗是可行的，多学科治疗能够提高Ⅲ期或Ⅳa期胸腺瘤患者的手术切除率和生存期。新辅助化疗的推荐方案为含顺铂的联合方案，术前治疗已成为局部晚期患者治疗方案中重要的组成部分。当前，肿瘤的靶向治疗及其靶点的研究是全球热点，非小细胞肺癌、乳腺癌、结肠癌等肿瘤的靶向治疗已取得了较好的临床疗效，同时与靶向治疗相关的生物预测因素也日益明确。近年来一些研究报道了胸腺瘤的靶向治疗实践，但临床效果不确切，仍需要进一步研究。有研究报道显示，免疫治疗在胸腺瘤的治疗方面有明显效果，但仍缺乏大样本的临床数据。

（陈立如，柳阳春）

第十四章　胸腺癌

第一节　概述

原发性胸腺癌临床上较胸腺瘤更为罕见，占胸腺上皮性肿瘤的10%~20%，所有年龄均可发病，男性发病率略高于女性。与胸腺瘤不同，胸腺癌组织学行为上明显表现为恶性，即存在显著的细胞异型性，不具有器官样结构，侵袭性强，预后差，5年生存率为15%~65%。近年来，随着诊断水平的提高，胸腺癌的发病率逐年提高，患者的预后也获得改善。胸腺癌的治疗模式与预后目前尚存争议。

1999年WHO分类综合了胸腺上皮性肿瘤的不同分类方案，以Muller-Hermelink分类为基础，根据上皮细胞形态及淋巴细胞与上皮细胞的比例进行分型，将胸腺癌归为C型，认为C型由明显异型性的肿瘤细胞组成。2004年WHO对该分类方法进行修订，其中最主要的变化是明确将C型胸腺瘤称为"胸腺癌"。此后的病理和临床研究表明胸腺癌是一种源于胸腺上皮、具有与胸腺瘤截然不同的组织病理特点及临床转归的特殊恶性肿瘤。胸腺癌包括一组各种类型的恶性肿瘤，即鳞状细胞癌、基底细胞样癌、黏液表皮样癌、淋巴上皮瘤样癌，其中鳞状细胞癌最常见。中国胸腺肿瘤协作组的一项关于胸腺癌的多中心回顾性研究显示，鳞状细胞癌在胸腺癌中的占比接近80%。光镜下胸腺癌细胞有明显的异型性，与胸腺瘤明显不同。癌细胞体积较大，核仁显著，核质比值高，有丝分裂丰富，细胞坏死广泛出现，不具有胸腺特征。

胸腺鳞状细胞癌：有明显的细胞学异型性，向鳞状上皮分化，上皮角化型有细胞间桥或角化珠，上皮样非角化型由大上皮细胞组成，缺乏明显的角化特征，宽厚的纤维性间质条带分割肿瘤成大小不等、相互连接的小叶，叶间隔炎症细胞浸润。

黏液表皮样癌：鳞状细胞、产黏液细胞分化良好，并出现具有两种细胞学特点的中间细胞，肿瘤大小类似于唾液腺。而腺鳞癌是含有分化差的鳞状细胞和腺样成分细胞。

基底细胞样癌：肿瘤组织呈小叶状，小叶状结构一致，由周围的栅栏状肿瘤细胞围成，内部肿瘤细胞排列紧密，缺乏角化；细胞核明显增大。

淋巴上皮瘤样癌：肿瘤生长方式特殊，类似来源于呼吸道的淋巴上皮样癌，呈特征性的合胞体型，肿瘤细胞核大，呈泡状，核仁深染明显，轮廓清楚，常伴有明显的炎症细胞浸润。

透明细胞癌：类似于肾透明细胞癌，呈实性团块状生长，胞浆透明，胞核具有显著的异型性。

未分化癌：瘤细胞分化程度低，但无肉瘤样特征。

胸腺肉瘤样癌（癌肉瘤）：与软组织肉瘤相似，存在灶状的上皮样瘤细胞和具有上皮分化特征的梭形细胞，部分分化成软骨或横纹肌。

胸腺小细胞癌：组织学和电镜检查与身体其他部位的小细胞癌相似，肿瘤细胞内含有大量的神经内分泌颗粒。胸腺小细胞癌呈浸润性生长，而且易发生远处转移。

临床上胸腺癌采用与胸腺瘤相同的分期系统，Masaoka-Koga分期为目前临床应用最为广泛的临床分期系统。但是，部分学者认为Masaoka-Koga分期对于胸腺癌来说过于简单，一方面没有区分不同器官受侵对治疗、预后的影响；另一方面没有把淋巴结转移与远处转移区分开来。因此，2014年国际胸腺肿瘤协作组织根据全球回顾性数据库的分析结果，提出了第八版AJCC/UICC分期，此分期是否能够较好地适用于胸腺癌，仍需今后的研究检验。

（陈立如，柳阳春）

第二节　胸腺癌的诊断

胸腺癌早期并无特异症状，部分患者因体检发现。肿瘤生长到一定大小压迫或侵犯周围组织、器官，常可出现胸闷、胸痛、咳嗽等症状，少数病例因上腔静脉综合征就诊。胸腺癌很少出现副肿瘤综合征，30%~45%胸腺瘤患者可伴有重症肌无力，但只有少数胸腺癌患者合并重症肌无力，发生率为3.8%~32.5%，而胸腺癌合并纯红细胞再生障碍性贫血、低丙种球蛋白血症、肌炎、系统性红斑狼疮的病例报道极为罕见。体格检查多无阳性发现，合并重症肌无力者可有重症肌无力相关体征，少数可见颈静脉怒张、颈项肿胀增粗等上腔静脉阻塞综合征或左上肢肿胀等无名静脉受侵犯征象。

诊断多需影像学检查。在普通胸部X线片上，胸腺癌多表现为纵隔区增宽，前上纵隔肿块，部分病例合并胸腔积液和心包积液。胸部CT，尤其是增强CT，能够清楚显示肿瘤的大小、边界、侵袭情况，为诊断胸腺癌的重要影像手段。核磁共振评估血管侵犯有优势。PET-CT对胸腺肿瘤的诊断价值尚未明确，有研究提示胸腺增生亦可呈现高代谢，但总体来讲，仍缺乏大样本数据为治疗决策提供依据。但对于明确诊断的患者，PET-CT在胸腺癌病情评估，尤其是复发、转移等方面具有一定优势。

临床发现时少有早期患者，中国胸腺肿瘤协作组回顾性数据库内仅有10%的胸腺癌患者诊断时为Masaoka-Koga Ⅰ期~Ⅱ期。影像学检查仅见前纵隔占位，而无法与胸腺瘤鉴别。胸腺癌另外一个不同于胸腺瘤的临床特点在于易发生远处转移。普通胸腺瘤胸腔外转移较为罕见，而胸腺癌的远处转移率为35%~67%，最常见的部位为淋巴结、骨、肺和肝脏。

（陈立如，柳阳春）

第三节 胸腺癌的治疗

病灶完整切除的胸腺癌患者的5年生存率接近80%，而病灶未完整切除的患者的5年生存率仅接近50%。由于胸腺癌的高度浸润性，其根治率明显低于胸腺瘤，对于胸腺癌而言，即使是根治切除术并不意味预后良好，其术后复发率较高。由此可见，单纯手术切除并非治疗胸腺癌的理想方式。

一、手术切除

根治性的手术切除是胸腺癌的首选治疗方式。所有可能切除的病例都应积极争取通过手术完整彻底切除。全部或部分经胸骨正中切口是行全胸腺切除术的首选路径。少数瘤体偏向一侧较多，且边界相对清晰、不合并重症肌无力的患者，可选择胸前外侧切口手术；对于晚期肿瘤，尤其是有肺或胸膜受侵时，可以采用胸骨扩大切口，并同时联合胸前外侧切口或做"T"型切口。近年来，随着胸腔镜器械和技术的不断进展，有学者对部分包膜完整的胸腺癌病例选择性实施了胸腔镜手术，也取得了满意的治疗效果。多项研究表明，肿瘤完整切除是影响患者预后的重要因素，Weksler等报道完整切除，患者中位生存时间为105个月，5年生存率为58%，明显优于非完整切除患者（即中位生存时间为29个月，5年生存率为26%）。另外，Masaoka分期和淋巴结受侵犯也是预后的重要因素。Masaoka-Koga Ⅳ期和淋巴结转移是预后不良因素，但只有进行广泛的淋巴结廓清（至少10枚以上）才能真正改善预后，并建议胸腺癌手术常规清除前纵隔及右侧气管旁淋巴结。

二、综合治疗

胸腺癌标准的诊疗模式尚未建立，目前对于原发性胸腺癌的治疗，多数学者倾向于综合治疗。对于就诊时病情较晚，难以完整切除的病例，有指南推荐行新辅助或诱导放化疗，然后施行手术，手术切除率可达36%~69%；辅助放疗可将复发率从60%~80%降至21%~45%。理论上术后放疗有助于减少复发的可能性。有报道胸腺癌对放疗的敏感度较高，术后放疗可使局部复发率降低至17%，但是否有助于减少转移、提高长期生存率，目前尚不明确。术后辅助化疗多采用顺铂为主的联合化疗方案。有研究报道，以顺铂为基础联合其他药物的化疗方案对于胸腺癌疗效较好，并发现对Ⅲ期、Ⅳ期胸腺癌患者的有效率达69.9%~91%。

综合治疗应遵循分期治疗原则。临床诊断Ⅰ期、Ⅱ期、Ⅲa期胸腺癌患者首选手术切除。应彻底切除肿瘤与周围受累组织，包括全部胸腺组织、纵隔脂肪、淋巴结、部分胸膜、心包、肺及膈神经。Ⅰ期、Ⅱ期胸腺癌患者病理切缘阴性且无残留灶，术后应严密监测，定期复查胸部CT；Ⅲa期患者病理切缘阳性或有镜下、肉眼残留癌灶，术后应给予辅助性治疗，包括放疗或联合化疗。对于临床诊断为Ⅲb期的胸腺癌患者，若能完全切除则首选手术治疗，手术时需将肿瘤和受累组织、器官一并彻底切除，必要时进行人工血管置换，术后给予辅助治疗。若不能完全切除，应先予以活检，明确组织学类型，然后行以放化疗为主的新辅助治疗，再判断肿瘤是否缩小、降期。若诱导治疗后部分缓解，可以完全切除，则给予手术治疗。若化疗后肿瘤稳定，或者部分缓解但不能完全切除，则继续化疗或联合放疗。对于临床诊断为Ⅳa期或Ⅳb期的胸腺癌患者，则给予全身系统性化疗。由于单纯放疗或化疗难以在短期内使肿瘤明显缩小、症状改善，有学者认为即使胸腺癌直径较大、已有广泛浸润，姑息性手术也是有益的，能减少肿瘤负荷，明显缓解肿瘤造成的气道受阻、上腔静脉综合征，术后再辅以放疗和（或）化疗以延长患者的生存期。胸腺癌生长迅速、浸润广泛、易复发和转移的特点，决定了其预后明显差于胸腺瘤，综合治疗应是今后努力的方向。

（陈立如，柳阳春）

第十五章　胸腺类癌的诊断与治疗

胸腺类癌是起源于胸腺神经内分泌细胞的恶性肿瘤，临床罕见，占所有胸腺肿瘤的2%~5%。其不同于胸腺瘤和胸腺癌，具有其临床和病理特点。1972年，学者首次将这类肿瘤从胸腺神经内分泌肿瘤中识别出来，并命名为胸腺类癌（thymic carcinoid），根据其形态分为典型类癌和非典型类癌，其中非典型类癌恶性程度及侵袭能力更强。

胸腺类癌的病因目前未明，研究发现烟草暴露可能是一种危险因素。一项针对类癌的大规模研究显示，所有类癌中胸腺来源的仅占0.4%。大多数胸腺神经内分泌肿瘤为非典型类癌，且男性多见，但由于发病率过低，患者数量有限，其准确的比例尚无法证实。

一、胸腺类癌的诊断

28%~71%的胸腺内分泌肿瘤患者在被诊断时没有明显的临床表现，而有临床症状的患者则可能表现为局部症状、神经内分泌紊乱、副肿瘤综合征，多为晚期或进展期，易转移，预后差。

影像学检查手段可分为常规检查和功能性检查。前者包括胸部X线、胸部CT和MRI，而后者主要包括PET-CT和灌注显像。当临床怀疑胸腺神经内分泌肿瘤时，胸部CT尤其是增强CT，可以更加有效评估肿瘤良恶性程度，并判断血管及淋巴结受浸润情况。胸腺神经内分泌肿瘤多为位于前纵隔的圆形、卵圆形或分叶状软组织影，而在增强CT上，肿瘤会有轻到中度的增强，淋巴结转移也可观察到。MRI由于对软组织影有更高的分辨率，因此常被用于检测小肿瘤、评价转移及心包或大血管侵犯可能，以最终判断能否手术切除。和其他神经内分泌肿瘤一样，胸腺神经内分泌肿瘤也常表达生长抑素受体，但并非所有胸腺神经内分泌肿瘤都表达。

细针穿刺活检或手术病理活检是胸腺类癌诊断的金标准，并且对肿瘤的分级和分期具有重要作用。胸腺类癌的典型表现包括巢式表现和同质性生长，而在电镜下常可在胞质中观察到致密的神经内分泌颗粒。免疫组化染色对于胸腺神经内分泌肿瘤的诊断主要起到两方面作用，一方面确认肿瘤神经内分泌分化程度，另一方面确认肿瘤来源于其他非胸腺组织以鉴别诊断。神经内分泌标志包括突触素（Syn）、嗜铬粒蛋白（CgA）、神经元特异性烯醇化酶（NSE）和神经细胞黏附分子（NCAM / CD56），其中后两者的敏感性更高。分化较好的神经内分泌肿瘤，也就是类癌和非典型类癌中，这些标志阳性的可能性更高。

胸腺类癌鉴别诊断方面最重要的是与转移至胸腺的其他肿瘤，包括肺、小肠和胰腺来源在内的其他神经内分泌肿瘤相鉴别。然而，这种转移的神经内分泌肿瘤可根据患者病史结合影像学和标志物来区分，特殊免疫组化标志如CDX- 2、Islet 1和TTF- 1也可以帮助区分其组织来源。其他需要鉴别诊断的包括其他纵隔原发肿瘤，如胸腺瘤、副神经节瘤、淋巴瘤、甲状旁腺肿瘤及甲状腺髓样癌。其中鉴别最困难的是胸腺瘤，免疫组化标志可起到重要作用：虽然二者均为CAM 5.2强阳性，但胸腺瘤中神经内分泌标志如突触素和嗜铬粒蛋白为阴性。其他几种纵隔肿物也可通过免疫组化进行区分。

二、胸腺类癌的治疗

外科根治性手术为其主要治疗手段，只要有可能，手术完全切除（R0切除）是首选治疗方式。然而，许多胸腺类癌在发现时可能已经浸润邻近纵隔结构（如主要血管、心包或膈神经），很少能实现显微镜下完全切除。这也是许多胸腺类癌在手术完全切除后，仍有较高的局部复发率的原因。

手术入路方面，大部分患者需要行正中胸骨切开术，以便完整地切除肿瘤及所累及胸腺组织，包括清除纵隔脂肪和清扫相关淋巴结。对于体积较小的肿瘤或尚未浸润邻近纵隔结构的肿瘤，也可考虑微创手术，但同样需要保证完整的扩大切除。对已明确侵犯邻近组织而无法达到完全切除的肿瘤，进行非治愈目的的减瘤手术可能并不会带来任何生存获益。因此，姑息性大手术应该仅用于经严格选择的病例，如对于引起压迫症状的较大原发性肿瘤，或者具有内分泌功能的胸腺类癌，姑息性手术可能提供在控制症状方面的益处。

由于胸腺神经内分泌肿瘤易出现局部复发，因此对于局部病变尤其是无法完全切除的肿瘤，建议进行术后放疗，在有效控制局部病变的同时并不会导致死亡率升高。目前胸腺神经内分泌瘤的最适放疗剂量尚无统一标准，一般选用相应胸腺上皮性肿瘤的剂量。当复发或远处转移可能性较大时应考虑全身化疗。虽然没有标准的联合方案，但拥有较高的增殖率、分化较差的肿瘤仍推荐进行化疗。临床中通常采用铂类联合依托泊苷、氟尿嘧啶（5 -FU）和多柔比星方案，而最新化疗方案（阿霉素+ 5 -FU+氮烯咪胺）显示出在神经内分泌瘤治疗中的作用。无法达到R0切除的局部进展期肿瘤患者可从新辅助化疗和放疗中获益，如铂类联合依托泊苷治疗。即使在复发病例中，手术治疗也能起到一定作用。有研究指出复发后手术治疗的病例可以获得更长的生存期，由此建议针对复发的患者采用积极的治疗。

靶向治疗在神经内分泌肿瘤的治疗中逐渐成为热点并发挥作用。对于增殖能力较弱的功能性肿瘤，可以选择生长抑素类似物或γ-干扰素。对于有高生长抑素受体的肿瘤患者，可选择肽受体放疗（peptide receptor radiotherapy，PRRT）。对于有高生长抑素受体的肿瘤患者，可选择肽受体放疗。酪氨酸激酶抑制药如伊马替尼对CD117（KIT）过表达的患者有较好的疗效。研究发现奥曲肽对小肠神经内分泌瘤有较强抗肿瘤疗效后，生长抑素在无功能肿瘤中也开始被广泛应用。

值得注意的是，以上所有的治疗证据都是针对肺神经内分泌瘤进行的。对于胸腺神经内分泌瘤而言，生长抑素类似物可有效控制胸腺神经内分泌瘤相关的库欣综合征表现。肽受体放疗在胸腺神经内分泌瘤的治疗中很有前景，但仍需要更多的研究。

（陈立如，柳阳春）

第十六章　胸腺瘤与伴发疾病

作为中枢淋巴器官，胸腺与机体的很多免疫功能有关，其中最重要的包括产生成熟的功能性T淋巴细胞和诱导自身免疫耐受。尽管胸腺瘤发病率低，但1/3的患者会出现副肿瘤综合征表现，其中主要为伴随着自身免疫耐受的丢失和自身免疫性疾病的出现，与多种自身免疫性疾病相关，包括重症肌无力（MG）、系统性红斑狼疮（systemic lupus erythematosus，SLE）、低丙种球蛋白血症、抗利尿激素分泌异常、纯红细胞再生障碍性贫血、恶性贫血、天疱疮以及自身免疫性甲状腺疾病等，少数胸腺瘤患者可伴随另一种恶性肿瘤。

第一节　红细胞再生障碍性贫血

胸腺瘤合并纯红细胞再生障碍性贫血是一种罕见的以骨髓红细胞系统造血障碍为特征的自身免疫性疾病，分为先天性、获得性纯红细胞再生障碍性贫血。获得性纯红细胞再生障碍性贫血常合并某些特征性疾病如胸腺瘤、淋巴瘤、白血病、多发骨髓瘤等，其中以胸腺瘤最为常见。资料表明，胸腺瘤合并纯红细胞再生障碍性贫血占胸腺瘤患者的2%~5%，纯红细胞再生障碍性贫血有10%~50%合并胸腺瘤。

胸腺瘤合并纯红细胞再生障碍性贫血的临床特征如下。①好发于中年，发病率无性别差异；②多因贫血就诊；③一部分患者合并自身免疫性疾病；④胸腺瘤逐渐增大会压迫气管和心脏，从而影响呼吸、循环功能。

胸腺瘤合并纯红细胞再生障碍性贫血的实验室特征如下。①血常规，血红蛋白、红细胞比容低于正常值，网织红细胞数≤0.001，绝对值减少或为0，白细胞、血小板计数正常，红细胞及血小板形态正常。②骨髓象，骨髓红细胞系各阶段低于正常值，三系造血细胞形态正常。

胸腺瘤合并纯红细胞再生障碍性贫血患者多因头晕、乏力、气促等贫血症状首诊，查体时可见贫血貌，少见肝脾明显肿大者。胸腺瘤查体时较难发现，一般为入院后行胸部X线检查发现前纵隔占位，部分患者因病灶较小，需行胸部CT或MRI才会发现。少数患者为体检发现纵隔占位，行胸腺瘤切除术后，新发贫血症状。入院时查血常规可见患者呈现正细胞正色素型贫血，红细胞计数及血红蛋白均明显下降，网织红细胞减少甚至缺失，平均红细胞体积、红细胞平均血红蛋白浓度、白细胞计数及血小板均无明显异常；查血生化可见胆红素正常，排除溶血性贫血；骨髓穿刺活检可见红系增生低下，粒红比明显升高，巨核系正常。有条件者可行造血细胞免疫抗体检测及免疫功能检测淋巴细胞亚群，可有阳性发现。最终需要病理活检才确诊胸腺瘤并进行分型。

手术是胸腺瘤合并纯红细胞再生障碍性贫血的首选治疗方法，也是其他治疗手段的前提和基础。部分患者胸腺瘤切除后贫血症状才得以缓解，而在不切除胸腺及胸腺瘤的情况下，药物治疗常无效。传统的手术方法一般是采用胸骨正中切口或侧开胸，胸骨正中切口损伤胸骨的造血功能，不利于患者贫血的改善；而侧开胸显露上纵隔困难、创伤大。胸腔镜手术已成为开展腔镜手术以来治疗胸腺瘤合并纯红细胞再生障碍性贫血的优选手术方式，手术入路同常规胸腺瘤手术。

评价胸腺瘤合并纯红细胞再生障碍性贫血的疗效，主要指标是纯红细胞再生障碍性贫血的缓解程度，按照纯红细胞再生障碍性贫血的疗效评价标准，将治疗疗效分为以下几种。①基本治愈，贫血症状消失，血红蛋白上升，男性达到120 g/L，女性达到110 g/L，白细胞计数及血小板计数正常，骨髓象恢复正常，随访1年以上无复发。②缓解，症状消失，血红蛋白男性达120 g/L，女性达到110 g/L，白细胞计数及血小板计数正常，骨髓象恢复正常，随访3个月稳定或继续进步。③明显进步，症状好转，不需输血，血红蛋白较治疗前增加至30 g/L以上，维持3个月不下降。④无效，治疗后血红蛋白不增加。

不少单纯行手术切除治疗的患者纯红细胞再生障碍性贫血复发，因此单纯手术的治疗效果存在很大的局限性。其原因为胸腺瘤来源的异常T细胞及相关细胞因子长期存在于血液中，并对红系造血系统产生长期影响。应用肾上腺皮质激素、细胞毒免疫抑制药等行免疫抑制治疗亦有显著的疗效。有日本学者采用免疫抑制治疗，使95%患者获得完全缓解。但接受免疫抑制治疗的患者存在免疫功能下降并罹患感染性疾病的风险。放疗的报道较为少见。有报道显示，接受放疗的患者缓解率为71%，优于单纯手术治疗，但存在放疗致骨髓抑制的风险，如放疗期间出现贫血加重、全血细胞减少，应考虑为放疗后骨髓抑制。

（陈立如，柳阳春）

第二节 系统性红斑狼疮

系统性红斑狼疮（SLE）是一种自身免疫介导的，T细胞和B细胞共同参与，以免疫性炎症为突出表现的弥漫性结缔组织病。胸腺是在T细胞发生和分化中起重要作用的器官。SLE与胸腺瘤同时出现者罕见，国内外仅有少数病例报道。有报道显示，虽然SLE合并胸腺瘤极为罕见，但胸腺瘤患者中SLE的患病率为2.4%。而普通人群中SLE的患病率约为0.015%，中国人为0.07%，可见胸腺瘤患者SLE患病率明显高于普通人群，这提示SLE可能与胸腺瘤存在一定的关联性。

对胸腺瘤并发SLE的病理生理仍不清楚，推测两种疾病存在共同的发病条件。胸腺瘤是一种全身性疾病，可观察到的胸腺瘤瘤体只是实际胸腺瘤病理免疫整体的一部分。据报道显示，大部分患者是SLE和胸腺瘤两者同时被发现，少部分患者两种病先后发现，孰先孰后及时间间隔不定。有报道大部分SLE患者在胸腺瘤切除后发病，以及胸腺瘤患者接受化疗和放疗治疗后发生SLE的现象。在切除和SLE发病有关联的胸腺后，似乎消除了病因，但是又发生了SLE，这令人费解。以往学者在讨论胸腺瘤并发SLE时认为，行胸腺切除术后，患者体内细胞毒T细胞的数目下降、胸腺素缺乏会引起调节T细胞（Th和细胞毒T细胞）数目的下降，从而引起自身免疫反应的激活，最终发展成SLE。这不能解释有的病例在SLE发病后数年发生胸腺瘤，而部分病例是两者同时发现的。

胸腺瘤合并SLE患者的临床表现与普通SLE患者的临床表现相似，但以血液系统表现为主，如贫血、血小板或白细胞减少、肾脏损害表现。和普通SLE一样，血清中可以检测到多种自身抗体的存在，可存在补体C3、C4降低。

合并良性胸腺瘤的SLE患者的治疗和普通SLE的治疗相同，采用以糖皮质激素、免疫抑制以及羟氯喹治疗。由于切除胸腺瘤后SLE的转归不定，如果胸腺瘤无邻近器官压迫现象或恶变可能，则不宜将切除胸腺瘤作为SLE合并胸腺瘤的治疗措施之一。胸腺瘤患者可出现体内免疫紊乱，并发SLE、风湿类关节炎、干燥综合征、纯红细胞再生障碍性贫血等自身免疫病。因此SLE并发胸腺瘤患者无论是切除还是化疗、放疗或胸腺瘤未处理，均应密切随访其免疫功能是否紊乱，观察并预防感染，尤其是肺部感染。对胸腺瘤患者应注意其全身表现，特别是关节肌肉以及多脏器的表现，并检测自身抗体，以便早期发现合并症，早期给予有效治疗。

（陈立如，柳阳春）

第三节　胸腺瘤与其他自身免疫性疾病

由于胸腺瘤常伴随着免疫调节缺陷，因此很多自身免疫性疾病与胸腺瘤有关。与胸腺瘤相关的其他自身免疫性疾病包括风湿性关节炎、恶性贫血等，发生率约5%；约10%的胸腺瘤患者合并自身免疫性甲状腺疾病，体内常伴有抗甲状腺相关抗体。

有报道显示，胸腺瘤可同时伴发弥漫性毒性甲状腺炎、MG和抗利尿激素分泌失常。也有文献报道显示，其他免疫介导的血液相关疾病，如血小板减少症和嗜中性白细胞减少症与胸腺瘤伴发。其他自身免疫性疾病如胸腺瘤相关的自身免疫性大疱性皮肤病即自身免疫性疱疹，包括寻常型天疱疮、副肿瘤性的天疱疮和大疱性的副天疱疮以及自身免疫性脑炎、边缘性脑炎、神经性肌强直、肌强直性营养不良、多发性肌炎和肌病、心肌炎、移植物抗宿主病等。其他较少见的疾病还有溃疡性结肠炎、小肠假性梗阻、高丙种球蛋白血症、皮肌炎、硬皮病、高安综合征、恶性贫血、自体免疫溶血性贫血、干燥综合征、混合性结缔组织病等。

由于胸腺瘤容易伴发自身免疫性疾病，而且切除胸腺瘤后也会发生某些自身免疫性疾病，因此对发现胸腺瘤的患者及胸腺瘤术后的患者均应密切随访，以便早期发现自身免疫性疾病。

（陈立如，柳阳春）

第十七章　复发胸腺肿瘤的诊断与治疗

第一节　综述

胸腺瘤是最常见的纵隔肿瘤，约占成人纵隔肿瘤的20%，通常生长缓慢，但具有侵袭和复发的特性，手术切除是胸腺瘤的主要治疗方式。据统计，胸腺瘤完全切除后复发率为10%~30%，复发时间为术后数年至数十年，平均复发时间约5年。江西省人民医院发现胸腺癌术后最早复发病例为1年，胸腺瘤术后复发为5~9年。

胸腺瘤的生物学特性与肺癌、食管癌不同。①胸腺瘤具有惰性、缓慢生长、与宿主共存、不产生明显宿主全身性严重反应的特点；②以胸膜腔种植为主，临床多见形成单发或多发的孤立性、大小不一的椭圆形肿块（图17-1）；③肿块包膜完整、光滑，可以不与肺形成粘连；④瘤体增大可发生中央缺血性坏死、液化，也可以发生包膜出血，形成血性胸腔积液（图17-2~图17-5）。江西省人民医院曾见1例复发性胸腺瘤，肿瘤穿透上腔静脉血管管壁，基底贴附于血管内膜形成孤立性肿块，该肿瘤包膜完整、光滑、阻塞上腔静脉管腔导致上腔静脉梗阻。

一、胸腺瘤复发的危险因素

研究显示，胸腺瘤术前Masaoka分期、WHO的组织分型和肿瘤组织大小均与胸腺瘤的复发密切相关。局部复发者常为Ⅰ期、Ⅱ期胸腺瘤，而Ⅲ期、Ⅳ期胸腺瘤主要为区域复发。WHO分型级别越高，Masaoka分期越晚，无瘤间歇期就越短。术前Masaoka分期是胸腺瘤复发的独立危险因素。对于胸腺瘤术后辅助放疗能否降低复发率，研究认为，早期（Masaoka分期Ⅰ期、Ⅱ期）患者完全切除（R0）后放疗与否不会影响胸腺瘤的复发。1项Meta分析结果显示，

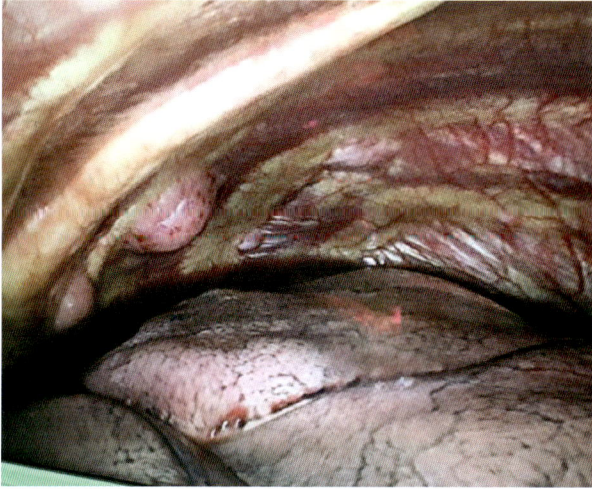

图17-1　手术所见

胸膜腔多发、孤立转移性胸腺瘤、胸腔积血。

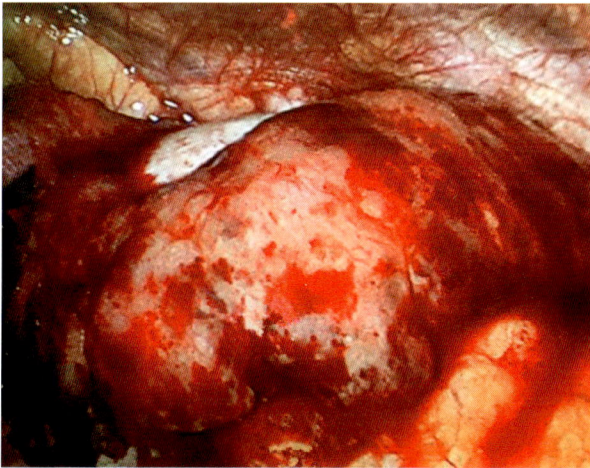

图17-2　手术所见

肿瘤表面出血。

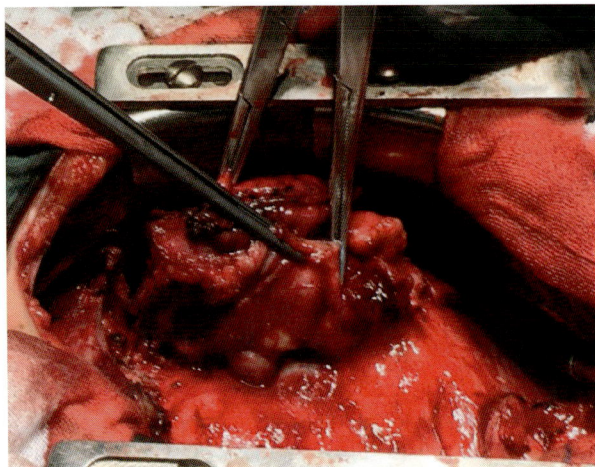

图17-3　B3型胸腺瘤
手术所见肿瘤表面"菠萝样"，由多发圆形、椭圆形小肿瘤组成大瘤体。

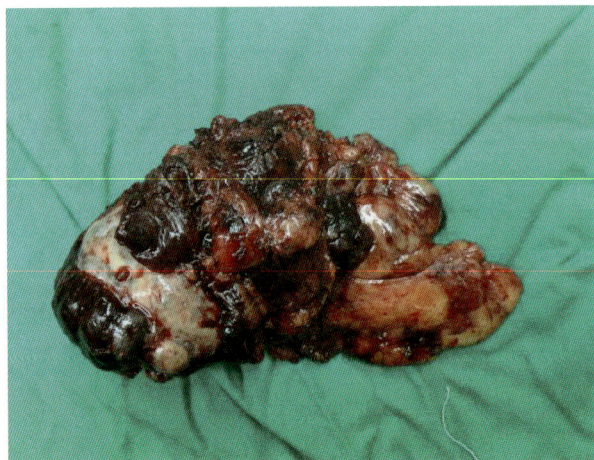

图17-4　B3型胸腺瘤大体标本
肿瘤有中央坏死、液化、出血。

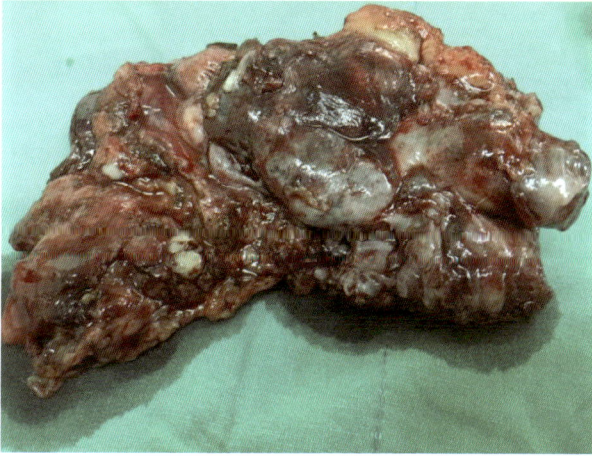

图17-5　B3型胸腺瘤大体标本
肿瘤由多个生发中心发生的、分别具有包膜的、大小不一的瘤体共同组成、多数瘤体呈圆形、椭圆形。

Ⅲ期胸腺瘤R0切除后的辅助放疗也未对预防复发起到显著作用。相反，对于非R0切除患者，辅助放疗能明显改善患者预后。江西省人民医院均见有A型、B型、C型胸腺瘤术前或术后以胸膜腔种植为表现的复发病例，但B3型多见。

二、胸腺瘤复发的形式

　　胸腺瘤复发的形式包括局部复发、区域复发和远处复发3种。局部复发指复发位于前纵隔，或复发部位与既往胸腺瘤切除部位相连续；区域复发指胸腔内的复发，但不与既往胸腺瘤切除部位相连续；远处复发指胸腔以外的复发。胸腺瘤的复发形式多以局部和区域为主，胸膜是最常见的复发部位，占所有复发的46%~80%。临床多见B型胸腺瘤局部、区域性种植复发，胸腺癌可见经血液途径的肿瘤播散性转移，如转移至肝脏、骨（图17-6~图17-7）。通常，胸腺瘤少见经淋巴转移。江西省人民医院胸腺瘤手术原则为切除前纵隔淋巴结，在5例复发胸腺瘤再手术者中发现1例B3型复发胸腺瘤合并淋巴结转移。中国胸腺肿瘤研究协作组正在就胸腺瘤淋巴结转移规律进行前瞻性研究。
　　柳阳春推论胸腺瘤的胸膜腔种植模式：特定因素（手术与非手术）→瘤细胞脱落→胸液成为营养基→胸膜吸附（黏附作用）→形成胸腺瘤细胞群落→瘤细胞以倍增的形式增殖→血管生成→瘤细胞群落融合成团→形成具有包膜的肿瘤瘤体。

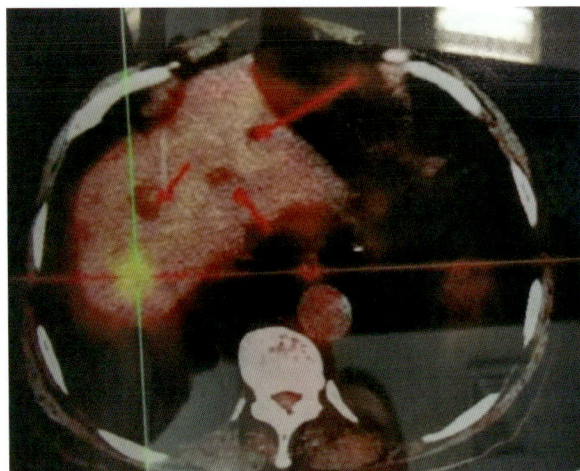

图17-6 PET-CT影像（一）

胸腺鳞状细胞癌肝脏转移。

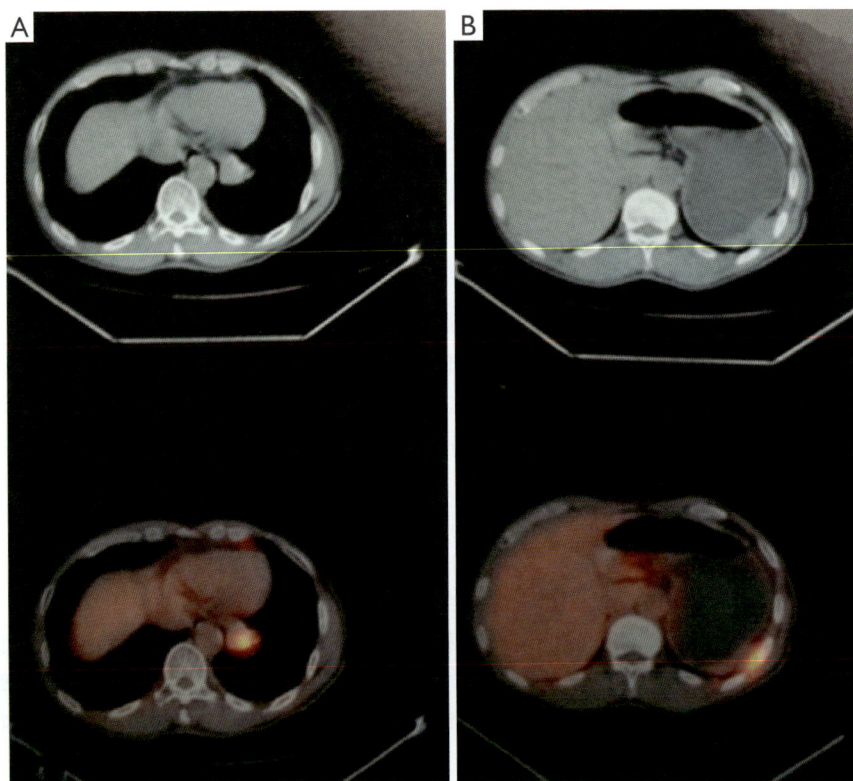

图17-7 PET-CT影像（二）

（A）左下肺转移瘤；（B）左侧后肋转移瘤。

三、胸腺瘤复发的原因

病理性质与分期：根据WHO对胸腺瘤病理分型的标准，胸腺瘤分A型、B1型、B2型、B3型、AB型、C型。A型预后好；C型为胸腺癌，预后差；B型为中间状态，手术后有复发倾向。蔡铭统计的资料提示肿瘤复发和肿瘤相关死亡仅见于B2型、B3型、C型胸腺瘤。江西省人民医院的资料证实胸腺瘤术后复发取决于胸腺瘤的病理性质，即复发胸腺瘤多见于B2型、B3型及Masaoka分期Ⅱb期以上病例。

四、手术方式与操作关系

胸腺瘤复发的原因固然与手术方式、手术操作有一定关联性，但值得指出的是部分胸腺瘤手术前即有胸腔种植性转移，而术前并未发现，或不能被发现（片状、体积小的转移性胸腺瘤无论是高分辨CT还是PET-CT检查都难以发现，图17-8）。这类术后再发现的胸腺瘤不应归因于手术因素，更不能归因于胸腔镜微创手术（图17-9~图17-10）。此外，首次手术仅为姑息性手术，而术后原位出现增大的肿块，也不能归为肿瘤复发。江西省人民医院曾发现转移的胸腺瘤贴胸骨骨膜纵行片状生长，虽然原位肿瘤完整切除，但转移瘤不能切除。以往胸腺瘤胸腺切除术均采用正中胸骨切开方式，原则上完整、大块，而非单纯切除肿瘤，不至于造成肿瘤种植；但如果存在手术操作粗暴、过度牵拉、没有完整大块切除等技术性因素，可造成肿瘤组织碎片胸腔存留，形成肿瘤细胞直接胸腔种植。胸腺瘤组织碎片胸腔存留应该是导致胸腔种植的最为直接的因素，提示胸腺瘤手术同样应该遵循无瘤原则，操作轻柔，避免过度牵拉，肿瘤与周边组织及脂肪需完整大块切除，最为重要的是手术结束时必须反

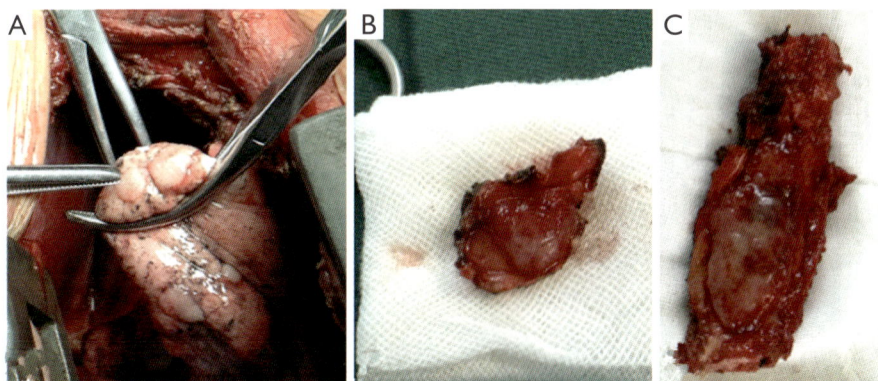

图17-8 复发性胸腺瘤，术前CT检查未显示片状病灶

（A）左下肺表面多发性小肿瘤；（B）胸膜腔多发性小肿瘤；（C）肋骨骨膜肿瘤。

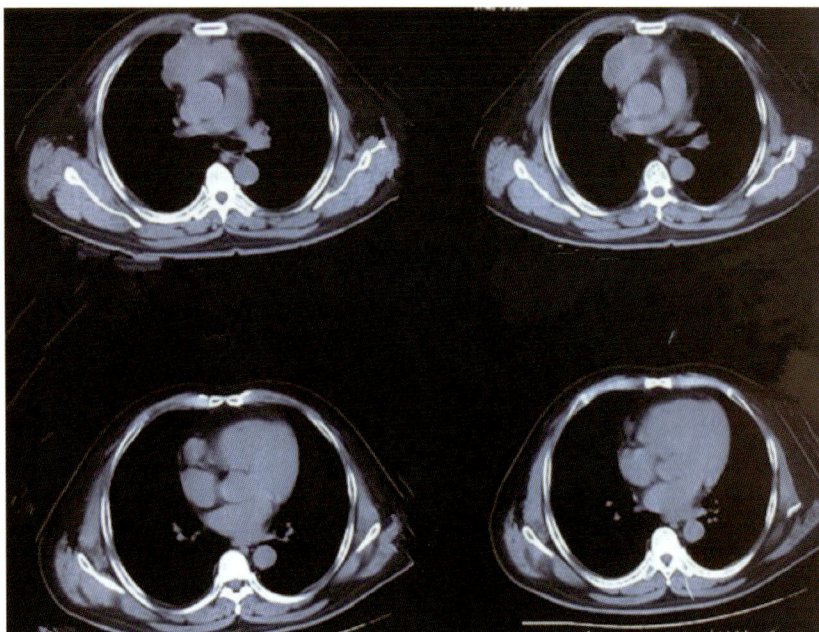

图17-9 B3型胸腺瘤手术前即有胸腔种植性转移

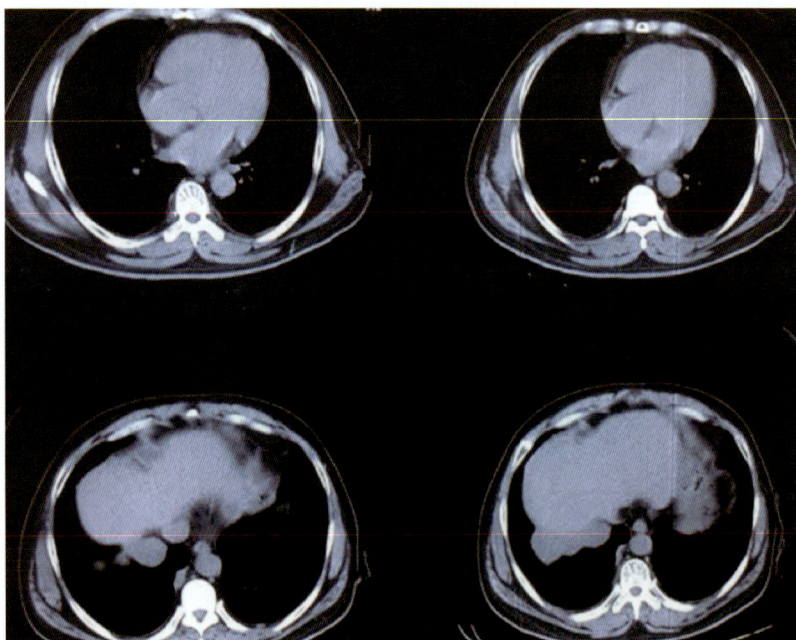

图17-10 B3型胸腺瘤手术前胸腔种植性转移

复冲洗胸腔，清除组织碎片。单纯切除肿瘤存在肿瘤种植复发的危险，不应选择这种手术方式。值得提出的是，尽管注意到这些避免肿瘤复发的因素，但是临床上还是可能出现肿瘤胸腔种植（图17-11）。

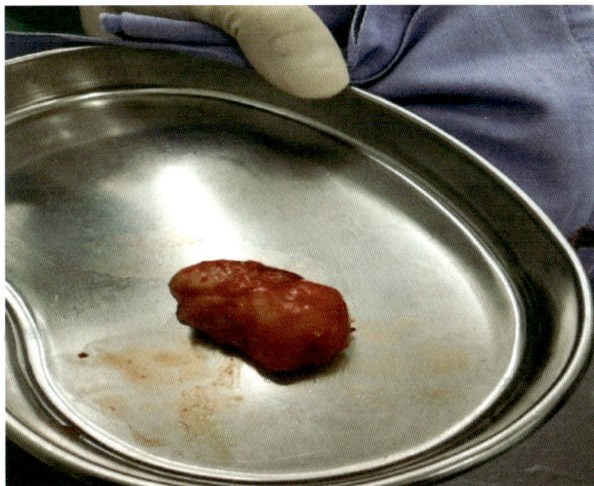

图17-11　B2型胸腺瘤，单纯切除肿瘤

五、胸腔镜微创手术

最具争议的问题是胸腔镜微创胸腺瘤并胸腺切除手术是否会增加胸腺瘤复发率，对此中国胸腺肿瘤研究协作组达成了共识，认为需要掌握胸腔镜微创胸腺瘤切除术的指征，提倡直径<5 cm的胸腺瘤适合胸腔镜手术。中国胸腺肿瘤研究协作组提出的胸腔镜微创胸腺手术质量控制标准是：胸腔镜微创胸腺手术主要适用于第八版AJCC/UICC TNM分期Ⅰ期肿瘤的外科治疗，Ⅱ期、Ⅲa期肿瘤建议在胸腔镜微创技术成熟的医疗中心尝试进行。

胸腔镜下胸腺手术，忌钳夹、牵拉肿瘤，减少翻动；连同肿瘤、胸腺、纵隔脂肪，完整、大块一体化切除，是避免肿瘤种植的关键。取标本要求：①通过标本袋取标本；②避免标本袋破损，必要时扩大切口；③肿瘤过大不易取出时，可以在标本袋中剖开肿瘤。

六、复发胸腺瘤的临床表现

复发胸腺瘤的临床表现与初发胸腺瘤相似，主要表现为局部压迫症状（如呼吸困难、胸痛、咳嗽等）和神经内分泌症状，其中最常见的是重症肌无力

（MG），占复发性胸腺瘤患者的43%~54%，与初发胸腺瘤患者伴发MG的比例并无差异。初发胸腺瘤且不伴MG者，胸腺瘤复发仍有伴发MG的可能，而多数患者在复发时无任何症状，于术后胸部CT时随访偶然发现。

目前复发胸腺瘤主要通过胸部CT检查明确诊断。MRI具有低放射性的优势，也可作为监测胸腺瘤复发的手段，但图像分辨率不如CT，且每次检查耗时较长。无论是CT还是MRI均仅能在形态上提示胸腺瘤是否复发，但放疗后造成的组织纤维化和瘢痕形成给CT和MRI在复发的鉴别诊断上造成了困难。FDG-PET可以提供组织代谢水平的信息，在复发性胸腺瘤诊断中，FDG-PET-CT的诊断价值高于CT和MRI。但是，FDG摄取量与许多因素有关，其中包括胸腺瘤的病理组织分型，故FDG-PET能否作为复发性胸腺瘤的监测和诊断还需大规模的临床实践验证。许多分子生物学检测，如Bcl-2基因、c-kit基因、信号转导及转录活化因子等，与胸腺瘤的良恶性、WHO组织学分型、临床Masaoka分期、是否合并MG等有关，而在预测和诊断复发性胸腺瘤的价值上，尚未见相关报道。

复发性胸腺瘤的病理特点：复发性胸腺瘤的病理类型多以WHO组织分型的B3型或B2型为主，而A型很少复发。复发性胸腺瘤的组织学类型可能更具侵袭性，这可能与治疗过程使用皮质激素有关，但结论仍待更多研究证实。

（陈立如，柳阳春）

第二节 复发胸腺瘤的治疗

一、再手术治疗

手术是治疗复发胸腺瘤的主要方法，患者能否进行再次手术，不仅需考虑病灶能否被完全切除，还必须考虑患者对手术的耐受情况。一般来说，复发性胸腺瘤手术治疗，完全切除率约为85%，与初次手术切除后无复发组相比，其5年、10年、15年生存率差异无统计学意义，能显著改善复发性胸腺瘤患者的预后。但是，由于初次手术产生的粘连，再次手术时很难将肿瘤完全切除，完全切除（R0）率只有50%~60%。首次胸腺瘤手术为非R0切除者，再次手术治疗依然能使患者获益。复发胸腺瘤手术后仍有患者再次复发，第3次切除术结果仍优于非手术治疗患者。因此建议如果有第3次手术的可能性，第2次复发性胸腺瘤患者仍可以从手术治疗中获益。不能接受再次手术的情况包括单侧病灶广泛手术无法切除、双侧病灶、患者拒绝再手术或身体条件不允许、胸腔外病灶、双肺多发病灶、颈淋巴结转移等。

二、放射治疗

关于放射治疗在复发性胸腺瘤治疗中的作用研究较少。复发部位局限于纵隔和（或）单侧胸部的复发性胸腺瘤患者，单纯放疗可作为继手术之后的又一治疗方案。大剂量放疗在复发性胸腺瘤常规治疗无效的情况下，可作为一种尝试治疗方法，适用范围为残留肺功能尚可、对放疗敏感且局限在单侧胸腔的复发性胸腺瘤患者，同时需注意放射性心、肺损伤。

三、化学治疗

对于复发性胸腺瘤的标准化学治疗方案，至今仍无定论，但可以肯定化学治疗在复发性胸腺瘤中有重要作用。目前化疗主要应用于复发性胸腺瘤无法手术切除，尤其是伴有全身转移的患者。推荐化疗方案为以铂类为基础的联合化疗，缓解率为10%~50%，平均生存时间为37.7个月。关于复发患者应用原先初始化疗方案的有效性，各研究结果略有不同，有学者建议无瘤间歇期>12个月的复发性胸腺瘤患者，继续使用初始以铂类为主的联合化疗方案，依然能改善患者预后。

江西省人民医院采用的化疗方案是洛铂与多柔比星脂质体，曾针对B3型Ⅲ期胸腺瘤、胸腺癌进行术前新辅助化疗，取得了较好的疗效，未发生严重并发症（图17-12~图17-13）。胸腺癌经过多柔比星脂质体化疗后，大体标本的病理变化显示肿瘤纤维化，即呈纤维板状（图17-14）。

多柔比星脂质体是将盐酸多柔比星包封于表面含甲氧基聚乙二醇的脂质体中，使之免受单核巨噬细胞系统识别，从而延长其在血液循环中的时间。应用多柔比星脂质体可发生的不良反应有手足综合征、口腔炎、骨髓抑制、心脏毒性、肝脏损伤。江西省人民医院应用多柔比星脂质体多年，是否可能出现心脏毒性事件还有待时间来验证。

胸腔内高温化疗（hyperthermic intrapleural chemotherapy）已用于胸腺瘤伴胸膜扩散的治疗。但对于复发性胸腺瘤，尤其是纵隔胸膜广泛复发，至今未有相关治疗的报道。

其他的化疗药物有5-氟尿嘧啶、硝酸镓和紫杉醇。现已证实奥曲肽加泼尼松对治疗胸腺瘤有效。复发性胸腺瘤患者在接受化疗后效果欠佳，改用奥曲肽加泼尼松治疗后，肿瘤体积明显缩小。此为治疗复发性胸腺瘤的新方法。该治疗方法的不良反应包括糖耐量受损、恶心、腹泻等。

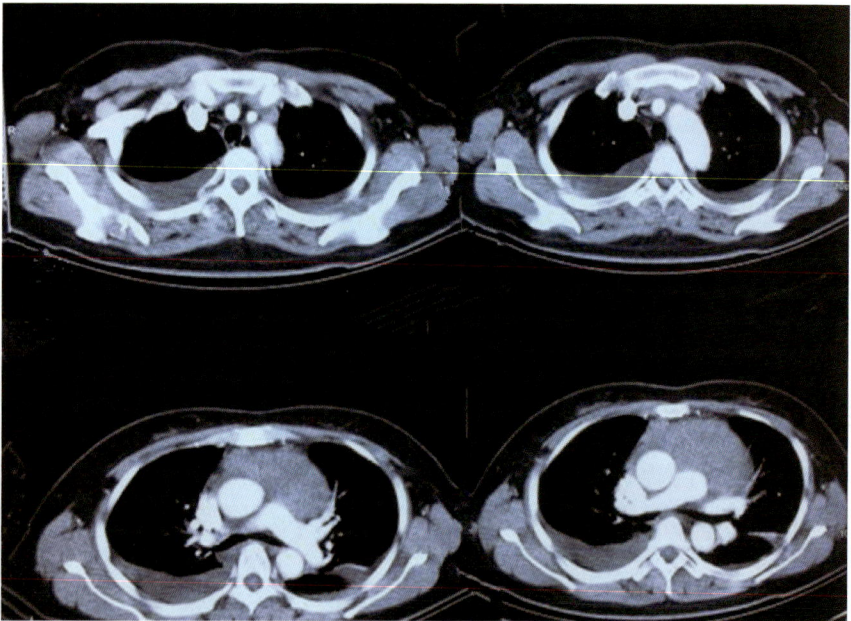

图17-12　B3型胸腺瘤新辅助化疗前右侧胸腔积液

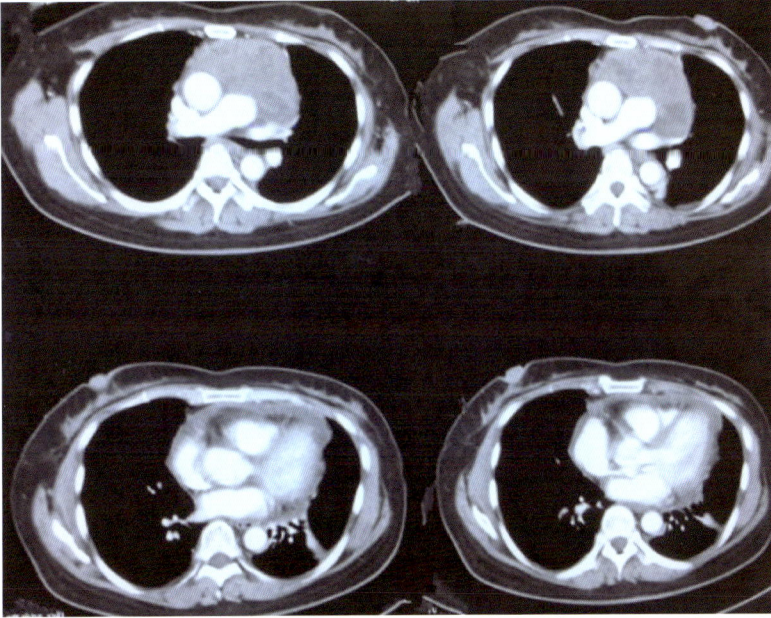

图17-13　B3型胸腺瘤新辅助化疗并部分心包切除术后

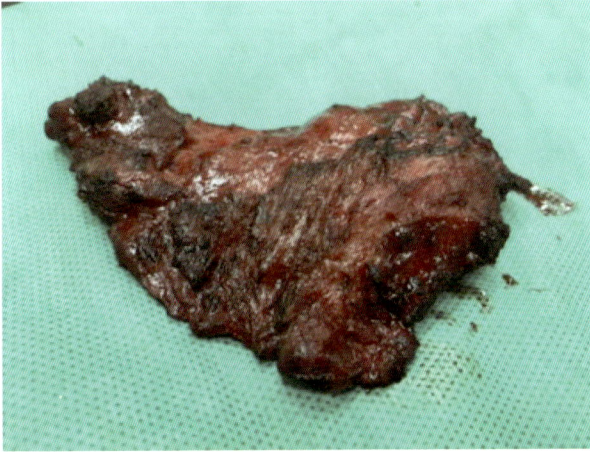

图17-14　胸腺癌新辅助化疗后，肿瘤大体标本呈纤维板状

四、复发胸腺瘤的靶向药物治疗与免疫治疗

详见第十八章，不再赘述。

（陈立如，柳阳春）

第三节　复发胸腺瘤的预后

复发胸腺瘤患者的生存期差异很大，5年、10年总体生存率分别为37.4%~73.3%和11.6%~33.2%。再次手术的完全切除率是影响复发性胸腺瘤预后的独立因素。有报道认为胸腺瘤的组织学分型与预后有关，WHO组织分型的AB型和B型预后较好。但胸腺瘤早期复发（<40个月）往往提示预后不佳。对于胸腺瘤复发时病灶个数对预后的影响，研究结果尚未统一。患者性别、年龄、初发胸腺瘤治疗前的Masaoka分期并不影响复发性胸腺瘤患者的预后。复发性胸腺瘤伴重症肌无力也不会对预后产生负面影响。为了改善复发性胸腺瘤的预后，除应制定更加合适的复发性胸腺瘤治疗的临床路径外，早期发现胸腺瘤的复发至关重要。

针对不能耐受手术、不适宜手术或拒绝手术的复发性胸腺瘤患者，靶向药物治疗与免疫治疗是目前正在尝试改善其预后的新方法。

（陈立如，柳阳春）

第四节 合并重症肌无力的复发胸腺瘤再手术治疗

一、重症肌无力与复发胸腺瘤的关系

江西省人民医院收集的复发胸腺瘤病例中，有5例首次手术时合并重症肌无力。按改良Osserman分型结果为：Ⅰ型1例、Ⅱa型1例、Ⅱb型1例、Ⅲ型2例。WHO病理分型结果为：B2型3例、B3型1例、C型1例，淋巴结均无转移。Masaoka分期结果为：Ⅱb期3例、Ⅲ期2例。首次手术均为胸腺扩大切除术，即切除胸腺瘤、胸腺、纵隔脂肪、受侵犯的纵隔胸膜及心包、前纵隔淋巴结。这5例在首次手术后1~6年，肌无力症状完全改善，停服胆碱酯酶抑制药，再次手术入院无肌无力症状。其中，1例在首次手术后7年复发胸腺瘤，再手术切除复发的胸腺瘤、右全肺、上腔静脉、无名静脉，术后出现呼吸衰竭，其原因为创伤大、术后管理不善、未明确有无肌无力危象并作出相应处理。

以上有限的资料仅提示如下信息。①首次手术合并重症肌无力的复发胸腺瘤，再入院并不一定出现以肌无力为表现的临床症状，即胸腺瘤复发与肌无力复发不成正比。这种现象似乎颠覆了重症肌无力手术治疗原则，即重症肌无力需要胸腺扩大切除，不能残留胸腺组织。因为一直认为胸腺切除后重症肌无力的症状得不到改善是胸腺切除不彻底所致，而原来合并重症肌无力的复发胸腺瘤肌无力症状不明显。②再次手术时必须警惕发生肌无力危象；对于有肌无力的复发性胸腺瘤，手术忌全肺切除，慎重肺叶切除，术后呼吸机辅助治疗。③由于大多数胸腺瘤复发呈缓慢进展性，再手术所见肿瘤多是孤立性，且包膜完整，即使肺部转移亦以外周型为主，并且患者带瘤生长周期长，全身性影响小。因此，一旦发现胸腺瘤复发，应该再手术。值得注意的是，无论是普通CT还是PET-CT检查，影像学检查都难以发现直径<0.5 cm的片状胸腺瘤。

二、再手术方式

复发胸腺瘤再手术方式取决于复发肿瘤所处的位置、范围、累及的器官与大血管等。对于孤立、局限于纵隔或胸膜腔的复发胸腺瘤可以采用胸腔镜行复发胸腺瘤切除；累及无名静脉、上腔静脉者需行正中胸骨切开术，切除肿瘤并行人工血管置换。侵袭性胸腺瘤常见累及无名静脉汇入上腔静脉处，需同时替换上腔静脉和无名静脉。需尽可能保护膈神经，避免损伤，通常膈神经可以从肿瘤中剔出（图17-15）。

江西省人民医院5例复发胸腺瘤再手术病例中，1例于2003年发生胸腺瘤，手术发现肿瘤侵犯心包，行胸腺瘤、胸腺、部分心包切除术。2010年发生右上

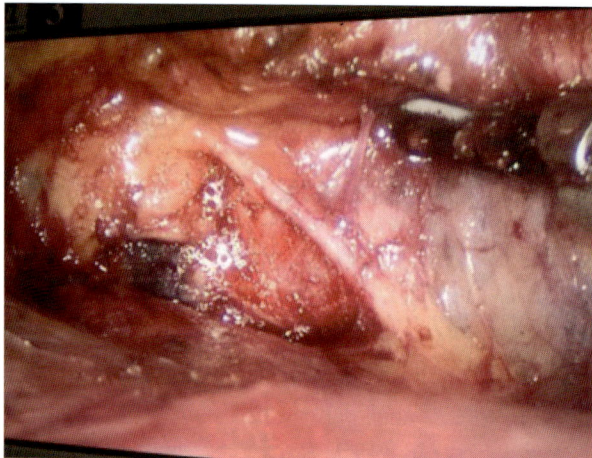

图17-15 膈神经从肿瘤中剔出

肺不张、纵隔及右胸腔多发肿瘤，上腔静脉、无名静脉梗阻。行正中胸骨切开，切除纵隔、右胸腔多发的复发胸腺瘤，同时切除右全肺、上腔静脉、无名静脉，行无名静脉、上腔静脉人工血管置换。切开上腔静脉，见肿瘤基底部贴附于血管内壁，包膜完整，肿瘤呈游离状延伸入右心房。另外1例B2型胸腺瘤，首次手术后8年发生右侧胸腔复发胸腺瘤，同时发生左下肺中分化鳞状细胞癌，行胸腔镜下左下肺切除、右胸腔复发胸腺瘤切除，这种同时发生于不同部位、病理性质不同的胸部肿瘤很罕见。

参考文献

[1] 于振涛,冯庆来,尚晓滨,等.胸腺囊肿(附16例报道)[J].中国肿瘤临床,2008,35(10):544-546.

[2] 胡伟伟,赵雪松,张杰武.颈部异位胸腺囊肿的诊断及治疗研究进展.[J].黑龙江医学,2011,35(3):255-258.

[3] Morresi-Hauf A, Wöckel W, Kirchner T. Thymie cyst with initial maignant transformation[J]. Pathologe, 2008, 29(4): 308-310.

[4] Sakaguchi Y, Komatsu T, Takubo Y, et al. Resected case of giant cystic thymoma with spontaneous intracystic hemorrhage[J]. Surg Case Rep, 2019, 5(1): 30.

[5] Yano M, Numanami H, Akiyama T, et al. Thoracoscopic Thymectomy for Large Thymic Cyst: Myasthenia Gravis With Thymoma Concealed by Thymic Cyst[J]. Surg Laparosc Endosc Percutan Tech, 2019, 29(3): e34-e36.

[6] 李金锐.32例胸腺囊肿临床分析[J].河南外科学杂志,2014,20(3):36-37.

[7] 柳阳春,林庆,章晔,等.剑突下入路电视胸腔镜下胸腺切除术治疗重症肌无力13例[J].南昌大学学报(医学版),2017,57(1):69-70.

[8] Jurado J, Javidfar J, Newmark A, et al. Minimally invasive thymectomy and open thymectomy: outcome analysis of 263 patients[J]. Ann Thorac Surg, 2012, 94(3): 974-982.

[9] Tamura M, Shimizu Y, Hashizume Y. Pain following thoracoscopic surgery: retrospective analysis between single incision and three-port video-assisted thoracoscopic surgery[J]. J Cardiothorac Surg, 2013, 8: 153.

[10] Detterbeck FC, Stratton K, Giroux D, et al. The IASLC/ITMIG Thymic Epithelial Tumors Staging Project: proposal for an evidence-based stage classification system for the forthcoming (8th) edition of the TNM classification of malignant tumors[J]. J Thorac Oncol, 2014, 9(9 Suppl 2): S65-S72.

[11] Liu Q, Gu Z, Yang F, et al. The role of postoperative radiotherapy for stage I/II/III thymic tumor-results of the ChART retrospective database[J]. J Thorac Dis, 2016, 8(4): 687-695.

[12] Ma K, Gu Z, Han Y, et al. The application of postoperative chemotherapy in thymic tumors and its prognostic effect[J]. J Thorac Dis, 2016, 8(4): 696-704.

[13] Wei Y, Gu Z, Shen Y, et al. Preoperative induction therapy for locally advanced thymic tumors: a retrospective analysis using the ChART database[J]. J Thorac Dis, 2016, 8(4): 665-672.

[14] 谷志涛, 方文涛. 胸腺癌的综合治疗进展[J]. 中华胸部外科电子杂志, 2017, 4(4): 263-265.

[15] Fu H, Gu ZT, Fang WT, et al. Long-Term Survival After Surgical Treatment of Thymic Carcinoma: A Retrospective Analysis from the Chinese Alliance for Research of Thymoma Database[J]. Ann Surg Oncol, 2016, 23(2): 619-625.

[16] 梁乃新, 珞赵, 李单青. 胸腺类癌诊断及治疗策略进展[J]. 基础医学与临床, 2017, 37(11): 1644-1648.

[17] Sergieva S, Robev B, Dimcheva M, et al. Clinical application of SPECT-CT with 99mTc-Tektrotyd in bronchial and thymic neuroendocrine tumors (NETs)[J]. Nucl Med Rev Cent East Eur, 2016, 19(2): 81-87.

[18] Sullivan JL, Weksler B. Neuroendocrine Tumors of the Thymus: Analysis of Factors Affecting Survival in 254 Patients[J]. Ann Thorac Surg, 2017, 103(3): 935-939.

[19] Zhu S, Wang ZT, Liu WZ, et al. Invasive atypical thymic carcinoid: three case reports and literature review[J]. Onco Targets Ther, 2016, 9: 6171-6176.

[20] Nakajima J, Okumura M, Yano M, et al. Myasthenia gravis with thymic epithelial tumour: a retrospective analysis of a Japanese database[J]. Eur J Cardiothorac Surg, 2016, 49(5): 1510-1515.

[21] 商光凝, 马海涛, 黄海涛, 等. 巨大胸腺瘤合并单纯红细胞再生障碍型贫血一例及文献复习[J]. 临床医药文献电子杂志, 2019, 6(2): 166-167, 169.

[22] 孟云霄, 毕娅兰, 卢朝辉, 等. 胸腺瘤与自身免疫性疾病[J]. 中国神经免疫学和神经病学杂志, 2014, 21(4): 294-297.

[23] 贾佳, 冯小兵, 李月敏, 等. 单纯红细胞再生障碍性贫血合并胸腺瘤伴重症肌无力术后发生肌无力危象1例及文献复习[J]. 中国现代医学杂志, 2017, 27(7): 142-144.

[24] Thompson CA, Steensma DP. Pure red cell aplasia associated with thymoma: clinical insights from a 50-year single-institution experience[J]. Br J Haematol, 2006, 135(3): 405-407.

[25] Ishibashi H, Takasaki C, Okubo K. Phrenic nerve paralysis from recurrence of stage I thymoma with myasthenia gravis 10 years after complete resection[J]. Gen Thorac Cardiovasc Surg, 2015, 63(6): 365-368.

[26] 杨华夏,郭静波,梁乃新,等.系统性红斑狼疮合并胸腺瘤的临床特点分析[J].基础医学与临床,2016,36(2):243-247.

[27] Xie QB, Yin H, Tao Y, et al. Is there a bridge between systemic lupus erythematosus and thymomas[J]?. Turk J Rheumatol,2013,28:267-270.

[28] 洪春梅,俞炬华,唐宏勇,等.系统性红斑狼疮合并重症肌无力并胸腺瘤一例[J].中华风湿病学杂志,2013,17(8):575-576.

[29] 昊开良,蒋国梁,茅静芳,等.48例胸腺瘤复发转移的治疗与预后[J].中华放射肿瘤学杂志,2007,16(5):350-353.

[30] 戴洁,姜格宁,宋楠,等.复发性胸腺瘤的诊治进展[J].中华胸心血管外科杂志,2014,30(9):572-575.

[31] Luo T, Zhao H, Zhou X. The clinical features, diagnosis and management of recurrent thymoma[J]. J Cardiothorac Surg,2016,11(1):140.

[32] 陈文虎.胸外科特色治疗技术[M].北京:科学技术文献出版社,2004:263.

[33] 王卉,郭洪波.胸腺瘤综合治疗研究进展[J].国际肿瘤学杂志,2006,33(8):603-605.

[34] Bae MK, Lee CY, Lee JG, et al. Clinical outcomes and predictors of recurrence after thymoma resection[J]. Yonsei Med J,2013,54(4):875-882.

[35] Huang J, Detterbeck FC, Wang Z, et al. Standard outcome measures for thymic malignancies[J]. J Thorac Oncol,2011,6(7 Suppl 3):S1691-S1697.

[36] 戴洁,姜格宁,宋楠,等.复发性胸腺瘤的诊治进展[J].中华胸心血管外科杂志,2014,30(9):572-575.

[37] 蔡铭,翁鸢,常庆,等.胸腺肿瘤WHO分类的临床意义[J].齐齐哈尔医学院学报,2005,26(5):495-497.

[38] Margaritora S, Cesario A, Cusumano G, et al. Single-centre 40-year results of redo operation for recurrent thymomas[J]. Eur J Cardiothorac Surg,2011,40(4):894-900.

[39] 潘铁成,杨明山.胸腺疾病[M].北京:人民卫生出版社,2002:134-170.

[40] 柳阳春,谢爱民,徐全.68例胸腺肿瘤临床分析[J].江西医药,2007,42(6):505-506.

[41] 柳阳春,徐全,章晔.188例重症肌无力的外科治疗[J].江西医药,2009,44(1):23-25.

[42] 赵东波,步兵,彭忠民,等.恶性胸腺瘤合并上腔静脉综合征的外科治疗[J].中华肿瘤防治杂志,2006,13(17):1345-1346.

[43] 付浩,中国胸腺瘤协作组全体成员.胸腺瘤放疗的相关定义和报告指南[J].中国肺癌杂志,2014,17(2):110-115.

[44] 茅腾,谷志涛,方文涛,等.三种不同径路胸腺切除术治疗胸腺肿瘤[J].中华外科杂志,2013,51(8):737-740.

[45] 柳阳春,徐全.胸腺瘤胸腔种植合并肺癌1例[J].中华胸心血管外科杂志,2011,27(3):192.

[46] 谷志涛,方文涛.胸腺肿瘤微创切除手术的基本原则与质量控制[J].中国胸心血管外科临床杂志,2019,26(1):29-34.

（陈立如，柳阳春）

第十八章　胸腺肿瘤免疫治疗与靶向治疗

第一节　胸腺肿瘤免疫治疗

胸腺肿瘤是源自胸腺的相对少见的肿瘤，并且明显表现出惰性行为。以胸腺瘤和胸腺癌为代表的胸腺上皮肿瘤（TETs）是该类别中最常见的。完整的手术切除是TETs的标准治疗方法，然而，对于临床医生来说，治疗通常是具有挑战性的，因为这些肿瘤通常侵入邻近的结构或转移到远处的器官。在这些不可行手术切除的病例中，需要进行全身化或放化疗。最初的治疗方案包括顺铂/阿霉素/环磷酰胺与或不与泼尼松龙、顺铂/多柔比星/长春新碱/环磷酰胺（ADOC），或顺铂/依托泊苷治疗胸腺瘤，卡铂/紫杉醇或ADOC治疗胸腺癌。尽管如此，这些药物的临床疗效仅通过一些回顾性研究或Ⅱ期临床试验的结果得到证实，由于该疾病的少见性而缺乏来自随机对照试验的证据。**实际上，在临床中经常观察到不满意的化学治疗反应，特别是在胸腺癌的治疗中。因此，目前正在研究基于致癌机制进一步改进的治疗策略。**

关于免疫检查点的证据越来越多途径地增强了人们对肿瘤免疫的潜在机制的理解。程序性死亡配体1（PD-L1）是由抗原呈递细胞表达的跨膜糖蛋白，并通过与程序性死亡1（PD-1）受体结合调节免疫应答，所述受体是在T细胞表面上表达的B7受体家族的成员。该序列提供介导生理免疫耐受的抑制信号。此外，最近的研究强调了PD-1/PD-L1途径通过抑制抗肿瘤T细胞反应来逃避宿主免疫监视机制以促进肿瘤进展的作用。因此，免疫检查点抑制药是恶性肿瘤患者的新型治疗选择，对恶性肿瘤有效，并且自引入以来已被广泛使用。一些临床试验显示抗PD-1、抗PD-L1和抗细胞毒性T淋巴细胞抗原-4（CTLA-4）抗体的功效，被批准用于各种恶性肿瘤的临床应用。

在TETs中，一些研究确定了肿瘤微环境中免疫治疗靶标的表达，而其他病例报道也表明了针对PD-1/PD-L1途径的药物的新型抗肿瘤应答。一些Ⅰ期试验评估免疫检查点抑制药在实体恶性肿瘤中的有效性，包括少量TETs，并确认其在每种情况下的有效性。此外，目前正在进行针对TETs的PD-1/PD-L1途径阻断药的其他Ⅱ期临床试验。

一、胸腺上皮性肿瘤中PD-L1表达

2015年开始对TETs中的PD-L1表达进行分析，到目前为止，只有7项研究检测了TETs中的PD-L1表达，其中4项来自美国，3项来自日本（表18-1）。这些研究仅包括数量有限的病例，因为TETs是相对少见的恶性肿瘤，即使在癌症中心也难以收集数据。Padda等首次公布了69例通过免疫组化（IHC）评估

表18-1 TETs中PD-L1表达的概况

研究	年份	组织学	克隆 IHC	具有高 PD-L1 表达的病例数	评价
Padda等[1]	2015	65例胸腺瘤，4例胸腺癌	15	68%（统称）	强度（中强染色）
Katsuya等[2]	2015	101例胸腺瘤，38例胸腺癌	E1L3N	23%的胸腺瘤，70%的胸腺癌	定量，H评分（3%，1%）
Yokoyama等[3]	2016	82例胸腺瘤	EPR1161	54%	染色区域（38%）
Yokoyama等[4]	2016	25例胸腺瘤	EPR1161	80%	定量，H评分（20%，7%）
Marchevsky[5]	2017	38例胸腺瘤，8例胸腺癌	霉菌 sp142	92%的胸腺瘤，50%的胸腺癌	染色区域（1%）
Weissferdt 等[6]	2017	74例胸腺瘤，26例胸腺癌	E1L3N	64%的胸腺瘤，54%的胸腺癌	细胞数量（5%）
Tone等[7]	2017	12例胸腺瘤，11例胸腺癌	E1L3N	92%的胸腺瘤，36%的胸腺癌	染色区域，M评分（25%）

[1], Padda SK, Riess JW, Schwartz EJ, et al. Diffuse high intensity PD-L1 staining in thymic epithelial tumors[J]. J Thorac Oncol, 2015, 10: 500-508; [2], Katsuya Y, Fujita Y, Horinouchi H, et al. Immunohistochemical status of PD-L1 in thymoma and thymic carcinoma[J]. Lung Cancer, 2015, 88(2): 154-159; [3], Yokoyama S, Miyoshi H, Nishi T, et al. Clinicopathologic and Prognostic Implications of Programmed Death Ligand 1 Expression in Thymoma[J]. Ann Thorac Surg, 2016, 101(4): 1361-1369; [4], Yokoyama S, Miyoshi H, Nakashima K, et al. Prognostic Value of Programmed Death Ligand 1 and Programmed Death 1 Expression in Thymic Carcinoma[J]. Clin Cancer Res, 2016, 22(18): 4727-4734; [5], Marchevsky AM, Walts AE. PD-L1, PD-1, CD4, CD8 expression in neo-plastic and nonneoplastic thymus[J]. Hum Pathol, 2017, 60: 16-23; [6], Weissferdt A, Kalhor N, Correa MA, et al. "Sarcomatoid" carcinomas of the lung: a clinicopathological study of 86 cases with a new perspective on tumor classification[J]. Hum Pathol, 2017, 63: 14-26; [7], Tone M, Tone Y, Adams E, et al. Mouse glucocorticoidinduced tumor ne-crosis factor receptor ligand is costimulatory for cells[J]. Proc Natl Acad Sci U S A, 2003, 100(25): 15059-15064.

使用15克隆（Sino Biological）胸腺肿瘤患者的PD-L1表达。他们在几乎所有具有细胞膜和细胞质的PD-L1阳性病例中鉴定了肿瘤细胞中的弥漫性IHC染色。根据IHC染色强度定义PD-L1表达，结果69例TETs病例中有68%表现出高PD-L1表达。Katsuya等报道，23%的胸腺瘤和70%的胸腺癌具有较高的PD-L1表达（通过使用H-score方法评估，截止值为1%，同时考虑染色比例和强度）。同时，Marchevsky等使用SP142克隆研究38例胸腺瘤和8例胸腺癌，发现92%的胸腺瘤和50%的胸腺癌表现出PD-L1高表达（他们将每个区域的截止值定义为1%）。

尽管这些研究使用不同的抗体和截止值，通过IHC评估肿瘤细胞的PD-L1表达程度，但是已经获得了类似的结果，表明TETs中的肿瘤上皮细胞显示出相对丰富的PD-L1表达。在其他恶性肿瘤中，基于PD-1和PD-L1的抗体显示出增强的活性，特别是在PD-L1阳性肿瘤中。因此，这些结果支持PD-1、PD-L1阻断在TETs中的潜在临床功效，尽管这种治疗方式的实际应用仍在临床试验中进行研究。

二、目前批准用于恶性肿瘤临床给药的免疫治疗药

截至2017年7月，美国食品药品监督管理局（Food and Drug Administration，FDA）批准了几种抗PD-1、抗PD-L1和抗CTLA-4抗体用于临床，分别为抗PD-1抗体纳武利尤单抗（nivolumab）和帕博利珠单抗（pembrolizumab），它们都是针对PD-1受体的完全人源化IgG4单克隆抗体。纳武利尤单抗已被批准用于转移性黑色素瘤、非小细胞肺癌、肾细胞癌、头颈部鳞状细胞癌、泌尿上皮癌和经典霍奇金淋巴瘤患者；而帕博利珠单抗已被批准用于转移性黑色素瘤、非小细胞肺癌、头颈部鳞状细胞癌、尿路上皮癌、经典霍奇金淋巴瘤和具有高微卫星不稳定性或错配修复缺陷的实体瘤患者。作为抗PD-L1抗体，阿替利珠单抗（atezolizumab，IgG1同种型的人源化工程化单克隆抗体）被批准用于非小细胞肺癌和尿路上皮癌患者。另外，伊匹单抗（ipilimumab）是一种完全人源化的抗CTLA-4单克隆IgG1抗体，仅被批准用于恶性黑素瘤患者。

三、用于胸腺上皮性肿瘤的抗PD-1/PD-L1阻断疗法的临床可用性

有作者在个案报道中发表了针对TETs的PD-1/PD-L1抑制药的治疗效果，有助于促进高级TETs的临床试验。随后，一些Ⅰ期临床试验使用PD-1/PD-L1抑制药治疗包括TETs在内的实体恶性肿瘤，尽管患者数量有限，但仍显示出可接受的临床疗效和药物安全性。然而，已经有报道在患有B2型胸腺瘤的患者中由帕博利珠单抗引起的严重的系统性黏膜皮肤毒性需要血浆置换术，这表明在使用免疫治疗剂时需要仔细选择患者。一些评估帕博利珠单抗治疗胸腺癌的临床可用性的Ⅱ期试验目前正在进行中。Giaccone等调查了23例胸腺癌患

者，这些患者在至少一线化疗后无疾病进展且无自身免疫性疾病或其他恶性肿瘤，有24%的缓解率，其中1例患者达到完全缓解，4例患者达到部分缓解，9例患者达到稳定状态，7例患者疾病进展。据报道，帕博利珠单抗毒性耐受良好，轻度疲劳、发热、腹泻是其主要的不良反应。2例患者出现了严重的自身免疫性疾病，1例患者出现严重的肌炎和心肌炎，需要起搏器植入；另1例患者在停止治疗后出现Ⅰ型糖尿病。Cho等针对33例TETs患者（26例患有胸腺癌，7例患有胸腺瘤）的临床试验中（入组标准包括铂类化疗后的进展，排除了在过去1年内需要全身治疗的活动性自身免疫疾病患者），整体缓解率为24.2%，8例患者部分缓解，17例患者病情稳定，8例患者有疾病进展。在这项研究中，观察到各种3级免疫不良反应，包括肝炎、心肌炎、重症肌无力、甲状腺炎、肾小球肾炎、结肠炎和皮下肌阵挛。

这些研究表明，帕博利珠单抗在针对TETs患者的治疗中存在可接受的不良反应。然而，未来的研究应该设计有广泛的，特别是针对免疫不良事件的监测。值得注意的是，对于已知的各种自身免疫性疾病，其详细的发病机制仍然不确定，这些知之甚少的自身免疫机制可能与PD-1/PD-L1阻断引起的严重免疫不良事件的发展有关。虽然罕见，但已经有帕博利珠单抗引起的致命性重症肌无力的致命病例报道。因此，在使用前需要由多学科专家进行细致的讨论。

四、江西省人民医院胸腺癌免疫治疗典型案例

病例1，女性患者，72岁，头面部、上半身肿胀2个月，胸部CT显示上腔静脉梗阻、无名静脉不显影、前纵隔团块状肿瘤并侵蚀心包与主动脉、胸腔积液（图18-1）。2018年9月，经皮穿刺病理诊断胸腺鳞状细胞癌，PD-L1表达2%。临床诊断胸腺癌并上腔静脉梗阻综合征。应用帕博利珠单抗200 mg、紫杉醇脂质体180 mg，q3w。3周期后因为胃肠道反应严重停用紫杉醇，应用帕博利珠单抗单药，q3w，维持治疗至2019年5月，之后改为帕博利珠单抗，q8w，拟定24个月。

帕博利珠单抗治疗第3个周期后病情缓解，头面部、颈胸部肿胀消除。对比治疗前后的胸部CT可见肿瘤明显缩小，上腔静脉梗阻解除，胸腔积液吸收。至2020年1月，患者获得持续缓解，心电图、心脏彩超、血常规、肝肾功能、心肌酶谱、甲状腺功能检测结果正常。

病例2，男性患者，67岁，2011年行胸腺肿瘤切除、胸腺扩大切除，病理诊断胸腺鳞状细胞癌；2014年胸椎转移，疼痛，辅助化疗、放疗；2016年右下肺不张；2017年胸膜、肺、前纵隔转移瘤；2018年胸腔、胸壁转移瘤，多发骨转移；2019年5月疾病进展，疼痛加重，全身状况呈现衰竭（图18-2~图18-4）。临床诊断胸腺癌术后多发多处转移，应用信迪利单抗（sintilimab）200 mg，q3w，至2019年7月，完成3个周期的治疗。

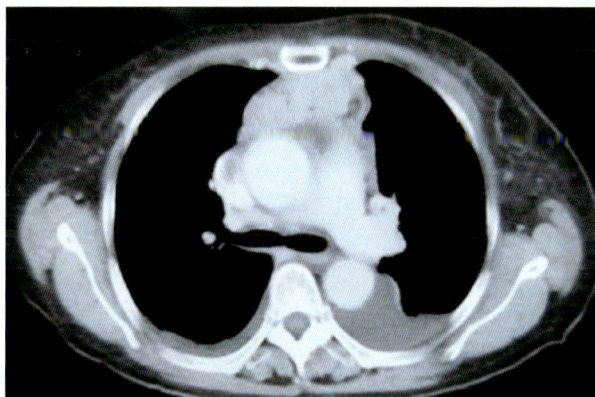

图18-1 胸腺癌免疫治疗前胸部CT影像
无名静脉不显影，上腔静脉梗阻，肿瘤团块状并侵蚀心包、主动脉，胸腔积液。

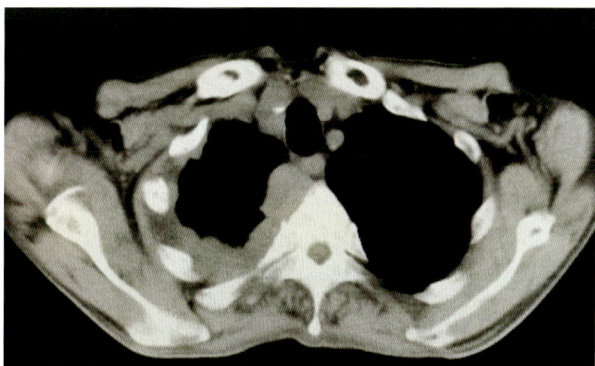

图18-2 2019年5月，右胸腔转移性病灶

　　患者第1周期用药的第2天出现极度疲惫、乏力、恶寒的症状，第3天缓解；第2、3周期未出现药物不良反应，胸部影像学征象无改善，肺纤维化加速进展，右下肺实变（图18-5~图18-7），疼痛减轻，全身状况无好转。心电图、心脏彩超、血常规、肝肾功能、心肌酶谱、甲状腺功能检测结果正常。由于全身状况衰竭，未继续治疗，2019年11月死亡。

　　2018年诺贝尔生理学或医学奖授予美国詹姆斯·艾利森（James P. Allison）和日本的本庶佑（Taouku Honjo），2位科学家获奖的原因是在肿瘤免疫治疗领域作出了突出贡献。诺贝尔奖具有全球方向性，给人类肿瘤学治疗指明了方向，即肿瘤治疗的最终出路在免疫治疗。我国政府部门应从国家层面重大战略性决策的高度开放市场，医务工作者、生物学家、医学家、医药研究者及相关

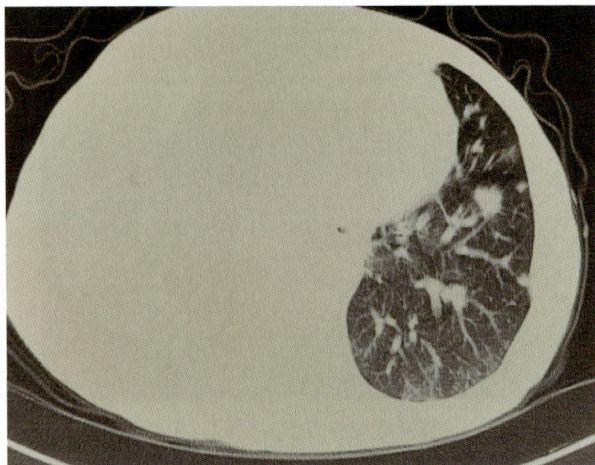

图18-3　2019年5月左下肺转移性病灶

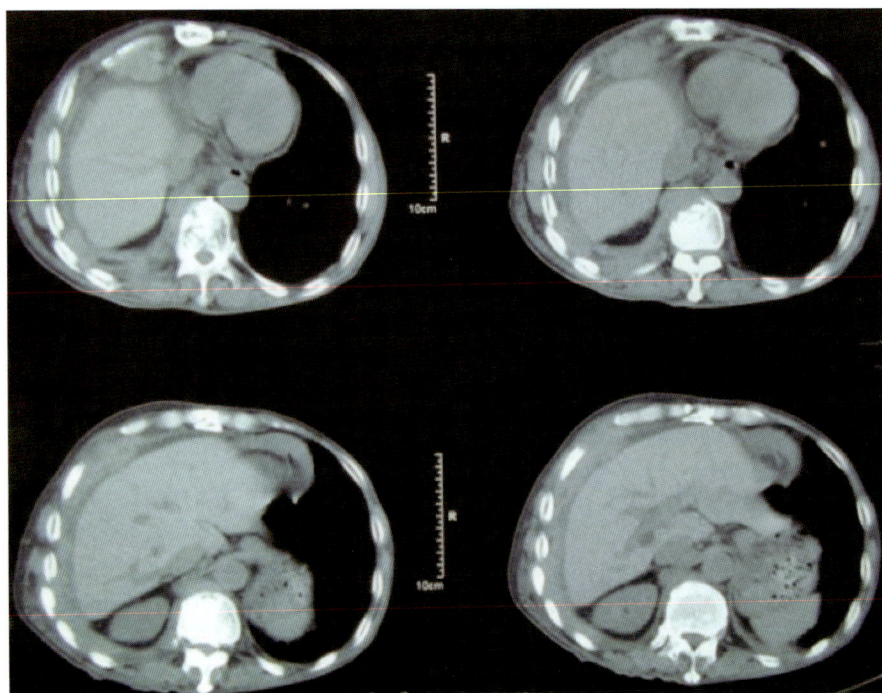

图18-4　2019年5月，胸椎、肋骨、胸膜腔转移性病变

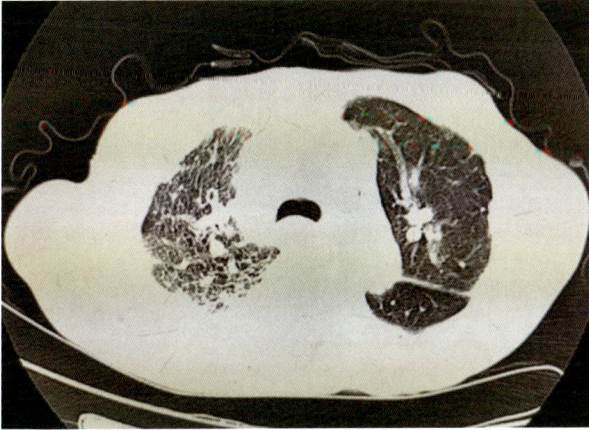

图18-5　2019年8月，右下肺实变

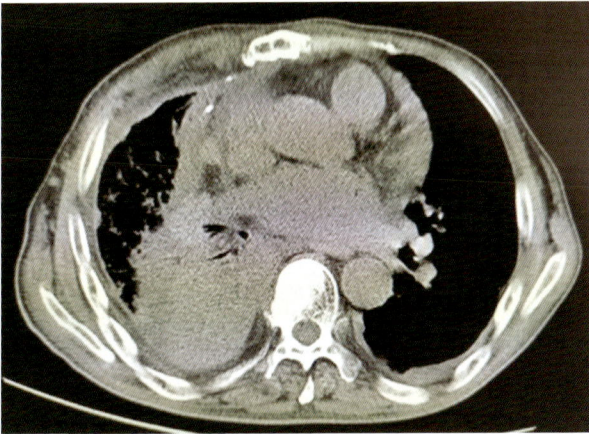

图18-6　2019年8月，PD-1单抗治疗后肺广泛纤维化病变

企业加快肿瘤免疫研究，加快自主研发创新，加快肿瘤免疫治疗临床试验与应用。全球，尤其中国市场肿瘤人群对免疫治疗需求量巨大，免疫治疗领域涉及巨大经济效益、社会影响效益，可以预见免疫治疗必将成为热点，胸外科医生应该介入。

随着2018年免疫检查点抑制药纳武利尤单抗与帕博利珠单抗获批在中国上市、2019年3月28日帕博利珠单抗获准用于晚期肿瘤一线治疗，免疫检查点抑制药在我国各类肿瘤治疗中得到广泛应用，国产免疫检查点抑制药如君实和信达PD-1单抗等也紧随其后进入市场。免疫检查点抑制药最初应用于黑色素瘤

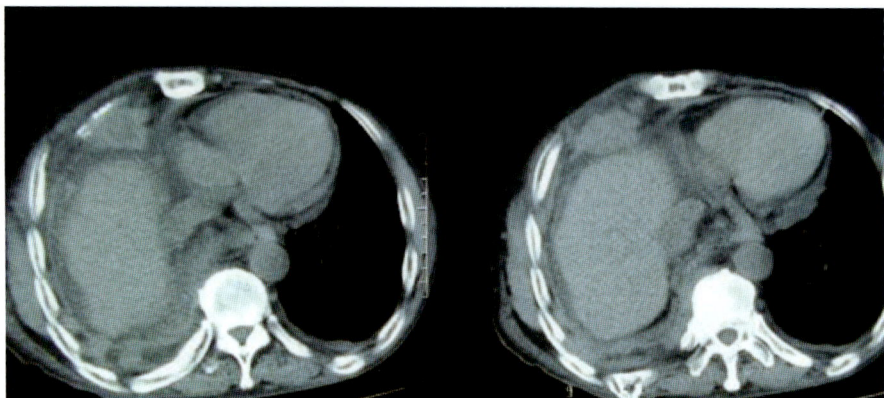

图18-7　2019年8月，左右胸膜腔、胸壁转移性病灶，双侧胸腔积液

的治疗，2016年10月25日获得美国FDA批准应用于晚期转移性非小细胞肺癌的一线治疗，之后发现对肝癌、胃癌、肾癌等恶性肿瘤也有疗效，现在在我国肿瘤治疗谱上基本全覆盖，但在胸腺癌的免疫治疗方面所见报道不多。临床上，胸腺癌相对少见，美国每年新发TETs约500例，胸腺癌仅占10%。中国胸腺肿瘤研究协作组数据库中有2 430例胸腺肿瘤，胸腺癌496例，占20.4%。胸腺癌的临床特点是侵蚀性强、不易完全切除、易发生局部或远处转移，其预后显著较胸腺瘤差。病例1就诊时已发生上腔静脉梗阻，不能手术，采用帕博利珠单抗免疫治疗，获得良好的治疗效果，显示免疫治疗在胸腺癌的治疗具有良好的前景，但由于前3周期联合应用紫杉醇脂质体，因此尚不能完全确定PD-1单抗单药的作用。目前，有研究报道帕博利珠单抗治疗胸腺癌获得疗效持续时间为22.4个月，显示出较高的客观缓解率。**病例1在6周期PD-1单抗治疗获得持续缓解的情况下，笔者曾考虑行胸腺扩大切除，但最终被"既然免疫检查点抑制药治疗这么有效、何必再手术"的认知所抑制。那么，免疫检查点抑制药可以作为胸腺癌的新辅助治疗吗？** 这需要进行深入研究与探索。此外，病例1在获得持续稳定的治疗效果后改为间隔8周给药，而不是既定的3周治疗方案，是否这一改变能够继续获得稳定的效果，尚待进一步研究。

　　病例2应用国产免疫检查点抑制药信迪利单抗3周期，疼痛明显减轻，但影像学征象无改善，并且显示肺纤维化加速，全身状况未见改善，提示在疾病进入最终期限的患者，免疫治疗不能获益。因此，肿瘤免疫治疗需要在疾病较早期、患者全身状况稳定的前提下应用。

　　关于PD-L1检测，研究指出胸腺肿瘤组织中PD-L1高表达（≥50%），高表达的患者单药免疫治疗较低表达者更能够获得客观缓解。病例1 PD-L1表达2%，根据检测结果界值定义为低表达，同样获得了明显缓解的效果。江西省人民医院对8例完全切除的胸腺瘤进行PD-L1检测，PD-L1高表达（≥50%）仅有2例，帕博利珠单抗抗体阳性结果4例。

　　免疫检查点抑制药的不良反应：免疫检查点抑制药可以有发热、头晕、乏力、嗜睡等一般性不良反应，值得重视的是可能发生免疫性肺炎、免疫性心肌炎。有报道显示，免疫性心肌炎的死亡率高达40%，且目前没有有效的治疗方法。此外，有免疫治疗致使疾病加速进展，但在3周期后稳定的报道。病例2在第1周期应用信迪利单抗的第2天出现极度疲惫乏力，在其长达8年的疾病史中经历了反复化疗、放疗，不可避免出现肺放射性损伤，开始免疫治疗前右肺已经出现部分纤维化，免疫治疗加速了肺纤维化过程。

参考文献

[1]　IARC.WHO classification of tumours of the lung, pleura, thymus and heart[M]. 4th edition. Geneva: WHO, 2015: 183-243.

[2]　Kondo K, Monden Y. Therapy for thymic epithelial tumors: a clinical study of 1,320 patients from Japan[J]. Ann Thorac Surg, 2003, 76(3): 878-884.

[3]　Venuta F, Anile M, Diso D, et al. Thymoma and thymic carcinoma[J]. Eur J Cardiothorac Surg, 2010, 37(1): 13-25.

[4]　Moon JW, Lee KS, Shin MH, et al. Thymic epithelial tumors: prognosticde-terminants among clinical, histopathologic, and computed tomographyfindings[J]. Ann Thorac Surg, 2015, 99(2): 462-470.

[5]　Ogawa K, Toita T, Uno T, et al. Treatment and prognosis of thymic carcinoma: a retrospective analysis of 40 cases[J]. Cancer, 2002, 94(12): 3115-3119.

[6]　Yano M, Sasaki H, Yokoyama T, et al. Thymic carcinoma: 30 cases at a single institution[J]. J Thorac Oncol, 2008, 3(3): 265-269.

[7]　Girard N, Lal R, Wakelee H, et al. Chemotherapy definitions and policies forthymic malignancies[J]. J Thorac Oncol, 2011, 6(7 Suppl 3): S1749-S1755.

[8]　Schmitt J, Loehrer PJ Sr. The role of chemotherapy in advanced thymoma[J]. J Thorac Oncol, 2010, 5(10 Suppl 4): S357-S360.

[9]　Liang SC, Latchman YE, Buhlmann JE, et al. Regulation of PD-1, PD-L1, and PD-L2 expression during normal and autoimmune responses[J]. Eur J Immunol, 2003, 33(10): 2706-2716.

[10]　Brown JA, Dorfman DM, Ma FR, et al. Blockade of programmed death-1 ligands on dendritic cells enhances T cell activation and cytokine production[J]. J Immunol, 2003, 170(3): 1257-1266.

[11]　Schreiber RD, Old LJ, Smyth MJ. Cancer immunoediting: integrating im-munity's roles in cancer suppression and promotion[J]. Science, 2011, 331(6024): 1565-1570.

[12]　Pardoll DM. The blockade of immune checkpoints in cancer immunotherapy[J]. Nat Rev Cance, 2012, 12: 252-264.

[13]　Philips GK, Atkins M. Therapeutic uses of anti-PD-1 and anti-PD-L1 anti-bodies[J]. Int

Immunol，2015，27：39-46.

[14] Shimizu J，Yamazaki S，Takahashi T，et al. Stimulation of CD25(+)CD4(+) regulatory T cellsthrough GITR breaks immunological self-tolerance[J]. Nat Immunol，2002，3(2)：135-142.

[15] McHugh RS，Whitters MJ，Piccirillo CA，et al. CD4(+) CD25(+) immunoreg-ulatory T cells：gene expression analysis reveals a functional rolefor the glucocor-ticoidinduced TNF receptor[J]. Immunity，2002，16(2)：311-323.

[16] Cohen AD，Schaer DA，Liu C，et al. Agonist anti-GITR monoclonal anti-body induces melanoma tumor immunity in mice by altering regulatory T cellsta-bility and intratumor accumulation[J]. PLoS One，2010，5(5)：e10436.

[17] Tessmer MS，Flaherty KT. AACR Cancer Progress Report 2017：Harnessing Research Discoveries to Save Lives[J]. Clin Cancer Res，2017，23(18)：5325.

[18] Zander T，Aebi S，Rast AC，et al. Response to Pembrolizumab in a Patient with Relapsing Thymoma[J]. J Thorac Oncol，2016，11(12)：e147-e149.

[19] Yang Y，Ding L，Wang P. Dramatic response to anti-PD-1 therapy in a pa-tient of squamous cell carcinoma of thymus with multiple lung metastases[J]. J Thorac Dis，2016，8(7)：E535-E537.

[20] Yamamoto N，Nokihara H，Yamada Y，et al. Phase I study of Nivolumab，an anti-PD-1 antibody，in patients with malignant solid tumors[J]. Invest New Drugs，2017，35(2)：207-216.

[21] Rajan A，Heery C，Mammen A，et al. OA18.03 Safety and Clinical Activity ofAvelumab (MSB0010718C；Anti-PD-L1) in Patients with Advanced Thymic EpithelialTumors (TETs)[J]. J Thorac Oncol，2017，12：S314-S315.

[22] Heery CR，O'Sullivan-Coyne G，Madan RA，et al. Avelumab for metastatic or locallyadvanced previously treated solid tumours (JAVELIN Solid Tumor)：a phase 1a，multicohort，dose-escalation trial[J]. Lancet Oncol，2017，18(5)：587-598.

[23] Giaccone G，Thompson J，Crawford J，et al. A phase II study of pembrolizumab inpatients with recurrent thymic carcinoma[J]. J Clin Oncol，2016，34：S8517.

[24] Cho J，Ahn MJ，Yoo KH，et al. A phase II study of pembrolizumab for patients with previously treated advanced thymic epithelial tumor[J]. J Clin Oncol，2017，35：S8521.

[25] March KL，Samarin MJ，Sodhi A，et al. Pembrolizumabinduced myasthenia gravis：A fatal case report[J]. J Oncol Pharm Pract，2018，24(2)：146-149.

（曾麟，柳阳春）

第二节　胸腺肿瘤靶向治疗

胸腺肿瘤是比较少见的上皮性肿瘤，主要的治疗方法包括手术、放疗、化疗。手术是主要的治疗手段，不完全切除或者仅做活检的侵袭性胸腺瘤术后放疗地位已经明确。但对于晚期无法切除、切除后复发或者转移、完全切除后的胸腺肿瘤，术后合理的辅助治疗仍没有明确统一的意见。生物靶向治疗以其针对性强、副作用小等优势，逐渐走上肿瘤治疗的舞台，并使部分患者临床获益。与胸腺瘤相关的基因有表皮生长因子受体（epidermal growth factor receptor，EGFR）、Kit、K-ras、Bcl-2、血管内皮生长因子（vascular endothelial growth factor，VEGF）和肿瘤侵袭因子（基质金属蛋白酶和金属蛋白组织抑制药）等，为靶向治疗提供了分子基础。

一、Kit 抑制药

Kit是由反转录病毒原癌基因c-kit编码的一类具有酪氨酸激酶活性的跨膜受体蛋白，于1986年首次在健康猫体内被发现。c-kit过度表达常见于胸腺癌，在胸腺瘤中少见，其表达水平与肿瘤的恶性程度、生物学特征及预后有关。已经开发了几种针对KIT的酪氨酸激酶抑制药，包括伊马替尼（诺华，巴塞尔，瑞士）、苏尼替尼（辉瑞，纽约，美国）、索拉菲尼（拜耳，德国）和达萨替尼（布里斯托尔-迈尔斯·斯奎布，美国）。其中大多数也能有效地抑制其他激酶，包括VEGF受体（VEGFRs）和PDGF受体。

二、EGFR 抑制药

鉴于EGFR在肺腺癌中的意义，一些研究利用免疫组化和测序研究了胸腺肿瘤中EGFR相关的生物标志物。总的来说，EGFR在大约70%的胸腺瘤和50%的胸腺癌中过表达。在Ⅲ期、Ⅳ期肿瘤中，EGFR的表达以及EGFR基因的扩增均较高。然而，EGFR突变在胸腺恶性肿瘤中是罕见的。到目前为止，在总共158个共同分析的肿瘤中，只发现了3例携带EGFR突变的病例。突变为L858R 2例，G863D 1例，两者均与肺癌中EGFR酪氨酸激酶抑制药的反应有关。在PIK3CA、AKT1、ERBB2、MEK1和PTEN中没有发现突变。从临床的角度来看，加上RAS突变的存在，胸腺肿瘤中EGFR激活突变的低频可能解释了为什么很少观察到EGFR酪氨酸激酶抑制药的反应。总的来说，目前没有理由建议在胸腺肿瘤治疗过程中系统筛选EGFR突变和使用EGFR酪氨酸激酶抑制药。评估西妥昔单抗与CAP联合在无法切除的局部晚期胸腺瘤中的可行性的Ⅱ期临床试验正在进行中。

三、血管生成抑制药

新生血管是癌症发展和进展中的一个关键过程，对肿瘤的生长是强制性的。有效的促血管生成分子是VEGF/VEGFR信号通路。VEGF-A、VEGFR-1和VEGFR-2在胸腺瘤和胸腺癌中过表达。微血管密度和VEGF表达水平与肿瘤侵袭、侵袭性组织学和临床分期有关。胸腺癌患者血清中VEGF水平升高，这在胸腺瘤患者中没有观察到。综上所述，这些数据表明新血管生成过程在胸腺肿瘤中的重要性。然而，关于在胸腺恶性肿瘤中使用血管生成抑制药的数据很少。

除抑制KIT外，苏尼替尼和索拉非尼还在纳米摩尔范围内抑制VEGFR-1、VEGFR-2和VEGFR-3。这些药物的作用，特别是在KIT-野生型胸腺癌中，可能与抗血管生成作用部分相关。

四、胰岛素样生长因子–1抑制药

胸腺癌与胸腺瘤患者中胰岛素样生长因子-1受体（insulin-like growth factor-1 receptor，IGF-1R）有较高表达水平，而IGF-1R表达增加对患者总生存率和疾病进展预后较差。多数胸腺恶性肿瘤IGF-1R表达阳性。但临床模型的缺失会阻碍进一步研究抗IGF-1R治疗的功效。鉴于其他癌症的相关性，可对治疗胸腺瘤的抗IGF-1R抑制药进行评估。目前IGF-1R抑制药的使用还处于早期临床研究阶段，其确切疗效还有待验证。目前尚未有研究报道IGF-1R抑制药的治疗效果，但IGF-1R在胸腺癌中的高表达表明其可能会对胸腺癌患者有良好的疗效。

五、组蛋白去乙酰化酶抑制药

组蛋白去乙酰化酶（histone deacetylase，HDAC）抑制药作用于组蛋白乙酰化调控过程，可抑制肿瘤细胞的增殖。Belinostat是一种HDAC I类和II类酶抑制药。

胸腺上皮性肿瘤比较少，临床试验入组有困难。到目前为止，对胸腺瘤、胸腺癌进行靶向治疗的研究虽然局限于个案报道，或者还处于临床I期、II期试验阶段。但部分药物已显示出治疗效果，且耐受性好、不良反应少，有广阔的研究前景。未来可着眼于组织胸腺瘤、胸腺癌靶向治疗情况的多中心研究，通过这些多中心的前瞻性随机分组对照研究，希望可以解决目前困扰我们的一些分子靶向治疗中的难题。

（曾麟，柳阳春）

第六部分

重症肌无力的临床诊断与治疗

第十九章　重症肌无力临床诊断

第一节　重症肌无力概念

重症肌无力（MG）是一种由乙酰胆碱受体（AChR）抗体介导、细胞免疫依赖、补体参与，累及神经肌肉接头突触后膜，引起神经肌肉接头传递障碍，出现骨骼肌收缩无力的获得性自身免疫性疾病。极少部分MG患者由抗MuSK（muscle specific kinase）抗体、抗LRP4（low-density lipoproteinreceptor-related protein 4）抗体介导。MG主要临床表现为骨骼肌无力、易疲劳，活动后加重，休息和应用胆碱酯酶抑制药后症状明显缓解、减轻。MG年平均发病率为（8.0~20.0）/10万人，在各个年龄阶段均可发病。在40岁之前，女性发病率高于男性；40~50岁男女发病率相当；50岁之后，男性发病率略高于女性。

（刘诗英）

第二节 重症肌无力临床表现和分型

一、临床表现

全身骨骼肌均可受累。但在发病早期可单独出现眼外肌、咽喉肌或肢体肌肉无力；颅神经支配的肌肉较脊神经支配的肌肉更易受累。经常从一组肌群无力开始，逐渐累及到其他肌群，直到全身肌无力。部分患者短期内出现全身肌肉收缩无力，甚至发生肌无力危象。

骨骼肌无力表现为波动性和易疲劳性，晨轻暮重，活动后加重、休息后可减轻。眼外肌无力所致对称或非对称性上睑下垂和（或）双眼复视是MG最常见的首发症状，见于80%以上的MG患者，还可出现交替性上睑下垂、双侧上睑下垂、眼球活动障碍等。瞳孔大小正常，对光反应正常。面肌受累可致鼓腮漏气、眼睑闭合不全、鼻唇沟变浅、苦笑或呈肌病面容；咀嚼肌受累可致咀嚼困难；咽喉肌受累出现构音障碍、吞咽困难、鼻音、饮水呛咳及声音嘶哑等；颈肌受累，以屈肌为著，出现头颈活动障碍、抬头困难或不能。肢体各组肌群均可出现肌无力症状，以近端为著。呼吸肌无力可致呼吸困难、无力，部分患者可出现肌无力危象，需行人工辅助呼吸。

二、临床分类

改良Osserman分型。

Ⅰ型：眼肌型，病变仅局限于眼外肌，2年之内其他肌群不受累。

Ⅱ型：全身型，有一组以上肌群受累。

ⅡA型：轻度全身型，四肢肌群轻度受累，伴或不伴眼外肌受累。

通常无咀嚼、吞咽和构音障碍，生活能自理。

ⅡB型：中度全身型，四肢肌群中度受累，伴或不伴眼外肌受累，通常有咀嚼、吞咽和构音障碍，生活自理困难。

Ⅲ型：重度激进型，起病急、进展快，发病数周或数月内累及咽喉肌；半年内累及呼吸肌，伴或不伴眼外肌受累，生活不能自理。

Ⅳ型：迟发重度型，隐袭起病，缓慢进展。2年内逐渐进展，由Ⅰ型、ⅡA型、ⅡB型进展，累及呼吸肌。

Ⅴ型：肌萎缩型，起病半年内可出现骨骼肌萎缩、无力。

三、实验室检查

（一）甲基硫酸新斯的明试验

成人肌内注射新斯的明1.0~1.5 mg，如有过量反应，可予以肌内注射阿托品0.5 mg，以消除其M胆碱样不良反应；儿童可按0.02~0.03 mg/kg，最大用药剂量不超过1.0 mg。注射前可参照MG临床绝对评分标准。选取肌无力症状最明显的肌群，记录1次肌力，注射后每10 min记录1次，持续记录60 min。以改善最显著时的单项绝对分数，依照公式计算相对评分作为试验结果判定值。相对评分=（试验前该项记录评分−注射后每次记录评分）÷试验前该项记录评分×100%，作为试验结果判定值。其中≤25%为阴性，25%~60%（不含25%和60%）为可疑阳性，≥60%为阳性。如检测结果为阴性，不能排除MG的诊断。

（二）肌电图检查

①低频重复神经刺激（repetitive nerve stimulation，RNS）：指采用低频（2~5 Hz）超强重复电刺激神经干，在相应肌肉记录复合肌肉动作电位。常规检测的神经包括面神经、副神经、腋神经和尺神经。持续时间为3 s，第4或第5波与第1波的波幅相比，波幅衰竭10%以上为阳性，称为"波幅递减"。服用胆碱酯酶抑制药的MG患者需停药12~18 h后做此项检查，但需要充分考虑病情。与突触前膜病变鉴别时需要进行高频RNS（10~20 Hz）检测，结果判断主要依据波幅递增的程度（递增100%以上为异常，称为"波幅递增"）。

②单纤维肌电图检查（single fiber electromyography，SFEMG）：使用特殊的单纤维针电极通过测定颤抖（Jitter）研究神经-肌肉传递功能，颤抖通常为15~35 μs；超过55 μs为颤抖增宽，一块肌肉20个颤抖中有2个或2个以上>55 μs则为异常，检测过程中出现阻滞（block）也判定为异常。SFEMG并非常规的检测手段，敏感度高，不受胆碱酯酶抑制药影响，主要用于眼肌型MG或临床怀疑MG但RNS未见异常的患者。

（三）相关血清抗体的检测

①骨骼肌乙酰胆碱受体（AChR）抗体：为诊断MG的特异性抗体，50%~60%的单纯眼肌型MG患者血中可检测到AChR抗体；85%~90%的全身型MG患者血中可检测到AChR抗体，结合肌无力病史，如抗体检测结果阳性则可以确立MG诊断。如检测结果为阴性，不能排除MG诊断。

②抗骨骼肌特异性受体酪氨酸激酶（抗MuSK）抗体：在部分AChR抗体阴性的全身型MG患者血中可检测到抗MuSK抗体，其余患者可能存在抗LRP-4抗体以及某些神经肌肉接头未知抗原的其他抗体或因抗体水平和（或）亲和力

过低而无法被现有技术手段检测到。抗MuSK抗体阳性率，欧美国家患者较亚洲国家患者高。

③抗横纹肌抗体：包括抗Titin抗体、抗RyR抗体等。此类抗体在伴有胸腺瘤、病情较重的晚发型MG或对常规治疗不敏感的MG患者中阳性率较高，但对MG诊断无直接帮助，可以作为提示和筛查胸腺瘤的标志物。抗横纹肌抗体阳性则可能提示MG患者伴有胸腺肿瘤。

（四）胸腺影像学检查

20%~25%的MG患者伴有胸腺肿瘤，约80%的MG患者伴有胸腺异常；20%~25%胸腺肿瘤患者可出现MG症状。纵隔CT对胸腺肿瘤的检出率可达94%，部分MG患者的胸腺肿瘤需行增强CT扫描或核磁共振检查才能被发现。

四、诊断与鉴别诊断

（一）诊断依据

①临床表现：某些特定的横纹肌群肌无力呈斑片状分布，表现出波动性和易疲劳性；肌无力症状晨轻暮重，持续活动后加重，休息后缓解、好转。通常眼外肌受累最常见。

②药理学表现：新斯的明试验阳性。

③RNS检查：低频刺激波幅递减10%以上，SFEMG测定的颤抖增宽、伴或不伴有阻滞。

④抗体：多数全身型MG患者血中可检测到AChR抗体，或在极少部分MG患者中可检测到抗MuSK抗体、抗LRP-4抗体。

在具有MG典型临床特征的基础上，如果患者具备药理学特征和（或）神经电生理学特征，临床上则可诊断为MG。有条件的单位可检测患者血清抗AChR抗体等，有助于进一步明确诊断。前提是需除外其他疾病。

（二）鉴别诊断

1. 眼肌型MG的鉴别诊断

①米勒–费希尔综合征（Miller–Fisher综合征）：属于吉兰–巴雷综合征（Guillain-Barré综合征）变异型，表现为急性眼外肌麻痹、共济失调和腱反射消失、肌电图示神经传导速度减慢。脑脊液有蛋白-细胞分离现象，在部分患者中可检测到GQ1b抗体。

②慢性进行性眼外肌麻痹：属于线粒体脑肌病，表现为双侧进展性无波动

性眼睑下垂、眼外肌麻痹，可伴近端肢体无力，肌电图示肌源性损害，少数患者可伴有周围神经传导速度减慢。血乳酸轻度增高，肌肉活检和基因检测有助于诊断。

③眼咽型肌营养不良：属于进行性肌营养不良症，表现为无波动性的眼睑下垂，斜视明显，但无复视。肌电图示肌源性损害。血清肌酶轻度增高，肌肉活检和基因检测有助于诊断。

④眶内占位病变：眶内肿瘤、脓肿或炎性假瘤等所致，表现为眼外肌麻痹并伴结膜充血、眼球突出、眼睑水肿。眼眶MRI、CT或超声检查有助于诊断。

⑤格雷福斯眼病（Graves眼病）：属于自身免疫性甲状腺病，表现为自限性眼外肌无力、眼睑退缩，不伴眼睑下垂。眼眶CT显示眼外肌肿胀，甲状腺功能亢进或减退，抗TSH受体抗体（TRab）阳性或滴度高于界值。

⑥梅格斯综合征（Meige综合征）：属于锥体外系疾病，表现为单侧或双侧眼睑痉挛、眼裂变小，伴有面、下颌和舌肌非节律性强直性痉挛。服用多巴胺受体拮抗药或局部注射A型肉毒毒素治疗有效。

2. 全身型MG的鉴别诊断

①Guillain-Barré综合征：免疫介导的急性炎性周围神经病，表现为弛缓性肢体肌无力，腱反射减低或消失。肌电图示运动神经传导潜伏期延长、传导速度减慢、阻滞、异常波形离散等。脑脊液有蛋白-细胞分离现象。

②慢性炎性脱髓鞘性多发性神经病：免疫介导的慢性感觉运动周围神经病，表现为弛缓性肢体肌无力，套式感觉减退，腱反射减低或消失。肌电图示运动或感觉神经传导速度减慢、波幅降低和传导阻滞。脑脊液有蛋白-细胞分离现象，周围神经活检有助于诊断。

③兰伯特-伊顿（Lambert-Eaton综合征）：免疫介导的累及神经肌肉接头突触前膜电压依赖性钙通道的疾病，表现为肢体近端无力、易疲劳，短暂用力后肌力增强，持续收缩后病态疲劳伴有自主神经症状（口干、体位性低血压、胃肠道运动迟缓、瞳孔扩大等）。肌电图示低频重复电刺激可见波幅递减，高频重复电刺激可见波幅明显递增。多继发于小细胞肺癌，也可并发于其他恶性肿瘤。可出现电压门控钙通道抗体阳性。

④进行性脊肌萎缩：属于运动神经元病的亚型，表现为弛缓性肢体肌无力和萎缩、肌束震颤、腱反射减低或消失。肌电图呈典型神经源性改变。静息状态下可见纤颤电位、正锐波，有时可见束颤电位，轻收缩时运动单位电位时限增宽、波幅增大、多相波增加，最大用力收缩时运动单位电位减少，呈单纯相或混合相。神经传导速度正常或接近正常范围，感觉神经传导速度正常。

⑤多发性肌炎：多种原因导致的骨骼肌间质性炎性病变，表现为进行性加

重的弛缓性肢体肌无力和疼痛。肌电图示肌源性损害。心肌酶显著升高、肌肉活检有助于诊断。糖皮质激素治疗有效。

⑥**肉毒杆菌中毒：**肉毒杆菌毒素累及神经肌肉接头突触前膜所致，表现为眼外肌麻痹、瞳孔扩大和对光反射迟钝，吞咽、构音、咀嚼无力，肢体对称性弛缓性瘫痪，可累及呼吸肌，可伴有LEMS样的自主神经症状。肌电图示低频重复电刺激无明显递减，高频重复电刺激可使波幅增高或无反应，取决于中毒程度。对食物进行肉毒杆菌分离及毒素鉴定有助于诊断。

⑦**代谢性肌病：**肌肉代谢酶、脂质代谢或线粒体受损所致肌肉疾病，表现为弛缓性肢体肌无力，不能耐受疲劳，腱反射减低或消失，伴有其他器官受损。肌电图示肌源性损害。心肌酶正常或轻微升高。肌肉活检和基因检测有助于诊断。

（刘诗英）

第三节　重症肌无力眼部特征及其鉴别诊断

重症肌无力是由抗体介导、细胞免疫依赖、补体参与的自身免疫性疾病，主要累及神经肌肉接头突触后膜的乙酰胆碱受体，常表现为某些特定横纹肌群呈现波动性和易疲劳性的肌无力症状。眼外肌和提上睑肌无力是重症肌无力最常出现的症状，有50%以上的患者以眼肌无力作为首发症状，而只有20%~30%的患者症状一直局限在眼肌。欧洲神经病学联盟发表的眼肌型MG的治疗指南以及美国重症肌无力基金会发表的管理共识均认为眼肌型MG的定义是肌无力局限于眼外肌和提上睑肌的MG。眼肌型MG是一个动态的概念，临床症状和体征局限于眼肌即可定义为眼肌型MG。

一、诊断标准

必要条件：①单纯眼外肌受累，有典型的活动加重，休息后减轻，或晨轻暮重现象；②疲劳试验阳性；③新斯的明试验阳性或胆碱酯酶抑制药治疗有效。

诊断支持条件：①血清乙酰胆碱受体抗体阳性；②低频重复电刺激波幅递减、无高频波幅递增和（或）单纤维肌电图显示颤抖增宽。排除其他原因（如糖尿病性眼肌麻痹、颅内脑血管病、肿瘤占位、眼眶局部病变）导致的眼肌病变。

二、眼部特征性表现

眼肌型MG以眼外肌麻痹为主，复视和上睑下垂是常见症状。通常是双侧的，也可以是双眼交替出现或者单侧出现。眼睑及眼外肌的无力表现为晨轻暮重，且随着病程的进展呈现变化。最常见的首发症状为眼睑下垂。

（一）上睑下垂

该疾病可以单眼、双眼或双侧交替出现。双侧者上睑下垂的程度多不一致，且在1天中呈现晨轻暮重。单侧不对称性上睑下垂可表现为程度较轻一侧的假性眼睑退缩。

上睑下垂可作为MG的唯一症状或与其他眼外肌麻痹合并，部分患者可提供既往交替性、一过性眼睑下垂且自行痊愈的病史，即为MG的波动性。

早期怀疑为MG的患者，可出现疲劳现象：嘱患者持续双眼上视，观察上睑是否随时间延长而出现下垂。Cogan睑肌颤搐（cogan twitch）与cogan征均是提上睑肌疲劳症的表现。

Cogan睑肌颤搐：患者双眼向上注视10~20 s后立即平视前方，可发现上眼睑肌肉的数次抖动。

Cogan综合征：患者双眼上视后立即平视前方，上睑出现的过度上抬。

（二）眼外肌麻痹

通常认为MG中内直肌较其他眼外肌更易受累，但韩国学者报道外直肌较内直肌受累多见。最常见受累的眼外肌为内直肌、外直肌、下直肌和上斜肌，表现为上视或下视受限，当然也有全眼外肌麻痹者，表现为眼球固定。临床上出现双眼大角度的非共同性外斜视，需行MG相关检查。无论何种眼外肌麻痹，MG的核心症状为波动性和疲劳性，通过仔细查体和密切随访，不难发现上述两大特征，可以有效地避免误诊。

（三）双侧眼轮匝肌受累

双侧眼轮匝肌受累将导致双侧闭目力弱，外观上呈现无精打采、淡漠样神情。

三、诊疗服务

对于典型MG患者，依据明显的疲劳性、波动性特点，并结合药物试验、血液抗体检查、电生理检查等不难确诊。简易快捷的确诊检查，如上睑疲劳试验、冰袋试验及新斯的明试验，简单、高效，在诊室及床旁即可完成。

上睑疲劳试验：如上所述。

冰袋试验（Ice test）：将医用冰袋置于下垂的上睑，同时嘱患者闭目休息。3~5 min后观察上睑下垂是否改善，上睑下垂抬高≥2 mm为阳性征。双侧上睑下垂不对称者，以至少一侧下垂眼睑抬高≥2 mm为阳性。对于复视患者，斜视度至少减少50%（任一方向如水平或垂直）为阳性。该试验原理为在低于28℃时，突触间隙中乙酰胆碱酯酶的活性被抑制，故乙酰胆碱的水解减少，溶度增高，该试验尤其适用于高龄、高血压及对新斯的明过敏的患者。

新斯的明试验：肌注新斯的明1 mg，同时加用0.5 mg的阿托品肌注。注射后15~30 min观察上睑下垂是否改善，如改善≥3 mm则为新斯的明试验阳性，复视患者斜视度改善则为新斯的明试验阳性。

四、鉴别诊断

眼肌型MG需要与所有能够导致上睑下垂及眼外肌麻痹的疾病进行鉴别。

多发性硬化：本病是中枢神经系统炎性脱髓鞘疾病，一般认为与自身免疫病因有关，临床表现可有复视及眼肌麻痹。头颅CT可显示大脑各叶白质、视神经、脑干、小脑和脑室周围低密度多发病灶，视觉诱发电位和体感诱发电位异常有助于诊断。

慢性进行性眼外肌麻痹：患者双眼由上睑下垂开始，逐渐出现眼球运动障碍，眼球向各方向运动均有障碍，以上转障碍尤为明显，最终眼球固定在正中位或外斜位，不能转动。行Tensilon静脉注射，MG患者睑裂可开大，眼球运动改善，而慢性进行性眼外肌麻痹者则无反应。

甲状腺相关性眼病：患者自觉复视，多为垂直性。有眼球运动障碍，较常见是上转障碍，其次为内转障碍。患眼有斜视，但斜视度不大。有以眼肌麻痹为首发症状者，甲状腺功能正常。CT检查显示眼外肌肥大，以肌腹肥大，眼外肌呈梭形为特征。被动牵拉试验阳性。

眼睑痉挛：眼睑痉挛患者双侧睑裂缩小，不但上睑下垂，而且下睑上抬。可供鉴别。

吉兰-巴雷综合征：患者视物不清，复视，眼眶痛，下睑麻痹性外翻，睑裂闭合不全，眼球运动障碍。显示动眼，滑车及外展神经麻痹，瞳孔反应异常，可与MG鉴别。另外，吉兰-巴雷综合征患者视乳头水肿，视神经炎，视神经萎缩，脑脊液检查示蛋白细胞分离现象。

先天性上睑下垂：由于动眼神经核发育不全或提上睑肌发育不全所致，临床上常见下列几种类型。

①**单纯性上睑下垂**：由于提上睑肌与上直肌在发育过程中存在着密切关系，因此，部分患者可同时呈现两种肌肉功能障碍，即除上睑下垂外，眼球上转功能也受到限制。上睑下垂伴有其他眼睑先天异常，如内眦赘皮、睑裂狭小。

②**下颌瞬目综合征**：当患者咀嚼、张嘴或将下颌朝向下垂对侧方向移动时，下垂的上睑可以突然上提，甚至超过对侧的程度。

③**霍纳综合征（Horner综合征）**：病变侧上睑下垂，睑裂变窄，瞳孔缩小，眼球下陷。患者有全身性表现，患侧面颈部无汗、干燥，面部潮红温度升高（可为一过性）可伴侧面部萎缩。

糖尿病：糖尿病是后天性眼肌麻痹最常见病因之一，一般认为可能与糖尿病多发性神经炎有关，或营养神经的微小血管缺血性病变导致神经麻痹，最常累及动眼神经及外展神经而非眼外肌直接受累。糖尿病性动眼神经麻痹不合并瞳孔改变，此为糖尿病性动眼神经麻痹的特征。而在颅内肿瘤、动脉瘤等疾病继发的第Ⅲ颅神经麻痹的大部分病例都会出现瞳孔扩大、对光反射消失等症状。糖尿病导致的眼部临床症状多为突然视物成双，眼球运动受限而不伴有其他中枢神经系统症状。眼肌麻痹常伴有同侧偏头痛或眶周痛，尤以动眼神经麻痹伴头痛多见，而外展神经麻痹者较少出现头痛。动眼神经麻痹者表现为上睑下垂，眼球向外下方移位并轻度内旋，瞳孔一般不受影响（瞳孔赦免现象）。血糖高、视网膜出现出血病灶、微血管瘤等糖尿病性视网膜病变易与重症肌无力鉴别。

（崔华）

第四节　重症肌无力的内科治疗

一、治疗方法

（一）胆碱酯酶抑制药治疗

此类药物是治疗所有类型重症肌无力（MG）的一线药物，用于改善临床症状，特别是新近诊断患者的初始治疗，并可作为单药长期治疗轻型MG患者。不宜单独长期使用胆碱酯酶抑制药，其剂量应个体化，一般应配合其他免疫抑制药物联合治疗。胆碱酯酶抑制药中溴吡斯的明是最常用的胆碱酯酶抑制药。不良反应包括恶心、腹泻、胃肠痉挛、心动过缓和口腔及呼吸道分泌物增多等。国内，一般最大剂量为480 mg/d，分3~4次口服。

（二）免疫抑制药物治疗

1. 糖皮质激素

糖皮质激素是治疗MG的一线药物，可以使70%~80%的MG患者症状得到显著改善。糖皮质激素由其强大的抗炎及免疫抑制作用，广泛应用于MG的治疗。目前常用于治疗MG的糖皮质激素，包括醋酸泼尼松、甲基强的松龙、地塞米松。使用方法：醋酸泼尼松0.5~1.0 mg/（kg·d）晨顿服；或20 mg/d，晨顿服，每3天增加醋酸泼尼松5.0 mg直至足量（60~80 mg）。通常2周内起效，6~8周效果最为显著。如病情危重，在经良好医患沟通基础上并做好充分机械通气准备的情况下，可用糖皮质激素冲击治疗，其使用方法为：甲基强的松龙1 000 mg/d，连续静脉滴注3 d，然后改为500 mg/d，静脉滴注2 d；或者地塞米松10~20 mg/d，静脉滴注1周；冲击治疗后改为醋酸泼尼松或者甲基强的松龙，晨顿服。视病情变化调整药物剂量，醋酸泼尼松或甲基强的松龙减量需根据患者病情改善情况应个性化用药，如病情稳定并趋好转，可维持4~16周后逐渐减量；一般情况下逐渐减少醋酸泼尼松用量，每2~4周减5~10 mg，至20 mg左右后每4~8周减5 mg，酌情隔日服用最低有效剂量。过快减量可致病情反复、加剧。对于成年全身型MG和部分眼肌型MG患者，为避免部分MG患者糖皮质激素减量过程中和糖皮质激素维持阶段病情波动（加重）、尽快减少糖皮质激素的用量或停止使用、获得稳定而满意的疗效、减少激素不良反应，应早期联合使用免疫抑制药，如硫唑嘌呤、环孢素A或他克莫司等。

甲基强的松龙与醋酸泼尼松相比起效更快，无需肝脏转化，直接发挥抗炎作用。抗炎作用是醋酸泼尼松的1.25倍，可迅速改善MG临床症状；甲基强的松龙与受体亲和力高，免疫抑制作用是醋酸泼尼松的18倍；不良反应较少，对肝功能不全及联合使用免疫抑制药的MG患者比较安全，疗效可靠；药物清除率不会因时间延长而增加，从而药物在体内可维持恒定浓度，避免其在体内维持剂量不足而影响疗效。

使用糖皮质激素期间须严密观察病情变化，40%～50%的MG患者肌无力症状在4～10 d过性加重并有可能促发肌无力危象。因此，对病情危重、有可能发生肌无力危象的MG患者，应慎重使用糖皮质激素。同时，应注意类固醇肌病，补充钙剂和双磷酸盐类药物预防骨质疏松，使用抗酸类药物预防胃肠道并发症。长期服用糖皮质激素可引起食量增加、体重增加、向心性肥胖、血压升高、血糖升高、白内障、青光眼、内分泌功能紊乱、精神障碍、骨质疏松、股骨头坏死、消化道症状等，应引起高度重视。

2. 硫唑嘌呤

硫唑嘌呤是治疗MG的一线药物。眼肌型MG和全身型MG皆可使用，可与糖皮质激素联合使用，短期内有效减少糖皮质激素用量。部分儿童（>3岁）和少年MG患者若经胆碱酯酶抑制药和糖皮质激素治疗后效果仍不佳，可慎重考虑联合使用硫唑嘌呤。因可致部分患者肝酶升高和骨髓抑制，服用硫唑嘌呤应从小剂量开始，逐渐加量，多于使用后3~6个月起效，1~2年后可达全效，可以使70%~90%的MG患者症状得到明显改善。初始阶段通常与糖皮质激素联合使用，其疗效较单用糖皮质激素好；同时可以减少糖皮质激素的用量。单独使用硫唑嘌呤，虽有免疫抑制作用，但不及糖皮质激素类药物。使用方法：儿童1~2 mg/（kg·d），成人2~3 mg/（kg·d），分2~3次口服。如无严重或（和）不可耐受的不良反应，可长期服用。开始服用硫唑嘌呤7~10 d后需查血常规和肝功能，如正常可加到足量。不良反应包括：特殊的流感样反应、白细胞减少、血小板减少、消化道症状、肝功能损害和脱发等。长期服用硫唑嘌呤的MG患者，在服药期间需至少每2周复查血常规1次，4周复查肝功能、肾功能各1次。有条件的情况下，建议在硫唑嘌呤用药前筛查嘌呤甲基转移酶基因缺陷，以减少硫唑嘌呤诱导的不可逆性骨髓抑制的风险。

3. 环孢菌素A

用于治疗全身型和眼肌型MG的免疫抑制药物。通常使用后3~6个月起效，主要用于因糖皮质激素或硫唑嘌呤不良反应或疗效欠佳，不易坚持用药的MG患者。环孢菌素A也可在早期与糖皮质激素联合使用，可显著改善肌无力症状，并降低血中AChR抗体滴度。如无严重不良反应可长期和糖皮质激素联合使用，疗效和硫唑嘌呤相当，但不良反应较少。使用方法：口服2~4 mg/（kg·d），使用过程中注意监测血浆环孢菌素A药物浓度，并根据浓度调整环孢菌素的剂量。主要不良反应包括：肾功能损害、血压升高、震颤、牙龈增生、肌痛和流感样症状等。服药期间至少每月查血常规、肝和肾功能各1次，以及监测血压。

4. 他克莫司（FK-506）

他克莫司为一种强效的免疫抑制药。该药适用于不能耐受糖皮质激素和其他免疫抑制药不良反应或疗效差的MG患者，特别是RyR抗体阳性的MG患者；也可与糖皮质激素早期联合使用，以尽快减少糖皮质激素的用量，减少其不良反应。他克莫司起效较快，一般2周左右起效。使用方法：口服3.0 mg/d，有条件时检测他克莫司血药浓度并根据血药浓度调整药物剂量。快代谢型MG患者需要加大药物剂量，直到疗效满意为止。如无严重不良反应，可长期服用。不良反应包括：消化道症状、麻木、震颤、头痛、血压和血糖升高、血钾升高、血镁降低、肾功损害等。服药期间至少每月查血常规、血糖、肝功能和肾功能1次。

5. 环磷酰胺

环磷酰胺用于其他免疫抑制药物治疗无效的难治性MG患者及胸腺瘤伴MG的患者。与糖皮质激素联合使用可以显著改善肌无力症状，并可在6~12个月时减少糖皮质激素用量。使用方法为：成人静脉滴注400~800 mg/周，或分2次口服，100 mg/d，直至总量10~20 g，个别患者需要服用到30 g；儿童3~5 mg/（kg·d）（不>100 mg）分2次口服，好转后减量，2 mg/（kg·d）。儿童慎用。不良反应包括：白细胞减少、脱发、恶心、呕吐、腹泻、出血性膀胱炎、骨髓抑制远期肿瘤风险等。每次注射前均需要复查血常规和肝功能。

6. 吗替麦考酚酯（MMF）

MMF为治疗MG的二线药物，但也可早期与糖皮质激素联合使用。使用方法：0.5~1 g/次，每日2次。MMF与硫唑嘌呤和环孢菌素相比，较安全，对肝、肾毒不良反应小。常见不良反应有胃肠道反应，表现为恶心、呕吐、腹泻、腹痛等。服用本药的MG患者，在第1个月，每周检查1次全血细胞计数，第2、3个月每月2次，3个月后每月1次，如果发生中性粒细胞减少时，应停止或酌情减量使用本药。不能与硫唑嘌呤同时使用。

7. 抗CD20单克隆抗体（利妥昔单抗，Rituximab）

利妥昔单抗可用来治疗自身免疫性疾病。在治疗MG时，适用于对糖皮质激素和传统免疫抑制药物治疗无效的MG患者，特别是抗MuSK抗体阳性的MG

患者。作为成年MG患者单一治疗药物，推荐剂量为375 mg/m²（体表面积），静脉滴注，每周1次，22 d为1个疗程，共给药4次。利妥昔单抗的治疗应在具备完善复苏设备的病区内进行。对出现呼吸系统症状或低血压的患者至少监护24 h，监测其是否发生细胞因子释放综合征。对出现严重不良反应的患者，特别是有严重呼吸困难、支气管痉挛和低氧血症的患者应立即停止使用。不良反应包括：发热、寒战、支气管痉挛、白细胞减少、血小板减少和进行性多灶性白质脑病等。

在使用上述免疫抑制药和（或）免疫调节剂时需定期检查肝功能、肾功能和血常规、尿常规等。如果免疫抑制药对肝功能、肾功能、血常规和尿常规影响较大，或者出现不可耐受的不良反应，则应停用或者选用其他药物。对HBsAg阳性且肝功能不全的MG患者，应慎重应用免疫抑制药或细胞毒性药物治疗，一般在治疗前2~4周应该使用核苷（酸）类似物（NAs）进行预防性治疗。

（三）静脉注射用丙种球蛋白

静脉注射用丙种球蛋白主要用于病情急性进展、手术前准备的MG患者，可与起效较慢的免疫抑制药物或可能诱发肌无力危象的大剂量糖皮质激素联合使用，多于使用后5~10 d起效，作用可持续2个月左右。与血浆交换疗效相同，不良反应更小，但两者不能并用。在稳定的中、重度MG患者中重复使用并不能增加疗效或减少糖皮质激素的用量。使用方法为：400 mg/（kg·d），静脉注射5 d。不良反应包括：头痛、无菌性脑膜炎、流感样症状和肾功能损害等。有抗IgA抗体的选择性IgA缺乏者禁用。

（四）血浆置换

血浆置换主要用于病情急性进展期、肌无力危象、肌无力患者胸腺切除术前、围手术期处理以及免疫抑制治疗初始阶段，长期重复使用并不能增强远期疗效。血浆置换第1周隔日1次，共3次，若改善不明显其后每周1次，常规进行5~7次。每次置换量为健康人血浆1 500 mL和706代血浆500 mL。多于首次或第二次血浆置换后2 d左右起效，作用可持续1~2个月。在使用丙种球蛋白冲击后4周内禁止进行血浆置换。不良反应包括血钙降低、低血压、继发性感染和出血等。伴有感染的MG患者禁用，宜在感染控制后使用。如血浆置换期间发生感染则要积极控制感染，并根据病情决定是否继续进行血浆置换。

（五）胸腺摘除手术治疗

疑为胸腺瘤的MG患者应尽早行胸腺摘除手术，早期手术治疗可以降低胸腺肿瘤浸润和扩散的风险。胸腺摘除手术可使部分MG患者临床症状得到改善，而部分MG患者可能在手术治疗后症状加重。对于伴有胸腺增生的MG患者，轻型者（Osserman分型Ⅰ）不能从手术中获益，而症状相对较重的MG患者（Osserman分型Ⅱ~Ⅳ），特别是全身型合并AChR抗体阳性的MG患者的临床症状则可能在手术治疗后得到显著改善。MG患者经胸腺摘除手术治疗后通常病情在2~24个月逐渐好转、稳定，用药剂量亦减少。部分MG患者经胸腺摘除手术治疗后可完全治愈；也有部分MG患者经胸腺摘除术后几年，甚至数年后MG症状复发。但总体来说多数胸腺异常的MG患者能从手术中获益。一般选择手术的年龄为18周岁以上。MG症状严重的患者，除非高度怀疑恶性胸腺瘤，可以先药物治疗，如丙种球蛋白冲击等，待病情改善、稳定后再行手术治疗，有助于减少、防止手术后发生肌无力危象。需要紧急手术的患者，为防止患者手术后出现肌无力危象，术前可予丙种球蛋白等药物。

（六）胸腺放射治疗

随着放射治疗设备改进，治疗技术日益成熟，MG胸腺放射治疗重新受到重视。此疗法适用于胸腺增生、全身无力、药物疗效不佳、患浸润性胸腺瘤不能手术、未完全切除胸腺瘤或术后复发的患者，分次日量1~2 Gy，每周5次，一般总量50~60 Gy，可获疗效。

（七）其他

MG患者进行呼吸肌训练和轻型MG患者进行力量锻炼，可以改善肌力。建议患者控制体重、适当限制日常活动、注射季节性流感疫苗等均有益于病情的控制。

二、不同类型重症肌无力的治疗

（一）单纯眼肌型MG

任何年龄均可起病，相对的发病高峰是10岁之前的儿童和40岁之后的男性。80%以上的MG患者以单纯眼肌型起病，病初可使用胆碱酯酶抑制药治疗，剂量应个体化，如果疗效不佳可考虑联合应用糖皮质激素或甲基强的松龙冲击治疗。近年来的回顾性研究表明，口服皮质类固醇类药物如醋酸泼尼松等治疗新发的单纯眼肌型MG患者，与单纯使用胆碱酯酶药物或未经治疗者相比，可更显著地改善眼部症状，并能有效地预防向全身型MG的转化，但目前仍然缺乏相应的前瞻性随机对照研究证据。为了得到满意而稳定的疗效，病程早期可使用免疫抑制药，与糖皮质激素联合使用，可减少糖皮质激素的用量，减轻其不良反应。

（二）全身型MG

单用胆碱酯酶抑制药不足以完全改善全身型MG患者的临床症状。在应用胆碱酯酶抑制药的基础上，早期联合使用糖皮质激素和免疫抑制药，如硫唑嘌呤、环孢菌素、他克莫司或吗替麦考酚酯等。部分全身型MG患者需要甲基强的松龙冲击治疗，其中部分（40%~50%）患者在冲击过程中出现病情一过性加重，甚至需行气管插管或气管切开，因此在治疗过程中要严密观察病情变化。对于经甲基强的松龙冲击治疗后疗效仍欠佳者，可考虑行大剂量丙种球蛋白冲击治疗。成年全身型MG患者若伴有胸腺异常，如胸腺肿瘤或胸腺增生，应积极早期行胸腺摘除治疗。胸腺摘除手术后，多数MG患者原用药物剂量明显减少，甚至部分患者可停用药物，痊愈。若儿童全身型MG患者经胆碱酯酶抑制药、糖皮质激素和丙种球蛋白冲击等治疗后疗效仍差或不能耐受，可慎重考虑给予免疫抑制药或行胸腺摘除手术治疗。

（三）MG危象

对于呼吸肌功能受累导致严重呼吸困难状态，危及生命者，应积极行人工辅助呼吸，包括正压呼吸、气管插管或气管切开，监测动脉血气分析中血氧饱和度和二氧化碳分压，并进一步判断MG危象的类型（表19-1）。如为肌无力危象，应酌情增加胆碱酯酶抑制药剂量，直到安全剂量范围内肌无力症状改善满意为止；如有比较严重的胆碱能过量反应，应酌情使用阿托品拮抗；如不能获得满意疗效时应考虑用甲基强的松龙冲击；部分患者还可考虑同时应用血浆交换或大剂量丙种球蛋白冲击。如为胆碱能危象，应尽快减少或者停用胆碱酯酶抑制药，一般5~7 d后再次使用，从小剂量开始逐渐加量，并可酌情使用阿托品；同时给予甲基强的松龙冲击、血浆交换或静脉注射免疫球蛋白。随着医学科学技术的发展，目前胆碱酯酶抑制药的使用剂量有限（一般日总剂量

表19-1 肌无力危象和胆碱能危象的鉴别诊断

评估项目	肌无力危象	胆碱能危象
心率	心动过速	心动过缓
肌肉	肌肉无力	肌肉无力和肌束震颤
瞳孔	正常或变大	缩小
皮肤	苍白、可伴发凉	潮红、温暖
腺体分泌	正常	增多
新斯的明试验	肌无力症状改善	肌无力症状加重

不超480 mL），胆碱能危象已极为少见。若发现血气分析已经呼吸衰竭（Ⅰ型或Ⅱ型均可见）或临床上发现不能保护气道，即应及时气管插管，并考虑正压通气。

对于人工辅助呼吸的MG患者，需加强护理，定时雾化、拍背、吸痰，防止肺部感染，通过辅助呼吸模式的逐步调整等尽早脱离呼吸机。

（四）妊娠期MG

MG患者怀孕后对症状有何影响目前尚无明确定论。多数MG患者的病情不会加重，也不会影响分娩的时间和方式。怀孕期间使用胆碱酯酶抑制药和糖皮质激素相对安全，其他免疫抑制药物有可能影响胚胎的正常发育，应在怀孕前停用。如欲计划近期怀孕，就应避免使用甲氨蝶呤和霉酚酸酯等有致畸性的药物，否则就需明确指出其风险性并做好有效的避孕。

（五）抗MuSK抗体阳性的MG患者

一般而言，对AChR抗体阴性而抗MuSK抗体阳性的全身型MG患者，胆碱酯酶抑制药、糖皮质激素和免疫抑制药疗效较差，目前尚无特殊治疗方法。血浆置换可短期缓解肌无力症状。个案报道抗CD20单抗可能对此类型肌无力有效；多次行胸腺摘除手术可使部分抗MuSK抗体阳性的MG患者从中获益。

（六）MG患者合并其他疾病

MG患者可合并Graves病、多发性肌炎、多发性硬化症、干燥综合征、周期性瘫痪、Hashimoto病、类风湿性关节炎、系统性红斑狼疮、Guillain-Barré综合征、再生障碍性贫血等疾病；部分患者还可能累及心肌，表现为心电图异常、心律失常等。因此，在积极治疗MG的同时，还要兼顾可能合并的其他疾病。

三、治疗MG过程中需注意的事项

MG患者慎用的药物：部分激素类药物、部分抗感染药物（如氨基糖苷类抗生素等、两性霉素等抗真菌药物）、部分心血管药物（如利多卡因、奎尼丁、β-受体阻滞剂、异搏定等）、部分抗癫痫药物（如苯妥英钠、乙琥胺等）、部分抗精神病药物（如氯丙嗪、碳酸锂、地西泮、氯硝西泮等）、部分麻醉药物（如吗啡、哌替啶等）和部分抗风湿药物（如青霉胺、氯喹等）。

其他注意事项：禁用肥皂水灌肠；注意休息、保暖；避免劳累、受凉、感冒、情绪波动等。

四、重症肌无力的预后

眼肌型MG患者中10%~20%可自愈，20%~30%始终局限于眼外肌，而50%~70%中，超过85%的患者可能在起病3年内逐渐累及延髓和肢体肌肉，发展成全身型MG。约2/3的患者在发病1年内疾病严重程度达到高峰20%左右的患者在发病1年内出现MG危象。肌无力症状和体征在某些条件下会有所加重，如上呼吸道感染、腹泻、甲状腺疾病、怀孕、体温升高、精神创伤和用影响神经肌肉接头传递的药物等。

在广泛使用免疫抑制药物治疗之前，MG的死亡率高达30%，而随着机械通气、重症监护技术以及免疫抑制药的广泛应用，目前死亡率（直接死于MG及其并发症的比例）已降至5%以下。

（刘诗英）

第五节　血浆置换在重症肌无力治疗中的应用

一、血浆置换的概况

血液净化是把患者的血液引出体外并通过一种净化装置，除去其中某些致病物质、净化血液、再回输入体内，达到治疗疾病的目的，这个过程即为血液净化。早期的血液净化常常是指血液透析技术，而血液透析只是尿毒症患者肾替代治疗的一种方法，随着医学的进步及血液净化装置的发展，在血液透析技术的基础上派生出不同的血液净化方式，如血浆置换、血液灌流、免疫吸附、血液滤过等，不同血液净化技术的应用大大改变了临床各科的一些难治性、复杂性疾病的治疗。尤其是近年血浆置换技术的应用，在一些重症、难治性免疫代谢疾病治疗中取得了显著的效果。血浆置换也称为"治疗性血浆置换（therapeutic plasma exchange，TPE）"，属于血液净化领域中非常重要的组成部分，是指将患者的血浆和血液细胞分离出来，弃掉含有致病物质的血浆，同时补充同等置换量的置换液，或将分离出来的血浆再通过二级滤器或者吸附器除去血浆中有害物质，以达到治疗疾病的目的。

二、血浆置换的原理

TPE是一种体外血液净化技术，目的是清除大分子量的物质，这些物质包括致病的自身抗体、免疫复合物、冷球蛋白、骨髓瘤轻链、内毒素和含有胆固醇的脂蛋白。TPE最根本的原理是清除致病物质，逆转这些物质所致疾病的病程。TPE的其他可能的益处包括恢复补体、凝血因子和调理因子的功能，恢复网状内皮系统的功能，刺激淋巴细胞增殖以提高对化疗药物的敏感性。TPE作为一种血液净化技术，能够在短时间内快速清除一些致病物质，从理论上来讲这些物质是要有选择性的，至少包括下列情况中的一种：被清除的物质分子量大（≥15 000 Da），以至于用其他费用低的血液净化技术无效（如血液滤过或高通量透析）；被清除的物质有相当长的半衰期，因体外清除可提供保持较低血清浓度的时期，为原发病的治疗创造条件；被清除的物质致病性很急并且对常规治疗有抵抗，因此迅速通过体外清除是临床指征。

三、血浆置换的适应证

血浆置换的适应证基本可以概括为代谢和免疫两大类疾病。随着发病机制研究的进一步深入以及治疗方法的拓展，其适应证逐步扩大，对于一些危重症、疑难杂症以及特殊感染等疾病患者行血浆置换也能获得良好的疗效。

1985年，美国医疗协会委员会召集了10名专家组成研究小组，回顾性研究血浆置换的各种资料参数。按以下4类评估血浆置换的适应证：①常规治疗，可以接受但并非强制性地排在第2位的就是重症肌无力；②有证据支持有效，但应首选常规治疗；③目前不适合治疗；④无效。

国内专家将血浆置换的适应证分为3类，即：①行血浆置换治疗可能有效的疾病；②需要尽早进行血浆置换治疗的疾病；③行血浆置换治疗有效的疾病。可以作为一线治疗的疾病就包括重症肌无力。

四、血浆置换的临床应用

血浆置换的临床应用几乎涉及内科各个领域，了解治疗时机的选择非常重要，直接关系到疾病的疗效及预后。多数学者认为对于TPE适应证中第1类疾病，一旦明确诊断应立即进行治疗，这样不仅能够快速清除体内致病物质，而且能够调节人体的免疫系统，恢复补体、凝血因子和调理因子的功能，修复损伤细胞和网状内皮细胞的吞噬功能，进一步抑制病情恶化，有的则能逆转病程，使患者康复。对于TPE适应证中第2类疾病，在常规治疗无效时则应尽快考虑TPE治疗。对于其他适应证，临床上有分散的病例报道，疗效各不一致，需要进一步临床验证。

目前血浆置换技术发展快，操作简单、安全，不良反应少，在疾病的早期，症状较重的情况下，尽早行血浆置换治疗，一是迅速缓解症状，二是为病因治疗创造时机。

血浆置换可清除重症肌无力患者体内的致病因子，如异常免疫复合物、乙酰胆碱受体抗体（AChR-Ab）等，减少对神经肌肉突触后膜乙酰胆碱受体的破坏；同时补充了正常的血浆及置换液，有助于调节人体的免疫系统，恢复补体、凝血因子和调理因子的功能。近年来随着床旁血液净化技术的成熟，已可以在很大程度上防止各种相关并发症的发生，使血浆置换的可行性进一步提高。

五、血浆置换的必备条件

（一）设备

血浆置换机器及耗材：一般情况下，最好应用血浆置换专用机器。但是目前市场上有很多多功能血液净化机器，可以进行血浆置换、床旁血液滤过等治疗。

监测设备：患者一般病情较重、治疗时间长、病情变化快，因此严密监测整个治疗过程中生命体征的变化，应具有同时监护呼吸、血压、心率及血氧饱和度的功能。

药品：具备的抢救药品包括以下几种。抗过敏药物，如异丙嗪注射液、地塞米松注射液等；止血药和抗凝药，如鱼精蛋白注射液、肝素钠注射液、垂体后叶素注射液、生长抑素注射液等；强心和平喘药，如毒毛花苷K注射液、氨茶碱注射液等；利尿脱水药，如呋塞米注射液、甘露醇注射液等；循环系统用药，如硝酸甘油含片、肾上腺素注射液；镇静止痛药，如东莨菪碱注射液、地西泮注射液等；其他药物，如心肺复苏药、表面消毒药、解痉止吐药、葡萄糖注射液、生理盐水注射液等。

氧气：血浆置换治疗过程中需要短期吸氧的患者比较常见。治疗室若无自动供氧系统，应常规配备氧气罐或氧气袋。氧气表以及氧气管路应随时置于备用状态。

空气消毒设备：治疗室除注意通风换气外，每次治疗后应紫外线照射消毒或臭氧空气消毒。因此，治疗室应配备紫外线灯、紫外线消毒车或臭氧消毒机。

（二）人员

要求医生至少从事临床工作2年以上，经过血液净化技术专门培训，达到一定熟练程度，应该熟悉以下几点：①血浆置换治疗的适应证和术前条件的判断；②常用血浆置换治疗方法的操作过程；③治疗中及治疗后常见不良反应的处理。

血浆置换治疗的专业性很强，护士需经过专业培训方能从事血浆置换治疗的工作。护士除需有熟练的一般护理技能外，还需掌握血浆置换机器和相关辅助设备的性能、使用方法、操作程序及一般维护和保养知识，了解血浆置换治疗的适应证、禁忌证、常见不良反应及处理；在术前做好准备工作，治疗过程中操作机器并护理患者。

（三）血浆置换技术的规范操作步骤

不同的血浆置换机器操作程序不同，根据销售商提供的操作手册一般可完成操作程序。其主要的操作步骤包括：①清点物品核对医嘱、选择血浆置换方式；②向患者说明血浆置换操作的过程；③设置开机和参数；④安装管道；⑤冲洗管路；⑥连接监护；⑦血管穿刺和连接，建立体外血循环；⑧开启置换泵进行血浆置换；⑨治疗中观察患者病情变化、监护生命体征，做好记录；⑩返回病房。

血浆置换包括单膜血浆置换和双膜血浆置换。双膜血浆置换和单膜血浆置换的具体操作步骤一样分为冲洗、临床治疗以及回血3个阶段。

（四）血浆置换治疗的护理

操作前准备：卧床休息，给患者提供良好的环境；根据病情适当限制动物蛋白质、盐、水的摄入，给予高热量、高维生素饮食，准确记录每日液体出入量、热量摄取量。

心理护理：大多数患者由于对自身疾病不了解，对血浆置换治疗产生恐惧心理。对此，首先要鼓励患者，向患者讲述操作的过程、注意事项，使患者有初步认识，消除恐惧心理，积极配合护士；同时做好患者家属的解释工作，稳定患者的情绪。操作轻柔，及时调整各项参数，减少报警次数，减轻患者心理负担，使患者增加安全感；操作后询问患者有无不适。

环境准备：血浆置换治疗室保持清洁、整齐，室内温度设置为25℃，相对湿度设置为50%，一人一次用品，让患者体位处于相对舒适状态。

血管穿刺部位的选择：建立良好的血管通路是完成血浆置换治疗的前提，所以动、静脉穿刺部位的选择非常重要，特别是股静脉穿刺，应力争一次成功，避免治疗后穿刺部位渗血和血肿。如果预计治疗3次以上，建议中心静脉留置双腔导管。

（五）血浆置换治疗过程中的护理要点

治疗过程中密切监护各项参数以及生命体征的变化。血浆置换属于特殊血液净化治疗，操作相对复杂，费用昂贵，治疗时间较长从准备到结束约4 h，患者病情较重，随时可能发生病情变化。在整个治疗过程中的护理以及监护非常重要，包括观察各项参数和患者的生命体征变化。如血压下降可能与血流过快、过敏、血容量不足、出血、心功能不全等有关。针对不同情况，要及时发现、严密观察、妥善处理。应常规给予心电监护，每15~30 min测量1次血压、脉搏，注意观察患者体温、意识、面色及穿刺部位，并做好记录。

（六）治疗过程中不良反应的预防和处理

变态反应：由于血浆置换需要输入大量血浆，临床常见的不良反应为血浆变态反应，表现为皮肤瘙痒、皮疹、畏寒、高热，严重者出现过敏性休克。从护理角度预防及处理应重视：正确保存和融化血浆，备好的血浆应在6 h内输完，天气炎热时应在4 h内输用；严格执行"三查七对"制度，以输同种血型为原则，查对血浆袋标签上的时间及血浆袋有无破损，血浆有无浑浊、沉淀漂浮物；及时处理过敏反应，出现皮疹及瘙痒，可口服阿司咪唑4 mg，严重者给予吸氧、地塞米松5 mg或异丙嗪25 mg静脉注射，对症治疗无效者停止血浆置换治疗；由于抗凝药中含有枸橼酸钠，在置换过程中，部分患者会出现肢体麻木、局部肌肉抽搐等低血钙反应，甚至口唇发紫，严重者呼吸困难，此时可在回输管路中缓慢注射葡萄糖酸钙以缓解症状。

低血压： 血浆置换时，少数患者血容量不足，同时在血浆置换时管路中又占据了约200 mL的血容量（体外窃血），加重了血容量不足，可能会出现一过性低血压。因此，在置换前及置换过程中需保持体内循环血流量相对稳定，观察患者的血压、脉搏，做好心电监护。重点是减少体外循环血量，将预充液的部分和全部返回体内，控制血泵速度，从50 mL/min起步，根据血压及患者的反应逐渐增加。低血压的紧急处理包括：减慢血泵速度，取头低足高位，增加回心血量或经静脉血路快速注入0.9%氯化钠注射液100~200 mL。

出血： 主要观察穿刺部位有无渗血、血肿，尤其对有出血倾向的患者，治疗中应适当减少肝素用量；如果穿刺部位有渗血，以压迫为主，辅以冷敷，必要时治疗后使用一定量的鱼精蛋白中和患者体内的残余肝素。对于使用中心静脉留置导管的患者，应注意穿刺部位的护理，每次治疗前观察局部有无渗液、出血、血肿、压痛、异味和积脓等。每次治疗结束后，用3%过氧化氢溶液局部清洗，碘伏消毒，观察插管位置是否正确，最后用透明敷料包扎。禁止插管接触乙醇制剂，防止管路老化缩短使用寿命。

留置导管的护理： 连接血路前，先将导管内保留的肝素吸出，检查管内是否有凝血，如有小血栓，则立即抽出，必要时用无菌生理盐水10~20 mL冲洗导管。治疗结束后，用10~20 mL生理盐水冲洗留置导管，然后用肝素原液分别注入动静脉进行封管。封管过程中需快速注射肝素，正压闭管。一经闭管，禁止打开管夹，否则需要重新封管。

空气栓塞： 由于目前使用的血浆置换机有完善的监护设备，只要执行严格的规范操作程序，一般不会发生空气栓塞。但是，由于操作失误引起空气栓塞会导致严重的后果，护理中应提高警惕。预防措施包括用生理盐水预冲管路以及置换器时仔细地排除内部所有空气；静脉穿刺前检查回路是否排净空气、管路连接处是否牢固；使用动力泵前，若需要从动脉血管路中补液，必须采用另外管道，治疗结束回收管路中的血浆时应防止空气进入。

（七）血浆置换治疗后的护理

监测生命体征及生化指标的变化，做好交接班，继续观察血压、心率变化，观察有无出血倾向及发热、变态反应，重点观察生命体征、尿量、水及电解质的变化。对中心静脉留置导管的患者要积极做好置管局部皮肤护理及房间消毒，严禁交叉感染；观察患者有无呕血、便血、牙龈出血、皮肤黏膜出血。

治疗后的患者需绝对卧床休息24 h，饮食以清淡为主，保证摄入足够的热量，做好口腔和皮肤护理，预防并发症。

留置导管要避免和预防感染，减少与导管相关的感染是护理中的重要环节，包括中心静脉置管要严格无菌操作，导管与置管口皮肤紧密吻合，导管肝素帽端用无菌纱布包扎；及时观察留置导管的动静脉端，如有回血现象，需在无菌操作下重新封管，封管的肝素浓度为1∶5或1∶1。留置导管一般不作为静脉滴注，紧急情况除外，不需要再次做置换的可以用，否则一律不用，防止感染和阻塞管路，影响再次治疗。穿刺部位每隔2~3 d换药1次，保持局部清洁干燥；敷料被汁液浸湿或穿刺部位有渗血、渗液时应及时更换；穿刺部位有红肿时可用75%乙醇湿敷，应用抗生素；局部有炎症感染或出现与原发病无关的体温骤升时应及时拔管；妥善固定，防止导管脱出。

留置管拔管的护理：导管留置的时间根据病情决定，拔管时要严格无菌操作，缓慢拔出导管，防止损伤血管壁。拔管后立刻压迫穿刺部位15~30 min，再加压固定。如果是穿刺桡动脉，拔针后常规按压15~20 min，再用宽胶带加压固定，观察穿刺部位有无肿胀、出血、疼痛以及指端有无发绀现象。

参考文献

[1] Conti-Fine BM，Milani M，Kaminski HJ. Myasthenia gravis: past，present，and future[J]. J Clin Invest，2006，116(11)：2843-2854.

[2] Kerty E，Elsais A，Argov Z，et al. EFNS/ENS Guidelines for the treatment of ocular myasthenia[J]. Eur J Neurol，2014，21(5)：687-693.

[3] Luchanok U，Kaminski HJ. Ocular myasthenia：diagnostic and treatment recommendations and the evidence base[J]. Curr Opin Neurol，2008，21(1)：8-15.

[4] Jani-Acsadi A，Lisak RP. Myasthenic crisis：guidelines for prevention and treatment[J]. J Neurol Sci，2007，261(1-2)：127-133.

[5] Meriggioli MN，Sanders DB. Autoimmune myasthenia gravis：emerging clinical and biological heterogeneity [J]. Lancet Neurol，2009，8(5)：475-490.

[6] 彭丹涛,许贤豪,佘子瑜. 新斯的明试验改良结果判定法研究[J]. 中国神经免疫学和神经病学杂志,2007,14(1)：1-3.

[7] Meyer DM，Herbert MA，Sobhani NC，et al. Comparative clinical outcomes of thymectomy for myasthenia gravis performed by extended transsternal and minimally invasive approaches[J]. Ann Thorac Surg，2009，87(2)：385-390.

[8] Skeie GO，Apostolski S，Evoli A，et al. Guidelines for treatment of autoimmune neuromuscular transmission disorders[J]. Eur J Neurol，2010，17(7)：893-902.

[9] Jani-Acsadi A，Lisak RP. Myasthenia gravis[J]. Curr Treat Options Neurol，2010，12(3)：231-243.

[10] Kosmidis ML，Dalakas MC. Practical considerations on the use of rituximab in autoimmune neurological disorders[J]. Ther Adv Neurol Disord，2010，3(2)：93-105.

[11] Bascić-Kes V，Kes P，Zavoreo I，et al. Guidelines for the use of intravenous immunoglobulin in the treatment of neurologic diseases[J]. Acta Clin Croat，2012，51(4)：673-683.

[12] Cortese I，Chaudhry V，So YT，et al. Evidence-based guideline update：Plasmapheresis in neurologic disorders：report of the Therapeutics and Technology Assessment Subcommittee of the American Academy of Neurology[J]. Neurology，2011，76(3)：294-300.

[13] Kumar V, Kaminski HJ. Treatment of myasthenia gravis[J]. Curr Neurol Neurosci Rep, 2011, 11(1): 89-96.

[14] 刘卫彬. 重症肌无力[M]. 北京: 人民卫生出版社, 2014: 163-178.

[15] Chaudhuri A, Behan PO. Myasthenic crisis[J]. QJM, 2009, 102(2): 97-107.

[16] Norwood F, Dhanjal M, Hill M, et al. Myasthenia in pregnancy: best practice guidelines from a U.K. multispecialty working group[J]. J Neurol Neurosurg Psychiatry, 2014, 85(5): 538-543.

（刘诗英，崔华，殷慧敏）

第二十章　胸腺肿瘤与重症肌无力外科治疗

第一节　临床表现与分型、诊断与鉴别诊断概述

一、临床表现与分型

大多数重症肌无力患者首先出现眼睑下垂，可以单眼或双眼出现，或者交替出现，明显的特点是晨轻暮重，休息后可缓解，继而可出现复视、颈项无力、四肢无力、呼吸费力等症状。有的患者呈暴发性发作，病情迅速恶化，不能站立，呼吸困难，口齿不清，咳嗽无力，咀嚼及下咽困难。体征：眼裂小，上眼睑下垂，或有斜视、复视，或上肢抬举困难。以往有传统临床分型和改良 Osserman 分型。2000年根据美国重症肌无力基金会诊断标准，将重症肌无力分为 Ⅰ 型、Ⅱ 型、Ⅲ 型、Ⅳ 型。

（一）传统分型

眼肌型：最常见，患者上眼睑下垂，晨轻暮重，休息后可缓解，行溴吡斯的明治疗有效，合并胸腺瘤者必须行手术治疗。即使是胸腺增生患者，行药物治疗有效，也应行手术治疗。临床已经证实眼肌型可以发展为全身型，应该尽早行手术。江西省人民医院的经验提示，发病1年、溴吡斯的明治疗显效的眼肌型重症肌无力，手术效果好，可以达到完全缓解。

延髓肌型：这类患者属于危重型，表现为口齿不清（构音障碍）、咀嚼与下咽困难、咳嗽无力、呼吸费力，病情进行性加重。一旦出现这些表现，需要立即处理。根据江西省人民医院的经验，此类患者围手术期易发生气道梗阻，出现窒息样呼吸困难，故定义为危重型重症肌无力。

全身型：患者表现为颈项无力、四肢无力、握力减退、上肢不能抬举、

女患者不能梳头，病情可以缓慢发展，也可因感染等诱发因素致使病情突然加重，甚至呼吸肌麻痹导致呼吸无力，呼吸骤停。

（二）改良Osserman分型（最常用）

Ⅰ型：眼肌型，单纯眼外肌受累。

Ⅱ型：全身型，主要累及四肢肌群，又分Ⅱa型、Ⅱb型。

Ⅱa型：轻度全身型，能够生活自理，没有咀嚼、下咽困难。

Ⅱb型：中度全身型，患者可有咀嚼、下咽困难，生活不能自理。

Ⅲ型：重度全身型，患者发病急、进展快，有延髓麻痹、眼肌受累、呼吸肌麻痹，易发生肌无力危象。

Ⅳ型：迟发重症型，起病时间长，发展较慢，逐渐加重且最后出现呼吸肌麻痹。

Ⅴ型：肌萎缩型，患者发病后逐渐出现肌肉萎缩。

（三）美国重症肌无力基金会分型

Ⅰ型：任何眼外肌无力，闭眼无力，其他肌力正常。

Ⅱ型：除眼外肌外其他肌肉轻度无力，可有眼外肌无力。

Ⅱa型：主要影响肢体和（或）中轴肌，咽部肌可以轻度受累。

Ⅱb型：主要影响咽部肌和（或）呼吸肌，肢体和（或）中轴肌可以受累。

Ⅲ型：除眼外肌外其他肌肉中度无力，可有眼外肌无力。

Ⅲa型：主要影响肢体和（或）中轴肌，咽部肌可以轻度受累。

Ⅲb型：主要影响咽部肌和（或）呼吸肌，肢体和（或）中轴肌可以受累。

Ⅳ型：除眼外肌外其他肌肉重度无力，可有眼外肌无力。

Ⅳa型：主要影响肢体和（或）中轴肌，咽部肌可以轻度受累。

Ⅳb型：主要影响咽部肌和（或）呼吸肌，肢体和（或）中轴肌可以受累。

Ⅴ型：气管插管，用或不用机械通气者，需除外常规的术后处理。

二、诊断与鉴别诊断

诊断：根据重症肌无力临床症状，如眼睑下垂、四肢无力，特别是晨轻暮重的特点，结合肌疲劳试验、新斯的明试验，不难确立诊断。血清乙酰胆碱受体抗体测定具有一定的参考意义。胸部CT、MRI或PET-CT可以显示胸腺病变，如胸腺增生或胸腺瘤。

鉴别诊断：眼肌型重症肌无力需与动眼神经麻痹、外展神经麻痹、进行性眼外肌麻痹相鉴别，后者症状无晨轻暮重，新斯的明试验阴性。延髓肌型需与延髓肿瘤、进行性延髓麻痹相鉴别，这两种疾病均有口齿不清、下咽困难，但无晨轻暮重，采用新斯的明治疗无效。延髓肿瘤通过头颅核磁共振检查可以明确诊断，全身型需与多发性肌炎、Guillain-Barré综合征、肌无力样综合征相鉴别。此外，小细胞肺癌也有伴发重症肌无力的报道，需要注意鉴别。

三、伴发病

重症肌无力可以伴发多种疾病，如甲状腺功能亢进症、再生障碍性贫血、肠道易激惹综合征等。其中，甲状腺功能亢进症最常见，部分患者可以在胸腺切除术后发生，发病机制以及两种疾病之间有无关联性尚不明确，但已明确两种疾病必须同时治疗，且胸腺切除术需要在甲状腺功能亢进症状得到控制时实施。手术可以同期也可以分别行胸腺切除或甲状腺次全切除术。伴发单纯血小板减少的报道少见，江西省人民医院2015年10月收治胸腺瘤并单纯血小板减少症1例，血小板$12×10^9$/L（正常范围为$125×10^9$~$350×10^9$/L），皮下注射重组人血小板生成素2周，血小板升高至$32×10^9$/L，术前2 d每日输入采集的新鲜血小板20 U，血小板升高至$56×10^9$/L，完成胸腺瘤并胸腺切除术，术后继续皮下注射重组人血小板生成素并递减至停止用药。

（柳阳春）

第二节　胸腺瘤并重症肌无力外科治疗术前准备

一、药物准备

合并重症肌无力的胸腺瘤患者需要药物准备，症状改善后方能接受手术治疗。

胆碱酯酶抑制药：溴吡斯的明是可逆性胆碱酯酶抑制药，能可逆性抑制胆碱酯酶活性，使乙酰胆碱效应增强；还可直接兴奋横纹肌的N-胆碱受体，对横纹肌有较明显的选择性兴奋作用。溴吡斯的明通过增加突触间乙酰胆碱浓度，能起到缓解病情、解除症状的作用，是治疗重症肌无力有效的、不可替代的药物。原则上采用小剂量（溴吡斯的明60 mg，每天隔8 h 1次），以减轻胆碱能效应，减少口腔、咽喉分泌物。

激素类：具有抑制免疫反应，大剂量冲击能抑制B细胞转化为浆细胞。患者口服泼尼松常用量为5 mg，每天隔8 h一次；重症患者用量为60 mg/d。全身型，尤其是延髓肌型患者，手术前30 min静脉点滴甲强龙500 mg，术后连续应用3 d，第4天减半量并持续3 d，以后口服泼尼松。

二、血浆置换

血浆置换是通过血浆非选择性分离，清除血浆中的抗体，激活免疫反应的介质、免疫复合物，再将去除血浆后的血液有形成分及所需补充的白蛋白（或血浆）、平衡液输回体内，达到辅助治疗目的。重症肌无力患者血浆中存在乙酰胆碱受体抗体，此血浆置换就是清除血浆中的乙酰胆碱受体抗体以及目前尚未证实的重症肌无力患者血浆中的有害物质，对于无论是胸腺瘤还是胸腺增生引起的重症肌无力都能够迅速缓解症状。其意义在于避免或减少发生肌无力危象，降低气管切开率，降低死亡率，为围手术期提供安全保障。

血浆置换液：血浆置换液是最常用的血浆，其次是人血白蛋白。新鲜血浆基本保留血浆重要成分，能维护血浆胶体渗透压、保留凝血因子，这是其他置换液不可替代的。

血浆置换适应证与手术时机选择：血浆置换适应于全身型或危重型重症肌无力，特别是延髓肌型。原则上术前血浆置换3次，每次相隔1 d，能够达到立竿见影的效果，3次为1疗程的原因是乙酰胆碱受体抗体（AChR-Ab）半衰期为1周左右。最后一次血浆置换后的第3~5天行手术，过早手术易导致渗血增加，术后引流量多，因为血浆置换对患者的凝血机制有一定的影响。

血浆置换并发症：血浆置换可能出现发热、过敏反应、出血、凝血功能障碍、循环系统超负荷或不足等，较常见低血容量性血压下降，予以快速输液扩充血容量即可，过敏反应可能诱发肌无力危象。江西省人民医院2例应用白蛋白置换液，胸腺切除术后发生低渗综合征，再次开胸止血。分析原因，可能是血浆胶体渗透压低，同时丢失凝血因子。

低渗综合征的临床表现：手术视野浆液性液体渗出，患者回到重症监护病房，气管导管内溢出或不停吸引出浆液性液体，但听诊肺部没有湿性啰音。床旁胸部X线片显示双肺磨玻璃样改变（图20-1~图20-2）。

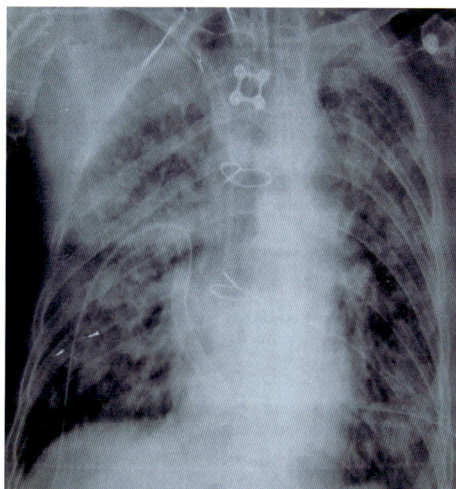

图20-1 低渗综合征治疗前

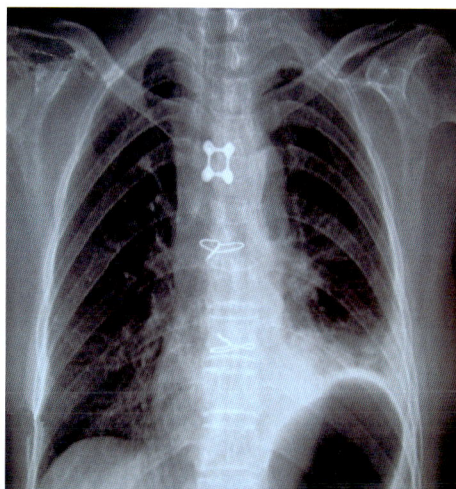

图20-2 低渗综合征治疗后

低渗综合征的治疗：应用呋塞米（利尿）脱水；补充人血白蛋白，提高血浆胶体渗透压；调整呼吸机参数，继续呼吸机治疗。

（柳阳春）

第三节 胸腺瘤与重症肌无力手术的麻醉

胸腺是人体重要的免疫器官，起源于胚胎时期第3（或第4）鳃弓内胚层，系原始前肠上皮细胞衍生物，随胚胎生长发育而附入前纵隔。起源于胸腺上皮细胞或淋巴细胞的胸腺肿瘤最为常见，占胸腺肿瘤的95%。胸腺瘤一经诊断即应行外科手术切除。胸腺瘤切除术的麻醉处理与一般胸内手术相似。目前大部分胸腺瘤切除术在胸腔镜下进行，需单肺通气。如肿瘤大，需胸骨正中切口开胸的患者可行气管内单腔插管。

一、单肺通气的病理生理

电视辅助下胸腔镜手术（video assisted thoracoscopic surgery，VATS）能完成较为复杂的肺、纵隔、心包和脊柱的手术，与传统的开胸手术相比，胸腔镜手术具有许多的优点。胸腔镜手术要求在单肺通气下进行，应用双腔支气管插管或者支气管封堵在手术过程中进行单肺通气，使手术侧的肺完全萎陷，是施行胸腔镜手术的关键。进行单肺通气时，非通气侧肺完全萎陷，但仍接受部分来自右心室的心排血量，产生肺内分流。通气侧肺则由于重力作用而接受大部分的肺血流并接受全部的通气量。尽管通气侧肺的通气量和肺血灌流量均增加，但不可能使每分钟肺泡通气量/每分肺血流量（V_A/Q）比值完全趋于正常。在单肺通气时，全部肺内分流量可达20%~40%。肺内分流量增加导致肺静脉血掺杂可产生低氧血症。肺内分流量的大小首先受到萎陷侧肺缺氧性肺血管收缩（HPV）的影响。萎陷肺产生缺氧性肺血管收缩，可减少进入萎陷肺的血流，使较多血流进入通气侧肺，这样可使V_A/Q比值失调得到一定缓解。据研究，如果HPV作用发挥正常，肺内分流量为20%~25%。但吸入性麻醉药、血管扩张药等均可抑制HPV，静脉麻醉药一般则无此作用。此外，如萎陷肺是正常的健康肺组织，则肺内分流量较大；如为病变肺，则由于已有不同程度的肺血管阻力增加、肺间质损害，肺血流减少，故于单肺通气时其V_A/Q比值失衡较轻，肺内分流量较小。在进行单肺通气时，一般认为PaO_2 67.5~70 mmHg是可以接受的低限。

二、麻醉前评估

胸腺瘤切除术麻醉的危险性以及术后心、肺并发症的发生率比一般手术高。术后肺部并发症是全身麻醉后最常见的并发症，在围手术期死亡原因中仅次于心血管并发症，居第2位。胸腺瘤切除术的患者有不同程度的肺功能异常。据统计，术前肺功能异常者与肺功能正常者相比，其术后肺部并发症的发生率约高23倍。患者均可发生低氧血症、高二氧化碳血症，可合并有感染。术后还可由于疼痛等妨碍患者深呼吸及排痰而导致分泌物坠积或肺不张。上述情况也是胸科手术患者术后肺部并发症发生率较高的原因。术前充分评估与准备，有助于减少麻醉过程中的意外及术后并发症。

一般情况：吸烟、年龄超60岁以上、肥胖、手术较广泛且手术时间在3 h以上，均可认为是诱发术后肺部并发症的风险因素。吸烟使碳氧血红蛋白含量增加，使血红蛋白氧离解曲线左移；吸烟还增加了气道的易激性和分泌物，且抑制支气管黏膜上皮细胞纤毛运动，使分泌物不易排出。据报道，吸烟者大手术后肺部并发症的发生率为不吸烟者的3~4倍。老年人术后肺部并发症发生率较高，此与老年病理生理改变有关。

临床病史及体征：应着重了解呼吸系统方面的情况。①有无呼吸困难，如有，应了解其发作与瘤体位置的关系，严重程度等；②有无哮喘，其发作及治疗情况；③有无咳嗽，干咳常提示大气道的激惹，如持续存在则可能为气管或主支气管受压所致，如有呛咳，则应警惕肺内感染扩散或气道受阻而致肺不张；④有无吞咽困难，严重的吞咽困难可导致患者营养不良或恶病质，梗阻的食管上端可扩大而潴留食物和分泌物，在患者神志丧失时可致反流。体格检查时应注意患者有无发绀或杵状指，胸壁运动双侧是否对称、有无气管移位等，还应注意有无肺心病的迹象。胸部叩诊可发现患者有无胸膜腔积液或大范围的肺不张或有无气胸。胸部听诊也很重要，可根据有无喘鸣、干湿啰音以及啰音的粗细等作出相应的判断。对这类患者均需作胸部X线片检查或必要时作CT或（和）MRI等检查以判断气管狭窄的程度与部位。

肺功能测定：目前临床上常用肺量计法来测定肺功能。主要测定指标有：①用力肺活量（FVC）或用力呼气量（FEVT%），以及第1 s用力呼气量（FEV1）及其与用力肺活量（FVC）之比值（FEV1/FVC）。测定MVV时需在10~15 s尽力作快速呼吸，一般患者常不能耐受，可用FEV1来间接估测，因两者有良好的相关性，以FEV1乘以35即近似于MVV，健康成人的MVV可达100~120 L/min，最低限为80 L/min或>80%预计值。

三、麻醉前准备

对胸腺瘤切除术的患者，除一般的麻醉前准备外，重点应放在改善肺功能或心肺功能方面。

停止吸烟：停止吸烟4周以上一般可获得较好的效果，可使患者气道分泌物减少，激惹性降低，支气管上皮纤毛运动改善。患者术前停止吸烟24~48 h达不到上述目的，但可降低血中碳氧血红蛋白含量，通过使血红蛋白氧离解曲线右移有利于组织对氧的利用。患者术前至少应停止吸烟24~48 h。

控制气道感染，尽量减少痰量：抗生素最好根据痰液细菌培养及药物敏感试验的结果采用，常采用术前预防性给药。术前尽量减少患者痰液是一项非常重要的措施，因为痰液可增加感染、刺激气道甚至造成气道阻塞或肺不张等。控制气道感染固然是有效减少痰量的措施，但更重要的是鼓励患者自行咳痰。使黏稠的痰液易于咳出的办法是使痰液适当地湿化，常用的方法有热蒸气或加用药物雾化吸入，加强液体口服，必要时进行输液等。应用稀释痰液的药物的效果不一定可靠，且可增加气道的激惹性和其他不良反应。对咳嗽乏力的患者常需用叩打背部的方法使痰液松动，助其咳出。

保持气道通畅，防治支气管痉挛：对有哮喘征象或正处于哮喘发作期的患者应控制其发作。对有气道反应性（激惹性）增高的患者，如有哮喘史、慢性支气管炎或气道仍有某种程度感染者，应警惕在围手术期各种对气道的刺激均可诱发严重的支气管痉挛。除对有感染者应控制感染外，常用的解除痉挛或支气管扩张药有：①茶碱类药物，主要为氨茶碱（有缓释制剂）；②肾上腺糖皮质激素，常用气雾吸入剂，亦有经全身给药者；③非激素类气雾吸入剂，如色甘酸钠，其作用机制尚不完全明了，常用于小儿的开始治疗，或用于撤除或减少肾上腺皮质激素的用量；④β2-肾上腺受体激动药，有口服及气雾制剂如应用后出现心动过速，可采用四价抗胆碱能药——异丙托溴铵。

锻炼呼吸功能：术前鼓励并指导患者进行呼吸功能的锻炼十分重要，有利于减少术后的肺部并发症。例如可进行吹气锻炼、健侧胸部呼吸训练（患者自己手压患肺相应部位的胸部，然后用力呼吸）、侧卧位呼吸训练等。对患者还应进行术后增强咳嗽、咳痰动作的训练，即让患者预习以手按预定手术部位用力咳痰的动作，让患者能适应手术后的情况，并有相应的思想准备。

四、胸腺瘤对麻醉的影响

胸腺瘤对麻醉的影响主要决定于其压迫或累及重要器官或血管的情况，麻醉注意事项如下：**对胸腺瘤压迫呼吸道的病例，麻醉前应行X线、CT或纤维支气管镜等检查，了解气道受压情况和部位，测定狭窄处的管径，估计其至切牙的长度。**选用有足够长度和硬度的气管导管，必要时可采用管壁带有细金属丝、尼龙丝螺旋形支架的导管。如气道受压较严重，则行清醒气管内插管或保持自主呼吸下行气管内插管较为安全。插入深度最好能超过受压部位。此类患者可能有气管壁软化，应警惕术毕气管导管拔出后出现气管萎陷。有些患者自己知道采取何种体位气道受压最轻，此一体位可供行气管内插管或麻醉诱导时的参考。

对于上腔静脉受压梗阻的患者，应注意其严重程度。此类患者可因气道内静脉怒张而出现呼吸困难、咳嗽、端坐呼吸等，亦可因颅内静脉压增高影响神志。气管内插管时如损伤怒张的静脉可致气管内出血。对上腔静脉梗阻严重者，可先行纵隔放射治疗以减轻症状，麻醉时应取半坐位以减轻气道水肿，气管内插管操作应尽可能轻柔。纵隔肿瘤如压迫肺动脉可致肺血流降低、心排血量减少，有时在麻醉诱导后可出现严重发绀。

在行气管内插管后，应注意用肌松药后、体位改变后及手术操作中瘤体压迫气管、支气管或心脏大血管的情况，对术中加重者，可请手术助手托起肿物以减轻压迫。严重气道梗阻不能缓解或发绀不能减轻时，立即采用股动静脉部分转流方式的体外循环，以解决氧合问题可能是唯一的办法，对此需有所准备。

胸腺瘤切除术可撕破单侧或双侧胸膜，应注意呼吸管理，也应做好应对术中大出血的准备。

五、胸腺瘤合并重症肌无力的麻醉

10%~50%的胸腺瘤合并重症肌无力，患者术前一般已接受胆碱酯酶抑制药的治疗，麻醉前最好将口服改为肌内注射并观察其效果以作麻醉中应用的参考。对这类患者最好避免应用肌松药，强力吸入麻醉药恩氟烷、异氟烷、七氟醚均有肌松作用，常可避免肌松药的使用。Nitahara等报道七氟醚以剂量依赖的方式抑制神经肌肉传递。如需使用肌松药，琥珀胆碱可较早出现Ⅱ相阻滞；对非去极化肌松药敏感，可选用短时效肌松药并酌减剂量。部分患者术后需人工通气支持或继续用抗胆碱酯酶药。为了尽量减少长时间插管的风险，传统上谨慎的做法是尽可能使用局部麻醉技术，以避免机械通气。有报道对使用高胸段硬膜外麻醉的患者进行清醒胸腺切除术。如局部麻醉是禁忌证，联合使用丙泊酚和瑞芬太尼也是一种安全的维持全身麻醉的方法。异丙酚和瑞芬太尼联合气管插管或喉罩通气也被用于开放性胸骨胸腺切除术，以避免神经肌肉阻滞。目前，胸腺切除术实施非插管麻醉仍不常见（2%~32%）。大多数胸腺切除术（胸骨切开或胸腔镜下胸腺扩大切除术）是在全身麻醉和单肺机械通气下进行，使用双腔管（DLT）或支气管封堵装置。不推荐单肺通气患者保留自主呼吸，因此在使用DLT时，通常使用低剂量的非去极化神经肌肉阻滞剂（NMBAs）来维持机械通气。Jiang等比较了机械通气或自主通气下胸腔镜胸腺切除术，指出机械通气的需要与较高的疼痛评分和较慢的术后恢复有关。一个系统评分提示胸腺瘤切除术后是否需要长期机械通气支持，该系统评分中显示：①重症肌无力病史6年，12分；②有慢性呼呼吸系统病史，10分；③溴吡斯的明的量>750 mg/d，8分；④肺活量<2.9 L者，4分。总分为34分，总分<10分者可拔除气管导管，总分达12分以上者术毕需要机械通气治疗。但是充分的术前准备和微创手术已经减少了与此评分的相关性，有证据表明，患者术前一般情况较好时，微创手术可以减少患者的住院天数。

六、术后管理

（一）预防并发症

患者在胸外科手术后早期可能发生多种严重的并发症，如长时间机械通气、卧床、疼痛可导致肺部感染与肺不张等。高危患者肺部并发症的减少可能与围手术期使用胸段硬膜外镇痛有关。预防肺不张和继发感染可以更好地维持功能残气量及黏液纤毛的清除功能，并减轻接受硬膜外镇痛患者膈肌反射的抑制作用。胸部物理治疗、鼓励肺功能锻炼和早期下床活动对减少术后并发症至关重要，早期拔管可避免因长期插管和机械通气引起的肺部并发症。

（二）术后镇痛

充分的术后镇痛是切除胸腺瘤患者术后护理的重要组成部分，疼痛会抑制患者咳嗽、排痰，并可能导致呼吸功能不全。但过度使用止痛药治疗疼痛可能会出现由药物导致的呼吸抑制或肌无力危象。因此，应采用区域阻滞技术联合使用阿片类药物及非甾体类止痛药的多模式镇痛治疗，以便对疼痛进行良好的管理。硬膜外镇痛已成功地用于胸腺切除术患者的镇痛，该技术减少了静脉注射阿片类药物和全身麻醉药的消耗，术后肺功能较好，可加快患者的康复。连续的硬膜外阻滞可以为经胸腔镜下胸腺瘤切除术的患者带来良好的镇痛作用。有文献报道胸横肌平面联合颈浅丛阻滞作为全身麻醉的复合，可为正中开胸胸腺瘤切除术提供良好的术中及术后镇痛，避免阿片类药物与疼痛应激不匹配的情况，复合区域麻醉后，有效超前镇痛，减少围手术期阿片类药物剂量及不良反应，降低围手术期心血管应激反应，改善镇痛、胃肠道、运动功能，实现加速康复外科。其他区域可采用椎旁、前锯肌、肋间神经、竖脊阻滞等镇痛技术。

（三）预防肌无力危象

预防肌无力危象要考虑两种术后情况，即肌无力危象和胆碱能危象。两种危象都表现为术后虚弱，但治疗方法完全不同。因此如何识别至关重要。典型的胆碱能危象患者表现为淤血（流涎、流泪、排尿、腹泻、胃肠不适和呕吐），而肌无力危象患者则没有这些症状和体征。

肌无力危象的发病可能与机械通气导致的呼吸功能不全有关，术后肌无力危象的发生率为11.5%~18.2%。清醒的患者突发的肌无力危象包括吞咽困难、发音改变、阻塞、咳嗽无力，分泌物排出困难。

鉴于肌无力危象患者死亡率高（4.47%），有必要确定其诱因，如感染、残留麻醉药和停用或减少MG药物。Kanai等在日本进行了一项多中心、大规模的临床研究，以确定和验证术后肌无力危象的临床预测评分。其评分如下：肺活量<80%为3分，病程<3个月为2分，胸腺切除术前即刻出现的球部症状为1分。在潜在的6分中，得分>3分，术后发生肌无力的概率非常高，敏感性为88.2%，特异性为83.3%。Leuzzi等回顾性分析了肌无力危象的4个预测因子，根据奥斯曼分级、BMI升高、症状持续时间、肺切除手术4个预测因子，建立了一套评分系统。将患者分为4组，得出的结论是被归纳到第3组或4组的患者可预测发展为肌无力危象，其敏感性为36.84%，特异性为89.7%。Yu等回顾性分析了178例扩大胸腺切除术，危险因素包括球部症状的存在、术前肌无力危象的病史和较长的手术时间。笔者认为，术前的优化评估和适当的围手术期护理可以减少术后肌无力危象的发生。Xue等对127例行全胸腺切除术的胸腺瘤患者进行回顾性研究，结论是Osserman Ⅱ~Ⅳ型和B2~B3型胸腺瘤是术后肌无力危重的独立预测因子。如果手术结束时虚弱，提示有肌无力危象，则应维持机械通气，并转到重症监护病房。治疗肌无力危象应与神经科医生协调，除免疫调节外，还经常采用血浆置换或静脉注射免疫球蛋白进行紧急治疗。在肌无力危象期使用血浆交换与早期拔管有关。此外，年龄>50岁男性、肺不张、呼吸机相关性肺炎等因素将显著延长机械通气时间。

（四）术后胆碱能危象

术后胆碱能危象是指肌无力与胆碱能刺激导致的其他症状，如恶心、呕吐、腹泻、腹痛、流泪、出汗、视力模糊、口臭、唾液增多等。手术室外胆碱能危象的发生率较低，但其可能发生在重症肌无力患者术前或术后服用抗胆碱酯酶药物后。这种情况往往会导致患者长期瘫痪。胆碱能危象的治疗包括支持性治疗、阿托品（静脉注射0.4~2 mg）或甘草酸盐（静脉注射0.2~1 mg）注射治疗，以抵消毒蕈碱作用和提供呼吸支持，直到肌力提高。

参考文献

[1]　郭曲练,姚尚龙.临床麻醉学[M].北京:人民卫生出版社,2011:226-227.

[2]　Nitahara K, Sugi Y, Higa K, et al. Neuromuscular effects of sevoflurane in myasthenia gravis patients[J]. Br J Anaesth, 2007, 98(3): 337-341.

[3]　Tsunezuka Y, Oda M, Matsumoto I, et al. Extended Thymectomy in Patients with Myasthenia Gravis with High Thoracic Epidural Anesthesia Alone[J]. World J Surg, 2004, 28(10): 962-965.

[4]　Matsumoto I, Oda M, Watanabe G. Awake Endoscopic Thymectomy via an Infrasternal Approach Using Sternal Lifting[J]. Thorac Cardiovasc Surg, 2008, 56(5): 311-313.

[5]　Chevalley C, Spiliopoulos A, de Perrot M, et al. Perioperative medical management and outcome following thymectomy for myasthenia gravis[J]. Can J Anaesth, 2001, 48(5): 446-451.

[6]　O'Flaherty D, Pennant JH, Rao K, et al. Total intravenous anesthesia with propofol for transsternal thymectomy in myasthenia gravis[J]. J Clin Anesth, 1992, 4(3): 241-244.

[7] El-Tahan MR, Doyle DJ, Hassieb AG. High-frequency jet ventilation using the Arndt bronchial blocker for refractory hypoxemia during one-lung ventilation in a myasthenic patient with asthma[J]. J Clin Anesth, 2014, 26(7): 570-573.

[8] Javid MJ, Toolabi K, Aminian A. Two lung ventilation through single lumen tracheal tube in thoracoscopic thymectomy: a randomized clinical trial of efficacy and safety[J]. Middle East J Anaesthesiol, 2008, 19(6): 1361-1368.

[9] Sungur Z, Sentürk M. Anaesthesia for thymectomy in adult and juvenile myasthenic patients[J]. Curr Opin Anaesthesiol, 2016, 29(1): 14-19.

[10] Miller RD. 米勒麻醉学[M]. 邓小明, 曾因明, 黄宇光, 译. 北京: 北京大学医学出版社, 2016: 1814.

[11] Acheson AG, Brookes MJ, Spahn DR. Effects of allogeneic red blood cell transfusions on clinical outcomes in patients undergoing colorectal cancer surgery: a systematic review and meta-analysis[J]. Ann Surg, 2012, 256(2): 235-244.

[12] Nilsson E, Perttunen K, Kalso E. Intrathecal morphine for post-sternotomy pain in patients with myasthenia gravis: effects on respiratory function[J]. Acta Anaesthesiol Scand, 1997, 41(5): 549-556.

[13] Su CH, Su YH, Chou CW, et al. Intravenous flurbiprofen for post-thymectomy pain relief in patients with myasthenia gravis[J]. J Cardiothorac Surg, 2012, 7: 98.

[14] Liu XZ, Wei CW, Wang HY, et al. Effects of General-epidural Anaesthesia on Haemodynamics in Patients with Myasthenia Gravis[J]. West Indian Med J, 2015, 64(2): 99-103.

[15] López-Berlanga JL, Garutti I, Martínez-Campos E, et al. Bilateral paravertebral block anesthesia for thymectomy by video-assisted thoracoscopy in patients with myasthenia gravis[J]. Rev Esp Anestesiol Reanim, 2006, 53(9): 571-574.

[16] Zhang Lening, Guo Bo, Gao Yingming, et al. Effect of transversus thoracic muscle plane combined with cervical superficial plexus block on the perioperative period of median sternotomy thymectomy[J]. Chinese Journal of Experimental Surgery, 2018, 35(11): 2162-2163.

[17] Ando T, Omasa M, Kondo T, et al. Predictive factors of myasthenic crisis after extended thymectomy for patients with myasthenia gravis[J]. Eur J Cardiothorac Surg, 2015, 48(5): 705-709.

[18] Kanai T, Uzawa A, Sato Y, et al. A clinical predictive score for postoperative myasthenic crisis[J]. Ann Neurol, 2017, 82(5): 841-849.

[19] Leuzzi G, Meacci E, Cusumano G, et al. Thymectomy in myasthenia gravis: proposal for a predictive score of postoperative myasthenic crisis[J]. Eur J Cardiothorac Surg, 2014, 45(4): e76-e88.

[20] Yu S, Lin J, Fu X, et al. Risk factors of myasthenic crisis after thymectomy in 178 generalized myasthenia gravis patients in a five-year follow-up study[J]. Int J Neurosci, 2014, 124(11): 792-798.

[21] Xue L, Wang L, Dong J, et al. Risk factors of myasthenic crisis after thymectomy for thymoma patients with myasthenia gravis[J]. Eur J Cardiothorac Surg, 2017, 52(4): 692-697.

[22] Liu Z, Yao S, Zhou Q, et al. Predictors of extubation outcomes following myasthenic crisis[J]. J Int Med Res, 2016, 44(6): 1524-1533.

（张明生）

第四节 手术方式

合并重症肌无力的胸腺瘤需要切除胸腺，手术方式按照2000年美国重症肌无力基金会的建议采用客观统一的标准，即：①经颈单纯或扩大胸腺切除术；②胸腔镜胸腺切除术；③经胸骨胸腺切除术，标准或扩大方式；④经颈、胸骨联合胸腺切除术。

一、经颈部切开胸腺瘤并胸腺切除术

经颈部切口胸腺切除术是利用特制的胸腺手术牵开器牵拉显露颈部切口实施胸腺切除，最初由 Crile 提出用于治疗重症肌无力。20世纪60年代，Kirschner 等证实其可行性。此后，Cooper作了改进，并设计拉钩牵开胸骨以便更好地显露前纵隔。将其设计的胸骨拉钩固定于手术床，把拉钩伸入胸骨后向上、向前拉起胸骨，达到显露前纵隔的目的。1988年，Cooper报道采用改良的经颈部切口行胸腺切除治疗重症肌无力64例，获得良好的效果。2011年，姜格宁等在此基础上进行了进一步的改进，添加双侧颈部软组织及肌肉柔性可调节拉钩，可任意调节颈部软组织及肌肉牵拉的方向和力度，与正中胸骨拉钩相向牵开颈部切口，最大限度显露切口，使前纵隔手术操作空间进一步扩大，确保可通过颈部切口实施胸腺组织、胸腺瘤、异位胸腺组织及前纵隔脂肪组织的完整切除（图20-3~图20-5）。姜格宁等采用该术式行胸腺和胸腺瘤切除21例，获得良好的效果。相比于经胸骨正中切开，经颈部切口胸腺切除术创伤小，对患者心肺功能的影响小，由于不损伤肋间神经，因此患者术后疼痛减轻，住院时间缩短，康复快。但经颈部切口胸腺切除术前纵隔两侧、心膈角的显露欠佳，可能导致胸腺周围脂肪组织清除不够彻底；切口瘢痕影响美观。

（一）经颈部胸腺切除术适应证

①胸腺增生并重症肌无力；②单纯胸腺瘤或并重症肌无力，胸腺CT显示肿瘤直径<5 cm，境界清楚，无周围重大结构侵犯；③ 无经颈部甲状腺手术史，患者心、肺功能测定正常。

（二）经颈部胸腺切除术禁忌证

①患侵袭性胸腺瘤，胸腺CT显示胸腺瘤侵犯周围重大结构，如上腔静

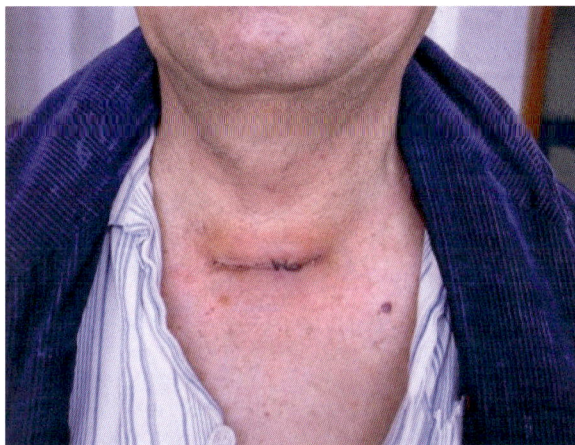

图20-3　颈部切口胸腺扩大切除

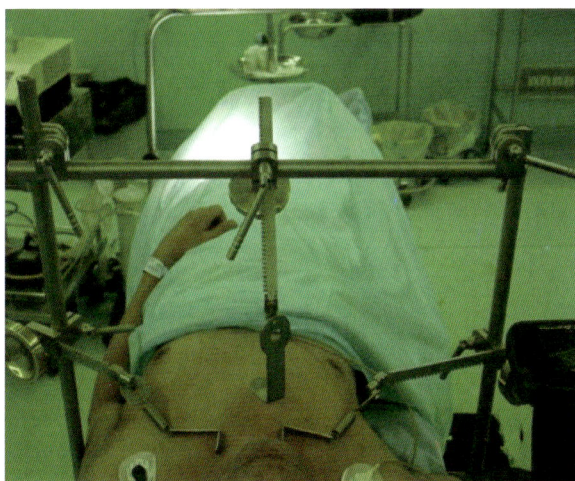

图20-4　颈部切口牵开器

脉、无名静脉、主肺动脉、心包、肺等组织器官，患者需要行人工血管置换、心包与肺部分切除；②有经颈部甲状腺手术或胸骨切开手术史，颈部、胸部组织粘连严重者；③心、肺功能异常，不能耐受手术者，颈椎病患者谨慎选择。

（三）手术方法与步骤

手术体位：患者取仰卧位，肩部垫充气垫使颈部伸展，单腔或双腔气管内插管，全身麻醉。单腔气管内插管可以结合支气管球囊封堵器封堵需要萎陷的

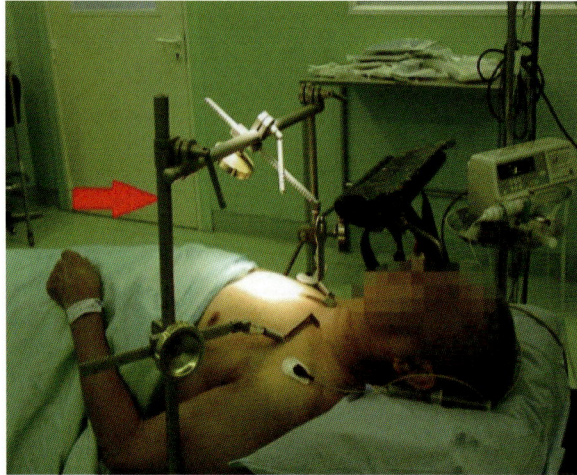

图20-5　颈部切口牵开器与手术体位

一侧肺的支气管。

　　手术步骤： 胸骨切迹上方2 cm沿颈部皮纹作长3~4 cm的弧形切口，在两侧胸锁乳突肌之间垂直切开颈阔肌，将切口上缘皮瓣向上翻至甲状腺下缘水平，拉钩牵拉切口上下缘，显露颈部深层结构。颈部中线处纵行分离带状肌，在带状肌深面解剖胸腺上极，通常先游离胸腺的左上极，解剖至其与右上极的汇合点（双侧上极在胸骨上切迹处交汇、无名静脉前方）。同样游离胸腺右上极，结扎双侧胸腺上极并向下牵拉，在无名静脉水平完全游离双侧胸腺上极，钝性分离胸腺上方间隙。手指探查胸骨下区域，将胸腺手术胸骨牵开器置于胸骨柄下并向上牵拉胸骨，使之与前纵隔软组织分离，同时将气囊放气，使头部及肩部下沉，充分显露前纵隔。两侧带状肌深面各置柔性拉钩，牵拉颈部切口的上方两角，与胸骨拉钩对抗牵引，调节牵拉角度和力度，以求手术视野最佳显露。术者戴头灯照明，位于患者头侧，牵拉胸腺，一旦前纵隔间隙形成，胸腺组织向前、向上收缩，显露胸腺背面回流至无名静脉的胸腺静脉，就双线结扎、切断（或通过结扎速或超声刀切断）。用超声刀切断左、右两侧胸腺动脉，用海绵钳钝性分离胸腺背面（纵隔面），使双侧胸腺下极与心包分开，避免损伤左、右侧膈神经。需完整切除胸腺及胸腺周围的纵隔脂肪组织。正常情况下，胸腺包膜完整，组织疏松，容易与心包分离。仔细检查前上纵隔，判断有无胸腺组织残留，确保完全切除胸腺组织。彻底止血，留置一根负压引流管，逐层缝合切口。

　　经颈部切口胸腺切除需注意胸腺静脉的处理，胸腺静脉位于胸腺的背面，直接回流入无名静脉，其可以是1支也可以是2支。胸腺静脉根部容易撕裂，造成无名静脉出血，一旦发生可先用小纱布块压迫止血，再用无损伤血管缝线缝合。超声刀处理胸腺静脉安全、可靠，是理想的手术器械，但是需要注意超声刀的工作面向上，避免灼伤无名静脉引起出血。手术室同时需要配给开胸器械包，包括胸骨锯，一旦发生大出血，立即经颈部的切口由上向下锯开胸骨，扩大切口，吸尽血液，找到出血点，用无损伤血管缝线缝合血管。

经颈部胸腺切除术的手术效果： Meyers等总结近10年文献发现，经颈胸腺切除与经胸骨切开胸腺切除术相比，术后重症肌无力症状缓解率无明显差异。Shrager等综述以往文献发现，经颈部切口胸腺切除术后患者3年和6年的重症肌无力症状缓解率分别为33%和35%，与胸骨正中切开术后缓解率相近，但术后并发症发生率显著降低（0.7%）。Deeb等报道，经颈部切口可实施胸腺瘤扩大切除术，即完全切除胸腺组织、胸腺瘤组织及前上纵隔脂肪。2011年，姜格宁等报道利用自制胸腺手术牵开器经颈切口胸腺及胸腺瘤切除术21例，手术时间60~120 min，术中出血量30~50 mL，平均术后引流量20 mL，住院时间2~4 d，术后第2天拔除颈部引流管。所有患者无术后并发症，重症肌无力症状明显缓解。

二、全胸骨切开胸腺切除术

根据医学史记载，1897年即提及胸骨正中切开术，但直到1957年该术式才被推荐使用。1968年，冠状动脉旁路移植手术的兴起促进了胸骨正中切开术的普及应用。随着医疗器械的发展，以及风动（气体）胸骨锯、电动胸骨锯的发明，早期使用的胸骨切开刀被胸骨锯替代，而随着心脏、大血管技术的发展，进一步发明了旋转圆盘锯，俗称"摇摆锯"。"摇摆锯"应用于二次经胸骨切开的开胸手术，能够避免心包、心脏、大血管的损伤，因为首次胸骨切开术后会引起胸骨后纵隔组织广泛致密粘连。

全胸骨切开胸腺切除术是国内最早的传统术式，其优点是全胸骨切开，手术视野好，利于清除胸腺及其周边脂肪；缺点是全胸骨切开，创伤大，需要钢丝缝合固定胸骨，胸廓完整性被破坏，手术后伤口疼痛，对小儿、老年人以及危重型重症肌无力的呼吸功能有一定的影响。极少数患者发生胸骨、纵隔感染，处理较困难，甚至经久不愈。

在当今这个胸腔镜微创手术时代，虽然全胸骨切开胸腺切除术基本被腔镜手术所取代，但其作为心脏、纵隔手术的经典手术方式，不可或缺，特别是胸腔镜下胸腺切除并发无名静脉出血需要紧急中转开胸时，必须行全胸骨切开。目前，年轻的胸外科医生缺少全胸骨切开手术技能的培训，需要引以重视，该项技术原则上是必须掌握的胸外科基础技能之一。

手术方法： ①平卧位，肩背部垫枕；②自胸骨切迹下缘至剑突切开皮肤、皮下组织，电切胸骨骨膜；③切开胸骨，用直角钳分离胸骨上窝筋膜，游离剑突，钳夹或切除剑突，手指钝性分离胸骨后间隙，用卵圆钳向上继续分离胸骨后间隙直至胸骨上窝，用胸骨锯自胸骨下方向上锯开胸骨，电灼骨膜出血点，用骨蜡涂抹胸骨骨髓腔；④整体大块切除胸腺瘤、胸腺、纵隔脂肪；⑤放置纵隔或胸腔引流管，胸骨止血，用钢丝缝合胸骨。

三、"J"形胸骨上段切开胸腺切除术

胸骨上段切开是指锯开上2/3的胸骨、保留下1/3的胸骨完整性，相对于全胸骨切开而言，胸廓完整性被部分保留，创伤相对减小，对呼吸功能的影响相对减少。笔者采用该术式行扩大胸腺切除术，体会到该术式能够保持纵隔胸膜完整，能够达到完整、大块切除胸腺及纵隔脂肪的目的，但左下心膈角脂肪清除略显困难。

手术方法：①皮肤直切口，长6 cm；②自胸骨切迹下缘至第三或第四肋间平面，用胸骨锯锯开胸骨，切口下缘根据胸腺瘤位于左、右侧而分别弧形锯开胸骨，形成"J"形；③用定制的胸骨小切口撑开器撑开胸骨，电灼胸骨骨膜出血点，骨蜡涂抹胸骨骨髓腔；④完成胸腺和纵隔脂肪整体大块切除；⑤手术结束，于切口下缘所在一侧放置纵隔引流管，用钢丝缝合胸骨。

四、胸腔镜微创扩大胸腺切除术

胸腺肿瘤的微创手术始于21世纪，目前在胸腺瘤并重症肌无力治疗中的应用得到肯定。根据中国胸腺肿瘤研究协作组回顾性数据库的资料显示，MasaokaⅠ期、Ⅱ期胸腺肿瘤患者采用胸腔镜微创手术治疗的比例已经超过40%，部分临床治疗中心几乎达到100%。手术入路有经右胸、经左胸、双侧胸腔、剑突下入路、剑突下加左胸入路。江西省人民医院柳阳春于2002年开展胸腔镜胸腺扩大切除术，论文发表于《江西医药》。2002—2015年，均采用经右胸入路，初期曾发生1例手术残留了胸腺左叶，患者6年后由单纯眼肌型发展为全身型，再手术发现左叶胸腺异常肥大增生。该例证实了2个问题，即：①眼肌型重症肌无力可以发展为全身型，应尽早手术；②胸腔镜手术可能残留胸腺，需要引以重视，忌讳残留胸腺组织。江西省人民医院2015年引进剑突下入路胸腔镜胸腺切除技术，基本上放弃了经右胸入路的胸腔镜胸腺切除。

（一）剑突下入路胸腔镜胸腺扩大切除术

剑突下入路的优势：剑突下入路胸腔镜胸腺扩大切除术在国内最早由周勇安介绍。江西省人民医院2015年9月引进该项技术，至2019年12月手术数百例，体会到该术式的优势。①患者取平卧位，不需要变换体位；②麻醉气管插管仅需插单腔气管插管，操作简便；③连接气腹机，形成人工气胸，使胸膜腔

内压升高，增加了暴露胸腺、扩大手术视野的作用；④能够清除左右两侧心包膈脂肪，清楚显露左右膈神经，避免损伤膈神经；⑤充分显露胸腺上极，胸腺切除更加彻底，这一点无论是经右胸还是左胸都不能比拟；⑥胸腺静脉的显露更清楚，超声刀处理静脉更安全；⑦患者伤口疼痛明显减轻，渗血量少，住院时间缩短。伤口疼痛减轻的原因是避免了经左、右胸入路对肋间神经的挫伤。

剑突下入路注意事项：虽然剑突下入路胸腔镜胸腺切除优势多，但手术操作过程中还是需要注意。①需要一个技术良好的扶镜助手，主刀医生才能舒适、顺利地完成手术；②江西省人民医院采用剑突下3孔行胸腺切除，剑突下皮肤直切口，左右肋弓下缘各作1个0.5 cm的切口，该切口需紧贴肋缘，如果过低，穿刺锥易误入腹腔，可能造成腹腔脏器损伤。江西省人民医院有2例手术因切口过低，穿刺锥误入腹腔，幸好连接了气腹机，形成了人工气腹，将肝脏压低而避免了肝脏的损伤；③需要建立前纵隔胸骨后隧道，先用卵圆钳经剑突下的切口钝性分离胸骨后间隙，形成前纵隔胸骨后隧道，在手指引导下，经左右肋弓下缘切口斜形插入穿刺锥至前纵隔，避免穿刺锥损伤心包、心脏；④操作孔的穿刺锥用直径为0.5 cm的螺纹穿刺锥，其优点是穿刺锥不易随操作器械滑出；⑤建立人工气胸，以获得良好的手术视野，便于手术操作。气腹机的压力设定为10~12 mmHg，压力过高会引起气道压升高，影响肺通气，并对循环系统构成影响，故需要与麻醉医师密切配合，既不影响手术操作也不影响心肺功能；⑥清除左侧心膈角脂肪时会对心脏造成一定程度的压迫，影响心率、心律、血压，甚至导致心脏骤停，需要特别予以关注；⑦瘦长体形患者剑突两侧的夹角小，取该手术路径会致使操作器械"打架"，需要改良切口，经两侧胸腔切口为操作孔，剑突下切口进胸腔镜。

手术步骤：①全麻，单腔气管插管后取"人"字体位，两腿分开。剑突下正中2 cm直切口，该切口作为胸腔镜镜孔，剑突可以切除或不切除；②术者用卵圆钳游离胸骨后及剑突左右侧软组织间隙，形成前纵隔胸骨后"隧道"；③左右肋弓下缘各作1个0.5 cm的切口，此切口作为操作孔，在手指引导下放置直径为5 mm的穿刺锥；④剑突下切口内放置直径为2 cm的穿刺锥，置入胸腔镜，连接二氧化碳气腹机，压力设定为10~12 mmHg（1 mmHg=0.133 kPa），形成人工气胸；⑤右侧肋弓下缘的穿刺锥内放置抓钳，左侧放置超声刀。用超声刀切开左右纵隔胸膜，清除右侧心包膈脂肪，旁开膈神经0.5 cm向上分离胸腺右叶；⑥用超声刀切断胸腺动脉、静脉，分离胸腺上极，再用相同方法清除左侧心包膈脂肪，分离左叶胸腺，完整切除胸腺；⑦通过剑突下的切口将标本袋放置于右侧胸腔，将胸腺及脂肪组织放入标本袋中取出。自肋缘下穿刺锥置入左右胸腔引流管，连接引流瓶。

常见并发症：①腹腔脏器损伤，江西曾有经左胸入路实施胸腔镜肺叶切除手术时，发生脾脏损伤并发失血性休克的病例。江西省人民医院采用剑突下入路胸腔镜胸腺瘤、胸腺扩大切除时，发生2例膈肌穿孔，分析原因系操作孔过低，穿刺锥穿过膈肌误入腹腔。此2例由于连接气腹机，形成了气腹，将肝脏压低，未造成肝脏、腹腔脏器损伤。②心包、心脏损伤，与穿刺锥、抓钳、超声刀操作不当有关；清除纵隔脂肪、切除胸腺可能误切开心包，通常不需要缝合修补；必须避免损伤心脏。③胸腺静脉、无名静脉损伤，原因可以为静脉解剖不清、手术操作粗暴、对静脉撕扯、电钩或超声刀灼伤。如胸腺静脉损伤，先用纱块压迫，再试用钛夹钳夹止血，如果失败，紧急中转开胸；无名静脉损伤一旦发生必须沉着应对，紧急中转开胸行无名静脉缝合。④气胸，少见，但若在肿瘤侵犯肺而行肺部分切除或两侧肺粘连松解术后发生气胸，要确定气胸来源于哪一侧比较困难，只能延长胸腔引流管的留置时间，保守自愈。

并发症的处理：中转开胸与二次手术开胸包括拟定计划中的中转开胸，如超标准实施剑突下入路手术，即肿瘤直径超过8 cm，术前判断有周围重大结构被肿瘤浸润，需要扩大手术切除范围，需要切除无名静脉、上腔静脉并行人工血管置换；逼迫性中转开胸，如无名静脉出血、上腔静脉出血，逼迫你即刻中转开胸止血；术后胸腔出血原因不明，需要再开胸探查，尤其是剑突下入路术中即中转开胸者。

1. 剑突下入路胸腔镜胸腺扩大切除术要点与学习曲线

剑突下入路电视胸腔镜胸腺扩大切除术是近年兴起的新技术，对于没有经历过心脏外科技术培训的胸外科医生而言有一定的难度，需要经历一个适度学习过程，技术方面有一些要点。

胸骨与纵隔解剖：术者需熟悉胸部解剖，在脑海中形成平卧体位下的胸廓立体示意图，如胸骨与肋骨、胸骨切迹—胸骨柄—胸骨体—剑突、左右肋弓。纵隔：胸骨后间隙与左右纵隔胸膜之间疏松组织结构；上缘颈根部至甲状腺下极，下缘与后下方心包、心脏、膈肌，以及膈下肝、脾、胃。

技术要点：①剑突下作2 cm的直切口，切开皮肤、皮下脂肪，触及剑突（软骨凸起），电灼剑突骨膜，钳夹剑突，手指分离剑突下、胸骨后、左右肋弓后组织间隙；②卵圆钳向上钝性分离胸骨后间隙，直至胸骨柄；③左肋缘下与肋弓平行作0.5 cm的切口，切开皮肤，手指引导下（手指插入剑突下切口）插入直径为0.5 cm的螺纹穿刺锥，避免损伤心包、心脏，以同法在右侧插入0.5 cm螺纹穿刺锥；④剑突下插入2 cm胸腔镜螺纹穿刺锥，连接气腹机，控制二氧化碳流量，维持10~12 cmH$_2$O压力，防止胸膜腔内压过高导致气道压过度升高、循环障碍；⑤右侧穿刺锥放置抓钳，左侧放置超声刀（图20-6），超声刀处理胸腺静脉，避免损伤无名静脉，旁开膈神经0.5 cm操作，避免膈神经损伤（图20-7），清除左侧心包膈脂肪时注意避免心脏受压，否则会导致心率减慢，甚至心脏骤停。

胸腺扩大切除顺序：切开右侧纵隔胸膜→心膈角脂肪→胸腺右下极→右侧胸腺动脉→胸腺右、左上极（甲状腺下缘→胸腺上窝）→左侧纵隔胸膜→心膈角脂肪→胸腺左下极→左侧胸腺动脉→胸腺静脉→完整切除胸腺、纵隔脂肪→标本袋放入右下胸腔→放入标本并取出→放置左右胸腔引流管。

建议适应证：①对于胸腺增生并重症肌无力，需行胸腺扩大切除术；②直

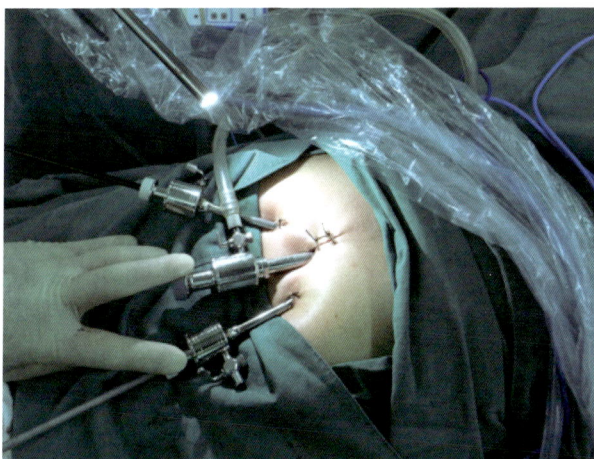

图20-6　剑突下胸腔镜入路

剑突下穿刺锥置入胸腔镜，连接二氧化碳气腹机，右侧肋弓下缘的穿刺锥内放置抓钳，左侧放置超声刀。

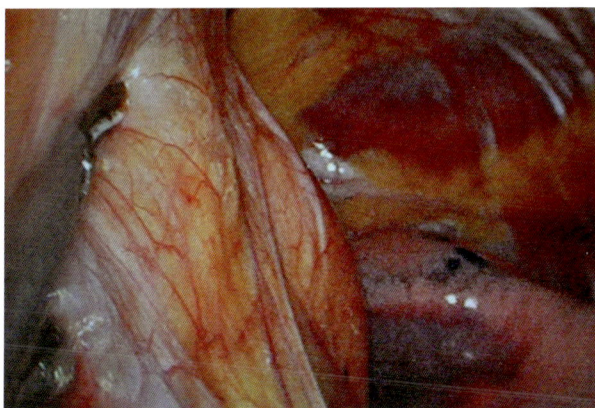

图20-7　膈神经

径<5 cm的胸腺瘤，非侵蚀性胸腺瘤；③对于直径>5 cm的胸腺瘤，建议具有高超胸腔镜技术的医生尝试进行，但需要做好应急开胸准备，不提倡推广应用。

相对禁忌证：①肥胖患者；②侵蚀性胸腺瘤，预计需要切除大血管并血管重建者。

基本条件：①医生要求具备紧急胸骨切开止血技术与能力，较强的胸腔镜技术基础；②医院手术室要求具备腹腔镜技术与相应器械、超声刀、胸骨撑开器、胸骨锯或胸骨劈开刀。

学习曲线：高年资具备胸腔镜技术的医生经过5例、主治医师经过10~15例的剑突下入路胸腔镜技术培训，即可掌握该项技术。

特殊体形改良切口：部分瘦长体形患者的剑突与肋弓夹角小，两个操作孔间距短，造成操作困难，改良方法：剑突下作2 cm的直切口为镜孔，平行或其上方左右两侧肋间各作1个0.5 cm的切口作为操作孔，经肋间而非肋弓下缘进胸（图20-8）。

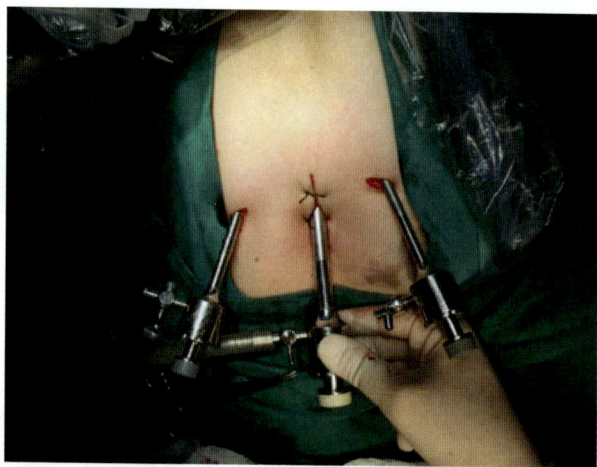

图20-8　特殊体形经肋间的改良切口

2. 剑突下入路胸腔镜胸腺扩大切除术扶持胸腔镜技巧

自Blalock等1939年报道了首例胸骨正中切开下胸腺切除术在治疗重症肌无力中的疗效后，胸骨正中切开胸腺切除术逐渐成为重症肌无力和胸腺肿瘤的标准术式，但此术式因其创伤大、破坏胸廓完整及患者疼痛明显，随着腔镜技术、腔镜器械的完善，逐渐被胸腔镜技术所取代。2002年，Hsu报道了首例胸腔镜经剑突下入路全胸腺切除病例，目前剑突下入路胸腔镜胸腺扩大切除术得到广泛开展，自2015年以来，江西省人民医院对符合适应证的患者实施剑突下入路胸腔镜下胸腺肿瘤及胸腺切除，效果良好。该技术因其不同于传统入路手术的特点，较传统胸腔镜技术对上刀和扶镜助手的要求更高，其中合适的胸骨后隧道的建立、双侧心膈角脂肪的清除、左右无名静脉的暴露及其处理、左右胸腺上极的切除，是该项手术的技术难点。以往更注重于研究分析主刀的手术技巧、术者学习曲线，随着腔镜技术的开展，作为主刀医生的"眼睛"，扶镜助手的作用越来越得到重视。然而扶持腔镜技术相关的文献、著作非常有限，造成刚接触腔镜技术的助手入门易、熟练难。而扶镜助手是作为手术的重要成员，所有的解剖、分离、切割、缝合均在其控制的镜头下完成。一名熟悉剑突下解剖和手术流程、操作熟练的扶镜助手的配合，是手术安全、快速完成的重要因素。

3. 基础腔镜扶镜技术

剑突下入路胸腔镜下胸腺瘤及胸腺切除技术脱胎于传统腔镜技术，故而拥有共通的基础技术。

熟悉胸腔镜镜身和镜头：目前常用的是30°镜头，相较于0°镜头具有更灵活的角度和更大的视野区域，腔镜把手垂直向下则屏幕显示真实世界的空间方向，而光源线朝上、下、左、右分别对应仰视、俯视、右侧视、左侧视，通过把手和光源线的调整基本上可以获得满意的视角和安全、全面的术野。

手术前热水浸泡镜头和镜身：因手术室常年保持低温，未经加热的镜头进入胸腔后，镜面会因温差形成雾气，影响视野。手术开始前常规调整焦距和白平衡，确保解剖结构清晰和色彩逼真，有助于术者分辨相应组织、器官、神经、动静脉，避免误伤。

"稳中有伸"："稳"指的是任何时候都应尽量保证腔镜的稳定，避免镜头抖动，保持镜杆固定在一个支点上可以形成稳定的视野，如镜杆需悬空，为操作器械让出空间，应右手把持近端，左手持镜杆中段，亦可获得稳定术野，减少术者视力疲劳和增加操作的精准性。"中"指的是将术者的操作区域（通常是操作器械的末端）置于显示屏的正中区域，保证术者可以有整体观，暴露操作术野周围组织有助于术者辨别结构、避免误损伤。"有"指的是根据术者的习惯和手术步骤，对下一步进行的操作有预判，减少沟通带来的时间消耗。"伸"指通过腔镜的推伸和回抽实现显示器上视距的近和远，在大的操作时保持远中视距呈现整体结构，在精细操作时保持近视距呈现分辨神经、血管与周围组织关系。助手应注意在整个手术过程中应保证"稳中有伸"，且在调整的过程保持衔接和顺滑，在术者操作间隙中完成，避免突发突止、突然的术野跳动。

充分沟通：术中应保持与术者、麻醉医生、手术室护士的沟通，在进行血管、神经等重要结构解剖时，如镜头污染，撤出镜头前应获得主刀医生的允许方能撤离。

4. 患者选择和切口建立

合适的患者是手术成功的基础，相较于传统入路胸腔镜胸腺瘤和胸腺切除手术，患者的体形特点对该手术入路影响很大。这是由于剑突下胸腔镜入路的3孔间距小，手术器械操作范围受限所致。所以患者的选择很重要，基本要点如下。

合适的胸骨下角：对于胸骨下角<90°的患者，手术操作明显困难，因为此类患者操作孔与观察孔间距过小，在建立胸骨后隧道以及左无名静脉以上区域的操作时，器械相互影响很大，明显延长手术时间和安全，所以尽量选择胸骨下角>90°的患者。

合适的胸廓长径：一般测量胸骨上窝至剑突下距离，不长于所用超声刀的刀头长度，不短于刀头长度的一半。胸廓长径太长会导致无法彻底清扫胸腺上极，除非使用加长的超声刀，而且在上纵隔的操作中极易与其他器械和镜头相互影响。如在术中出现操作器械无法到达胸腺上极，可在腔镜引导下在锁骨中线肋弓上一至两个肋间隙作5 mm隧道作为操作孔。而胸廓长径过短，术者操作幅度大，术者上肢悬空操作，导致体力消耗大，且不够精准。

肥胖或胸部CT提示胸腺组织较多的患者：此类患者前纵隔脂肪组织和胸腺组织肥厚，即使在人工气胸的维持下前纵隔的手术空间也较小，大量的手术组织容易影响术野，且术中超声刀的使用造成油脂溅射，较普通患者更为严重，需频繁清洁镜面，影响术野清晰和延长手术时间，应谨慎选择手术方式。

血浆置换：尤其是已行血浆置换的患者，凝血功能异常，多以纤维蛋白原减少为主要特征，应在血浆置换至少3 d以后再行手术，并在术前一天复查凝血功能。如纤维蛋白原减少明显，建议补充冷沉淀，待凝血功能恢复正常后手术。凝血功能异常会增加术后出血及引流，并且在手术过程中因渗血较多，容易造成镜头雾化、胸骨后的渗血沿穿刺锥流至镜头，影响视野。

观察孔切口及其周围组织应严格止血：止血不彻底将导致渗血沿穿刺锥流至镜头，造成视野模糊或遮挡术野，气腹管路应连接至操作孔穿刺锥，避免吹入气体吹溅液体至镜面。此外，该术式需要建立人工气胸，会造成潮气量减小、血压下降和心率减慢，尤其在处理胸骨后隧道时，因形成医源性纵隔气肿容易导致心跳骤停，应在胸骨后隧道操作过程中尽快切开一侧胸膜，予以纵隔减压。术中反复查血气，及时纠正二氧化碳潴留，改善对心肺功能的影响。

镜面的处理：镜面的干净与否直接影响到术者能否获得一个清晰的术野，而清晰的术野有助于增强术者对解剖层次、组织器官的辨别能力，有助于减少术中出血、神经损伤和其他器官误伤等并发症的发生。由于手术室常年恒温，明显低于胸腔内温度，因此胸腔镜进入胸腔后常会出现水雾，严重影响视野，建议使用60~80℃的热水浸泡镜头，可以在主刀切皮的同时开始浸泡镜头，让镜头充分受热5~10 min，在侧孔建立后使用无菌纱布快速擦拭后进入观察孔。擦镜的顺序为沿镜身向镜面擦拭，擦拭镜面时拭去小珠即可，整个擦镜过程迅速，减少镜头在空气中的停留时间，避免镜头温度冷却，通过以上操作可达到镜面清洁和不起雾的效果。

此外，胸腺瘤手术需完整切除肿瘤、胸腺组织、心包脂肪及心膈角脂肪，由于大部分组织均为脂肪，在分离时会出现脂肪雾化和血雾。而人工气胸的建立不利于气雾的排出，易造成术野模糊。可通过间断开放部分排气阀排气减少雾气形成，在超声刀切割大块脂肪组织时，镜头在主刀钳夹好组织后适当撤回穿刺锥内，仅保持操作区域视野，可有效避免脂肪液滴和血液飞溅至镜面。镜面被油脂或血液溅射后，在术者当前操作结束或取得术者同意后及时取出腔镜，温水浸泡约10 s后擦拭镜头。如镜面突然被血液覆盖，多为胸骨后创面渗血或观察孔出血，对相应部位彻底止血即可，及时以纱条清洁穿刺锥内管壁及穿刺锥活瓣，保持术野清晰及缩短手术时间。

关键部位的扶镜配合：剑突下入路胸腔镜胸腺肿瘤及胸腺切除术的关键点主要在于两侧心膈角、左右无名静脉、双侧胸腺上极、胸腺动静脉的处理。

①心膈角脂肪处理：在扩大胸骨后隧道后，配合术者打开右侧纵隔膜，镜子沿胸膜破口进入，侧转30°镜面，于胸廓入口处找到膈神经，从上至下了解大致走行，避免后续操作损伤膈神经。将镜身平行于超声刀并将光缆向右打平，由于此时镜头与超声刀距离极近，助手应避免触碰超声刀并在主刀钳夹组织后适当远离切割面，避免噪声和污染，左侧心膈角脂肪操作同上。

②左右无名静脉显露：自下而上清除胸腺下极时保持中等视距，一旦主动脉圆锥出现后应更改为近视距，避免误伤无名静脉。需要注意的是，左无名静脉以远接近静脉角的位置，因此处胸腺组织肥厚、与静脉间隙紧密，容易出现误伤血管而中转开胸的情况，江西省人民医院2例术中大出血者均为此处损伤。出血后如有血液溅射到镜面，不要急于退出腔镜。左无名静脉出血大多可控，需保持冷静，先将可使用的视野配合术者找到出血点或压迫出血点，在钳夹止血确切或术者同意后方可将腔镜退出，迅速清洁镜面，根据术中情况行腔镜下血管缝合或中转开胸。

③胸腺上极的处理：胸腺上极因毗邻甲状腺、甲状旁腺、颈部血管，需要精细操作，应行近视距观察，但此处空间较小，镜头容易与操作器械冲突，为减少相互影响，镜头需保持与超声刀接近平行、贴近胸骨后壁的角度。

④胸腺动静脉的处理：胸腺动脉常来自胸廓内动脉，一般呈束状，从胸腺后方穿破胸腺被膜进入胸腺，术中较少出现出血；胸腺静脉变异较大，如处理

不当，常常造成出血。据报道，67%左右的胸腺静脉来源于左无名静脉，来源于右无名静脉和甲状腺下静脉的各占14.7%和11.5%，汇入上腔静脉的占6.6%。绝大部分胸腺静脉位于胸腺后方，胸腺静脉的数量为1~3支，以单支最为常见（83.6%），所以在最后处理胸腺静脉时，需近距离观察，协助术者分离，分辨胸腺静脉，警惕误伤第2、3支胸腺静脉，造成出血。江西省人民医院认为超声刀处理直径<5 mm的胸腺静脉可靠、有效，方法是使用慢速挡在胸腺静脉近端及远端切割但不离断，再于中间使用快速挡进行切割离断即可。

（二）单侧经胸入路（经右胸或左胸）胸腔镜胸腺扩大切除术

单侧经胸入路的胸腔镜胸腺扩大切除，究竟经右胸还是左胸，存在争议。原则上依据术前胸部CT检查确定肿瘤部位，选择胸腺瘤整体或大部分所在的一侧，如果胸腺瘤居中，术者可以选择自己熟悉的一侧入路，以增加手术安全性。

1. 传统单侧经胸入路

双腔气管插管，患者取侧卧位。取腋中线第7肋间切口为观察孔，腋前线第4肋间切口为主操作孔，腋后线或肩胛下角线第7或8肋间切口为副操作孔，单肺通气。用电钩或超声刀在膈神经内沿胸骨后和心包前间隙自下而上游离纵隔脂肪、胸腺下极、一侧胸腺组织及胸腺上极，再游离对侧纵隔脂肪、胸腺下极、胸腺组织及胸腺上极，整体大块切除。对于是否保留对侧胸膜尚存争议，持保留胸膜观点者认为，保留对侧胸膜能更好地保护患者肺功能。但是，近几年采用剑突下入路行胸腺扩大切除术均切开双侧胸膜，对患者的肺功能并无明显影响。相反，如果术后没有及时发现并处理对侧胸腔积气、积液，势必影响患者的肺功能。不可否认的是，胸膜的完整性被破坏，增加了胸腺瘤胸腔种植性转移的潜在风险。

2. 改良单侧经胸入路

麻醉采用单腔气管插管，患者平卧位，手术侧胸背部垫枕并将双上肢、髋部等部位固定于手术台，再向对侧摇床30°~45°。术侧腋前线第7肋间切口为观察孔，腋前线第4肋间切口为主操作孔，锁骨中线第4或5肋间切口为副操作孔。连接气腹机，建立人工气胸，用电钩或超声刀在膈神经内沿胸骨后和心包前间隙自下而上游离纵隔脂肪、胸腺下极、一侧胸腺组织及胸腺上极。相同的方法处理对侧纵隔脂肪与胸腺。

一般情况下，经左胸入路手术可以清楚显露左侧膈神经及胸腺左下极，而右侧膈神经及胸腺右下极的显露相对较差。如果患者肥胖、体形矮小，左侧胸腔小，加上心脏的遮挡，经左胸入路手术显露右侧膈神经及胸腺更差，并且操作困难。同样的道理，经右胸入路手术可以清楚显露右侧膈神经及胸腺右下极，但对侧膈神经及胸腺的显露相对较差。而经双侧胸部入路无论是显露膈神经、胸腺、纵隔脂肪，还是手术彻底切除胸腺、纵隔脂肪，均较单侧经胸入路更好。

（三）双侧经胸入路胸腔镜胸腺扩大切除术

先从一侧经胸入路游离纵隔脂肪、胸腺，再从另一侧经胸入路完成该侧的纵隔脂肪、胸腺的游离，从该侧切口完整取出纵隔脂肪、胸腺组织。双侧经胸入路胸腔镜胸腺扩大切除术的优点是双侧胸腺上极、膈神经、胸腺下极、纵隔脂肪均可良好暴露，特别是行胸腺扩大切除时优势明显；缺点是需要更换体位，重新消毒铺巾，手术时间相对延长；且双侧取切口，切口多，增加了对肋间神经的挫伤，术后疼痛较单侧或剑突下入路严重。

1. 传统双侧经胸入路

双腔气管插管，患者取侧卧位。取腋中线第7肋间切口为观察孔，腋前线第4肋间切口为主操作孔，腋后线或肩胛下角线第7或8肋间切口为副操作孔。单肺通气，用电钩或超声刀在膈神经内沿胸骨后和心包前间隙自下而上游离纵隔脂肪、胸腺下极、一侧胸腺组织及胸腺上极。一侧手术结束，变换体位为另一侧侧卧位，重新消毒铺巾，用相同方法完成对侧手术，取出大体标本。

2. 改良双侧经胸入路

单腔气管插管，取平卧位，患者胸背部垫枕，双上肢外展，常规消毒铺巾后再向对侧摇床30°~45°。术侧腋前线第7肋间切口为观察孔，腋前线第4肋间切口为主操作孔，锁骨中线第4或5肋间切口为副操作孔。人工气胸，用电钩或超声刀在膈神经内沿胸骨后和心包前间隙自下而上游离纵隔脂肪、胸腺下极、一侧胸腺组织及胸腺上极。一侧手术结束，再向已手术侧摇30°~45°，用相同方法完成该侧手术，取出大体标本。

（四）剑突下加单侧经胸入路（左或右）胸腔镜胸腺扩大切除术

单侧经胸或双侧经胸入路，以及剑突下入路胸腔镜胸腺扩大切除术各有优缺点，江西省人民医院林庆比较了各种不同的手术方式后尝试将剑突下入路与单侧经胸入路结合行胸腔镜胸腺扩大切除术。对于选择经左胸还是右胸，同样遵循单侧经胸入路的原则，即选择胸腺瘤整体或大部分所在的那一侧。

手术方式： 单腔气管插管，患者取平卧位，手术侧胸背部垫枕，双上肢外展，向对侧摇床30°~45°。术侧取腋前线第7肋间切口为观察孔，腋前线第4肋间切口为主操作孔，锁骨中线第4或5肋间切口为副操作孔；剑突下切口取操作孔、观察孔。先经胸入路，建立人工气胸，用电钩或超声刀在膈神经内沿胸骨后和心包前间隙自下而上游离一侧纵隔脂肪、胸腺下极、一侧胸腺组织及胸腺上极。再结合剑突下切口，游离纵隔脂肪、胸腺下极、一侧胸腺组织及胸腺上极，从剑突下切口取出大体标本。

剑突下入路对显露胸腺上极和双侧膈神经具有优势，但对于左侧心膈角脂肪的清除不是非常理想。在清除左侧心膈角脂肪时，会造成心脏压迫，心率减慢，血压下降，严重者甚至心脏骤停。如果胸腺瘤体较大，剑突下手术视野瘤体以远显露较差。而辅以单侧经胸入路（左或右胸）能够获得良好的手术效果，并且较大的胸腺瘤可以经剑突下切口取出。

参考文献

[1] Blalock A，Masson MF，Morgan HJ，et al. Myasthenia gravis and tumors of the thymic Region：report of a case in which the tumor was removed[J]. Ann Surg，1939，110(4)：544-561.

[2] Hsu CP. Subxiphoid approach for thoracoscopic thymectomy[J]. Surg Endosc，2002，16(7)：1105-1105.

[3] 柳阳春，林庆，章晔，等. 剑突下入路电视胸腔镜下胸腺切除术治疗重症肌无力13例[J].南昌大学学报(医学版)，2017，57(1)：69-70.

[4] 李辉.术者之行始于扶镜[J].中国肺癌杂志，2016，19(6)：368-370.

[5] Abbas P，Holder-Haynes J，Taylor DJ，et al. More than a camera holder：teaching surgical skills to medical students[J]. J Surg Res，2015，195(2)：385-389.

[6] Bennett A，Birch DW，Menzes C，et al. Assessment of medical student laparoscopic camera skills and the impact of formal camera training[J]. Am J Surg，2011，201(5)：655-659.

[7] Maki Y，Breidenbach WC，Firrell JC. Evaluation of a local microsphere injection method for measurement of blood flow in the rabbit lower extremity[J]. J Orthop Res，1993，11(1)：20-27.

[8] 谭胜，张其刚，刘宏旭，等. 胸腺形态与胸腺静脉的解剖学特点及其临床意义[J].中国临床解剖学杂志，2006(4)：408-409，443.

[9] 张发惠，方祥源，李芳华.吻合血管胎儿胸腺移植的应用解剖[J].中国临床解剖学杂志，1988(4)：213-215，247.

[10] 陈椿，曾台堆，郑斌，等. 食管癌术中相关能量器械的使用[J]. 中国胸心血管外科临床杂志，2018，25(1)：1-3.

[11] 徐朋亮，陈刚，朱勇俊，等. 胸腔镜胸腺切除术剑突下入路与侧胸入路的病例对照研究[J].中国胸心血管外科临床杂志，2018，25(9)：799-803.

[12] 朱炬，陈焕文，刘蔡杨，等.经剑突下路径胸腔镜下全胸腺切除术学习曲线分析[J].重庆医科大学学报，2018，43(9)：1257-1261.

[13] 孟庆军，孔繁义，宋翔.经剑突下及肋弓下切口胸腔镜胸腺切除术的临床分析[J].中国胸心血管外科临床杂志，2018，25(5)：449-452.

[14] Sonnet J.Thymectomy for myasthenia gravis: optimal approach[M]//Ferguson MK.Difficult

decisions in thoracic surgery an evidence-based approach.London：Springer，2007：469-473.

[15] Kirdy TG RJ，et al. Transcervical thymectomy. In：Shields T，editor.Mediastinal surgery[M]. Philadelphia：Lea & Febiger，1991：369-371.

[16] Toker A，Sonett J，Zielinski M，ei al. Standard terms definitions and policies for minimally invasive resection of thymoma[J].J Thorac Oncol，2011，6(7 suppl 3)：S1739-S1742.

[17] Zielinski M，Czajkowski W，Gwozdz P，et al. Resection of thymoma with use of the new minimally-invasive technique of extended thymectomy performed through the subxiphoid-right video-thoracoscopic approach with double elevation of the sternum[J]. Eur J Cardiothorac Surg，2013，44(2)：e113-e119.

[18] Regnard JF，Magdeleinat P，Dromer C，et al. Prognostic factors and long-term results after thymoma resection: a series of 307 patients[J].J Thorac Cardiovasc Surg，1996，112(2)：376-384.

[19] 汪灏,谷志涛,丁建勇,等. 胸腔镜与开放手术治疗临床早期胸腺恶性肿瘤的围手术期效果及长期生存率的比较[J].中国肺癌杂志，2016，19(7)：453-458.

（吴昊，柳阳春，林庆，宋楠）

第五节 机器人在胸腺瘤并胸腺切除术中的应用

一、机器人手术的应用原理及技巧

腔镜技术因切口小、创伤小、住院时间短等优点而迅速发展，成为微创外科技术的最佳选择。但腔镜技术仍有许多不足之处和瓶颈，如二维手术视野，器械操作难度大，协调性不如人手，灵活度差，精细操作困难、易疲劳，等等。为弥补腔镜外科手术存在的不足，机器人手术系统开始引入外科手术操作。

美国Intuitive公司于20世纪90年代结合最先进的太空遥控机器人手臂技术，研制出医疗手术机器人，将其命名为达芬奇机器人（Da Vinci）手术系统。1997年，第1代达芬奇机器人通过美国食品和药品管理局市场认证后，成为世界首套可以在临床应用的机器人手术系统；2005年第2代达芬奇机器人通过认证，在手术平台和影像处理平台进行了改进，同时更方便使用；2009年第3代达芬奇机器人通过认证，提供了更加智能的用户界面；2014年第4代达芬奇机器人通过认证，更新了机械臂的设计和连接。我国2007年批准了第1台第2代达芬奇机器人应用于临床。2009年批准了第3代达芬奇机器人，目前国内大多数单位安装的为此代机器人系统。2018年批准了第4代达芬奇机器人系统在国内获得批准，目前逐渐安装应用于各单位。随着机器人系统不断改进和升级，目前逐渐被广泛应用于临床。

达芬奇机器人手术系统配置包括医生控制台、患者手术平台和影像处理平台，以及与之相配套的内镜、手术器械等。该系统由3部分构成：术者控制系统（surgeon console）、床旁机器臂系统（patient cart）和视频成像系统（vision cart），并通过数据传输光缆连接为一体，实现信息交互式传递。手术完成连接后，主刀医生在控制台前控制机器手臂运动，助手在患者旁协助。

（一）术者控制系统

控制台是外科手术机器人的控制中心，其内组装有三维视觉系统、动作定标系统和振动消除系统。三维视觉系统界面位于术者控制台顶端，其连接三维高清内镜，可观察组织解剖结构、手术器械的视图以及其他用户界面特征，还原开放手术时医生的眼睛和器械，以及手与器械同步运动的效果。动作定标系统和振动消除系统能减少术者手部的自然颤抖和无意的移动，提高手术操作的精确度，保证机器臂在狭小的手术野内进行精准的操作。术者位于手术室无菌区之外，通过使用手动控制器和一组脚踏板来控制手术机械器械以及三维高清内镜的所有运动，并通过传感器在电脑中精确记录，从而同步翻译给机械手臂以产生相应运动。另外，术者通过脚踏的运动可以实现内镜下视野的移动、聚焦，实现器械的电凝、电切，以及更换控制手柄的组合功能，还可以通过切换来实现对镜头臂以及第3个手术机械臂的控制。同时可配置2个医生控制台系统，实现2个术者同时操作4个机器臂。

（二）床旁机器臂系统

床旁机器臂系统是外科手术机器人的操作部件，由4个机械臂、立柱、吊杆以及激光定位等多部件组成。内镜可以连接到任一机器臂上，用于提供患者解剖结构的3D视图。4个机器臂可通过5个对应的转轮（如有的控制绕轴线自传、有的控制开合等）实现握持、移动等来操控内镜和手术器械。术前，首先通过激光定位系统进行水平定位和手术定位，使手术平台和机器臂处于一个合适的手术位置。吊杆是可调节的旋转支撑结构，可将机器臂移动到合适的手术位置。立柱可向上或者向下移动吊杆以调整系统的高度。术中，助手在无菌区内的机器臂系统边工作，负责移动和连接机械臂，完成Docking。同时，根据术者操作要求，助手更换机器臂和内镜，协助主刀医生完成手术。术者可任意同时控制镜头臂和两个或三个机械臂。为了确保患者安全，机器臂上拥有高性能触摸屏供床旁助手使用，同时机器臂上有大臂和小臂调节按钮可供助手优先控制使用。机器臂顶端有LED显示灯，提供该机器臂的状态信息。机器臂所使用的器械为特制器械（EndoWrist），具有特有的"转腕功能"，有7个自由度，可540°旋转方向，具有极高的灵巧性，具有比人手更大的活动范围，可以完成人手不能完成的高难度动作。而器械头部的直径只有8 mm、5 mm 2种规格，可以通过微小切口进入人体组织内，实现最快、最精确的解剖、切割、缝合等操作和手术。机器臂底部有电动和手动驱动系统，能够轻松方便地推动和调节角度，同时根据手术种类的不同将床旁机器手术臂系统移至合适位置。手术过程中，机器臂套无菌防护罩，保证手术野无菌。

（三）成像系统

成像系统包括系统核心设备、内镜控制器和视频处理器，如高分辨率镜头、镜头控制单元、光源聚焦控制器、对讲系统和电源。成像系统还有触摸屏，能观看内镜图像并调整系统设置。内镜控制系统用于为内镜提供控制和照明。视频处理系统用于处理从内镜控制器获取的左右视频输入信号并将处理后图像输出提供给系统核心。术者通过内镜高分辨三维镜头采集到视频信号传输到视频控制系统中，经系统处理后输送到控制台和外接显示器上，将手术视野放大到10倍以上，能真实、同步地反馈主刀患者体腔内三维立体高清影像，使主刀医生能更好地把握操作距离，辨认解剖结构，提升手术精确度；同时与第三方高频发生器通信，从医生控制台脚踏板启用电能量实现切割、分离、止血等操作。

目前，机器人仍有以下不足：①购置和维修费用高，其特殊手术器械和耗材费用昂贵，手术成本较高；②设备体积过于庞大，安装、调试比较复杂，需要专门的手术房间和各种配套设施；③手术切口较胸腔镜切口多；④术者无法直接感受压力、张力、热和振动等，经验不足的外科医生有时难以确定牵拉、分离组织时的力度；⑤手术前准备和手术中更换器械等操作耗时较长。但是，这些不足很快就由设备的不断升级改善和手术者的经验积累所弥补。机器人手术在外科应用、发展是微创外科进步最好的体现，在很短的时间内，就由早期主要应用于腹腔手术，逐步应用于心胸外科手术，目前已经能够广泛开展胸外科所有手术。

与传统胸腔镜微创手术系统相比，达芬奇机器人手术系统具有如下明显的功能优势：①主刀医生仅坐于操控平台前，通过目视成像系统进行手术，降低疲劳感和劳动强度，可明显提高工作效率和准确度，延长手术年限；②高分辨三维图像处理设备，可全面、清晰完整显示各个区域的视觉和深度，提高手术医生对分离解剖组织的鉴别能力，降低副损伤；③机器臂有更加灵活的自由度，可灵活自如地完成牵拉、转动、夹闭、缝合、打结等操作，甚至可以完成人手不能完成的高难度动作，为完成复杂手术创造条件；④有振动消除系统和动作定标系统过滤或者排除人手的颤动，并转化为精细器械操作，从而更精准地完成手术；⑤手术医生在操作台前同时控制摄像头与机械手臂，减少与助手配合的要求；⑥外科医生通过操作台进行手术操作，实现远程手术等。

二、机器人胸腺瘤并胸腺扩大切除术

（一）手术入路和切口的选择

与胸腔镜手术类似，根据肿瘤位置、肿瘤大小、患者胸骨下角的大小、主刀医生对不同路径的熟练程度等诸多因素，机器人胸腺切除手术可选择经右侧胸腔、左侧胸腔和剑突下路径。

不同入路手术切口选择不一，但基本原则为：互不干扰，避免器械臂与镜头臂、助手之间相互碰撞；全面覆盖，保证视野和器械能够覆盖胸腔各个角落。同时需要遵循机械臂中轴线-镜头戳卡-靶器官"三点一线"的原则、"8 cm（戳孔间的距离）及120°（两臂孔与镜孔连线夹角）"的原则，以及"机械臂外展上提"的原则，避免机械臂相互打架，实现"人人对话"及"人机对话"无障碍。

经右胸入路切口分布：一般采用"5-5-3-5"的设计方法，即镜孔选择右侧腋前线第5肋间，1号臂孔选择右侧锁骨中线第5肋间，2号臂孔选择右侧腋前线第3肋间，必要时增加的辅助孔选择右侧腋中线第5肋间。若女性乳房影响切口，则可选择在其下缘切开皮肤后潜行至第5肋间进胸，部分需要加长穿刺器完成。

经左胸入路切口分布：左侧胸腔有心包和主动脉弓，位置选择相对靠后，一般采用"3-3-5-6"的设计方法，即镜孔为左侧腋中线第6肋间，1号臂孔为左侧腋中线第3肋间，2号臂孔为锁骨中线与腋前线连线中点第5肋间，辅助操作孔为腋前线第6肋间。

经剑突下入路切口分布：镜孔为剑突下切口，切除剑突，充分暴露最下端胸骨后间隙，双侧锁骨中线、肋骨下缘切口为两臂孔，必要时根据肿瘤大小选择左侧或者右侧腋前线第5肋间为辅助操作孔。剑突下切口位置相对固定，镜孔和两个器械臂孔组成等腰三角形，其尖端指向胸腺及脂肪组织纵行体表投影，在安置穿刺器过程中尽量上提，避免损伤后方心脏。

（二）患者体位

手术入路不同，患者体位不同。经右胸入路，患者取仰卧位，右侧胸部及肩部垫高45°，右侧手臂尽可能向后，并以支臂架固定于床旁，方便机器人机械手臂活动。经左胸入路，患者取仰卧位，左侧胸部及肩部垫高45°，左侧手臂尽可能向后，并以支臂架固定于床旁。经剑突下入路，患者取平卧位，胸部垫高，充分暴露剑突下角。

（三）手术操作步骤

经（右或左）胸入路：①安置镜孔，30°向上置入内镜，探查胸膜腔，若有胸膜腔粘连，则需要先游离镜孔和器械臂孔周围粘连后再完成对接。在内镜引导下分别安置两臂孔和辅助孔，建立人工气胸，连接机器人各臂，在内镜引导下放入双极电凝抓钳和单极电凝钩，将内镜调整为30°向下，完成对接。②主刀医生调整好操作台位置，右手控制杆控制1号臂持单极电凝钩，左手控制杆控制2号臂持双极电凝抓钳，若需要对血管进行分离、离断时，必要时2号臂可更换为超声刀。③找到右（左）侧膈神经，在其内侧打开胸膜，游离右（左）侧心包前脂肪，暴露胸腺右（左）叶下极，沿胸腺包膜外向上游离，暴露上腔静脉、无名静脉和右（左）侧胸廓内静脉，显露胸腺右（左）上极。游离胸腺右（左）叶上极时需要注意胸腺回流到无名静脉的小血管，同时需要注意保护头臂干及其分支。④若肿瘤较小，未合并重症肌无力，则尽量避免打开对侧胸膜，若肿瘤较大或合并重症肌无力，需要清扫双侧前纵隔脂肪，则打开对侧胸膜，增加操作空间。翻过心包及主动脉弓，显露游离胸腺左（右）叶；继续向上，显露胸腺左（右）上极，注意辨认左（右）侧胸廓内静脉和左

（右）侧膈神经，避免损伤；⑤注意汇入无名静脉的胸腺静脉，使用双极抓钳凝固后电钩烙断或超声刀处理，部分患者可有多支胸腺静脉，需要分别处理。⑥清扫颈根部、无名静脉后方、心包前方、心膈角和双侧膈神经前方脂肪组织。⑦若胸腺及肿瘤较大，可从胸腺峡部离断，充分暴露视野，手术结束后一并移除；若肿瘤侵犯邻近肺组织，则可经辅助操作孔置入内镜下切割缝合器钉合切割处理；若肿瘤侵犯部分无名静脉，则可分别在静脉双侧使用切割缝合器钉合离断；若肿瘤侵犯部分心包，则可行心包部分切除术；若肿瘤较大，则注意沿肿瘤边缘逐渐分离，避免牵拉、抬举肿瘤造成肿瘤破溃。⑧检查是否残留胸腺、肿瘤、脂肪组织以及创面有无出血，必要时创面覆盖止血材料，减少出血和术后渗液。经辅助孔放入取物器，装入胸腺、肿瘤及前纵隔脂肪组织。若肿瘤较大，则先撤除机器人各臂孔和镜孔，适当延长辅助孔切口后取出。⑨若肿瘤较小，创面小，则先缝合其他各操作孔，不放置胸引管，经镜孔膨肺排气，缝合皮肤；若肿瘤较大，手术创面大时，可安置胸引管1根。

经剑突下入路：①取剑突下切口，切除剑突，安置镜孔穿刺器，连接二氧化碳，压力控制在8 mmHg，建立人工气胸，充分显露胸骨后方手术区域。双侧肋缘下做小切口，安置臂孔穿刺器，置入胸骨后间隙，内镜引导下安置各器械，完成Docking；②主刀医生调整操作台位置，右手控制杆控制1号臂持单极电凝钩，左手控制杆控制2号臂持双极电凝抓钳，调节摄像头焦距，打开双侧纵隔胸膜，必要时可在左侧或者右侧锁骨中线第5肋间作辅助操作孔，放置穿刺器，置入器械，协助暴露和排烟雾，保持视野清晰；③游离胸骨后间隙至胸廓上口平面，清扫左右心膈角脂肪，并向上沿心包前缘向两侧游离，暴露双侧膈神经，游离胸腺下极；④沿双侧膈神经内侧继续向上游离，至双侧胸廓内静脉汇入上腔静脉夹角处，彻底游离心包及膈神经之间的脂肪及胸腺，显露无名静脉，沿无名静脉显露胸腺静脉，使用双极抓钳凝固后电钩烙断或超声刀处理；⑤沿双侧胸廓内静脉内侧缘向上游离至双侧胸腺上极；⑥彻底清扫气管前脂肪组织至甲状腺下缘，清扫上腔静脉、无名静脉、主动脉窗、双侧肺门血管周围脂肪组织；⑦检查是否残留胸腺、肿瘤、脂肪组织以及创面有无出血，必要时创面覆盖止血材料，减少出血和术后渗液；⑧辅助操作孔放置腔内取物器，将胸腺及脂肪组织置入标本袋内。取出机器人各器械和镜头，撤除机器人，沿剑突下切口完整取出标本袋及肿瘤，必要时适当延长切口；⑨经双侧臂孔交叉放置两根引流管到双侧胸腔，缝合关闭各切口。

（谭群友，陶绍霖）

第六节　胸腺瘤并上腔静脉压迫综合征的手术治疗

胸腺瘤是常见的前纵隔肿瘤之一，约占成人前纵隔肿瘤的50%，其中恶性胸腺瘤占8%~10%，男女发病率无明显差别，患者年龄在40~60岁，多发于中老年，20岁以下者较少见。胸腺瘤与其他恶性肿瘤不同，呈惰性生长，远处转移较为少见，外侵以浸润性生长为主，主要累及邻近器官，最常侵犯的器官依次为心包、左无名静脉、上腔静脉和主动脉弓，侵犯心包者常有心包内生长，但累及心脏者少见。上腔静脉综合征是由于各种原因引起的上腔静脉回流到右心房的血流部分或完全受阻所致的症候群，常因肿瘤引起，主要表现为急性或亚急性呼吸困难和面颈肿胀。查体可见面颈、上肢和胸部淤血，胸壁静脉曲张，进而发展为缺氧和颅内压增高。胸腺瘤在引起上腔静脉综合征的病因中仅占4%，常常由外生性的肿块包绕挤压管腔所致，很少因为侵袭血管肌层而造成狭窄。此类患者极为痛苦，而单纯化疗和放疗难以达到满意的疗效。上腔静脉受侵犯患者姑息保守治疗仅能短暂地缓解症状，平均3.6个月即会复发；平均生存时间10.2个月，最长19个月。国外报道上腔静脉综合征患者放疗1年生存率仅有15.6%，而经上腔静脉系统血管成形术患者1年生存率为100%（30/30），3年生存率为89.3%（25/28），5年生存率为78.3%（18/23），经手术切除肿瘤并重建上腔静脉及无名静脉的纵隔肿瘤患者5年存活率为45.5%。所以当胸腺瘤出现上腔静脉压迫综合征时，应当积极采用手术治疗。

一、诊断与鉴别诊断

上腔静脉起自右心房，作用是收集头颈部、上肢、胸壁的静脉血回右心房，是一条粗而短的静脉干，通常在右侧第1胸肋关节的后方由左、右无名静脉（即左、右头臂静脉）汇合而成，向下沿升主动脉的右侧缘垂直下降，至约第3胸肋关节下缘高度注入右心房。上腔静脉全长为7~9 cm，无瓣膜，略向右凸。前面覆盖胸腺或脂肪组织和右胸膜与胸骨后相邻，后方为右肺门根部。左侧紧贴升主动脉，右侧被纵隔胸膜覆盖，其内走行膈神经，在注入右心房前有奇静脉汇合并注入其内。其下段位于纤维性心包内，前面和两侧被心包的浆膜层所覆盖。上腔静脉及其属支构成上腔静脉系，凡来自头颈部、上肢和胸部（除心脏）的静脉，都属于上腔静脉系，最后都通过上腔静脉注入右心房。

临床表现： 上腔静脉综合征的临床表现是由于头、颈、上肢的静脉血液回流右心房受阻、静脉压升高引起的相应症状。临床表现随阻塞发生的速度、阻塞的程度以及上腔静脉阻塞部位与奇静脉之间的解剖关系而异。最常见的症状是面、颈、臂、上胸部肿胀，常伴有胸壁静脉曲张。眼常最先受累，患者主诉流泪、眼睑水肿、眼球突出，视网膜检查提示有视网膜水肿、静脉充血。如果奇静脉也受到阻塞，则这些症状和体征更明显。不久患者可出现头痛、头昏、耳鸣，向前低头时头部有胀裂感，面部发红或发绀。静脉高压可引起颈静脉和脑血管血栓形成，并由此面引起一系列症状和体征，合并膈神经、迷走神经和交感神经受侵犯会导致右膈麻痹、胸闷、声音嘶哑、疼痛或Horner综合征等。

诊断： 在主诉、病史和体格检查的基础上，一旦怀疑上腔静脉综合征就应进一步明确阻塞的原因、阻塞的部位及阻塞的程度。目前最常用和有效的检查方法是CT增强扫描（图20-9），可以明确阻塞部位，了解阻塞的确切机制，明确是否有外来压迫、腔内血栓、肿瘤浸润。传统的X线片、二维超声图像和CT平扫虽然对诊断有一定帮助，但已被高分辨CT和磁共振成像所代替。对CT扫描结果仍有疑问或需要进一步明确静脉阻塞的程度时，可考虑静脉造影或核素扫描。痰细胞学检查、颈淋巴结活检、胸腔穿刺抽液、经皮穿刺活检也能帮助病理学诊断，纵隔镜和纵隔活检阳性率很高，但需要指出的是，这种检查很容易导致血管损伤，不推荐使用，因为扩张、薄壁、高压的纵隔静脉易受到损伤、出血。目前经皮穿刺活检或超声纤维支气管检查在实用性、安全性及有效性均优于纵隔活检，可作为病理诊断的技术手段。

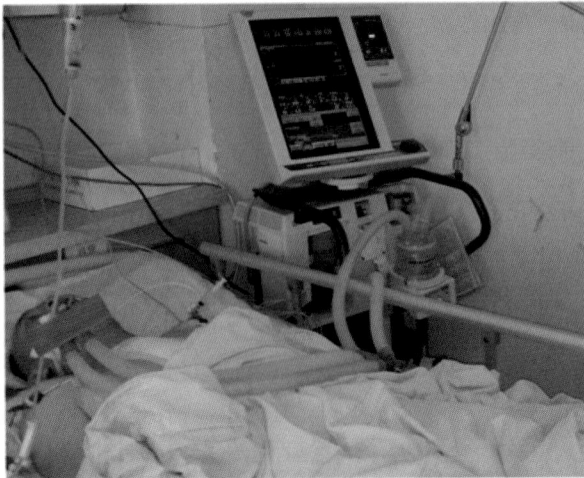

图20-9　胸腺瘤并上腔静脉梗阻

鉴别诊断：90%以上的上腔静脉综合征是恶性肿瘤所致，肺癌是上腔静脉综合征的最常见病因，占上腔静脉综合病例的3%~15%，尤以小细胞癌最为常见。淋巴瘤居肺癌之后，是引起该综合征的第2位病因。其他恶性肿瘤，如恶性胸腺瘤、精原细胞癌、转移性肝癌、白血病、恶性心脏肿瘤均能引起上腔静脉综合征。良性疾病所致的上腔静脉综合征约占5%，常见的良性疾病如胸骨后甲状腺肿瘤、胸腺瘤、支气管囊肿等，或慢性纤维性颈部组织炎症导致上腔静脉周围组织压迫，如特发性硬化性纵隔炎、纵隔纤维化等。头臂血管瘤在西方国家是引起上腔静脉综合征的重要原因。过去20余年，上腔静脉介入性诊疗普遍开展，导管或导线大量使用，如Swan Gans导管、心导管、心内膜电极、肠外营导管等，先天性心脏疾病及手术后、中心静脉插管或起搏器置入可引起血栓形成，因此出现了相关的上腔静脉综合征。近年来，心脏直视术后和心脏植入术后发生的上腔静脉综合征也有报道。

内科治疗：一经确诊上腔静脉综合征，就应当在影像学检查和病理学检查的同时开始内科治疗，以缓解症状，予以头高脚低体位、吸氧、低盐饮食、限制液体、利尿、糖皮质激素减轻水肿等治疗。病理诊断后，对于良性疾病，胸骨后甲状腺肿应予以切除，慢性纤维性纵隔炎一般不行手术治疗，因该病有自限性。对于小细胞未分化癌、淋巴瘤等恶性肿瘤，应采取放化疗等综合肿瘤治疗手段，而对于可切除的胸腺恶性肿瘤引起的上腔静脉梗阻，应积极采取手术治疗。

二、人工血管置换与术后抗凝

由于手术技术和材料的局限性，胸腺肿瘤侵及上腔静脉和（或）无名静脉引起的上腔静脉综合征以往被认为是手术相对禁忌证，多采用姑息治疗，如放化疗，或通过介入治疗在上腔静脉内植入支架扩张，减轻症状后再行放化疗。这些方法虽能暂时缓解上腔静脉梗阻症状，但患者多在短期内死于肿瘤进展、转移或上腔静脉综合征复发。胸腺恶性肿瘤对化疗不敏感，上腔静脉综合征患者姑息保守治疗仅能短暂地缓解症状，平均3.6个月即会复发，平均生存时间10.2个月。有资料显示，上腔静脉综合征患者放疗1年生存率仅15.6%，而接受新辅助治疗或诱导放化疗的患者中，只有25%~36%的患者实现了肿瘤降期和完整切除率的提高。

近年来，随着胸外科技术的发展，手术治疗上腔静脉梗阻已成为共识，完整手术切除的胸腺癌患者比不完整切除或不切除的患者有更长的生存期，肿瘤切除的彻底性与术后长期存活率密切相关。近年来人工血管置换上腔静脉、无名静脉已成为胸腺瘤合并上腔静脉综合征的主流术式。恶性肿瘤侵及上腔静脉和无名静脉或合并上腔静脉综合征患者虽然梗阻症状严重，但如能行手术切除，应积极采用根治性切除，使部分恶性肿瘤侵及上腔静脉和无名静脉患者获得优于既往传统治疗方法的远期疗效和生活质量。

上腔静脉切除后重建上腔静脉的材料有自体静脉、自体管状心包、同种静脉或动脉以及人造血管。这些材料都有自己的优缺点，目前认为膨体聚四氟乙烯人造血管（简称e-PT-FE，商品名为Gore-tex）是重建上腔静脉时最好的材料。这种人造血管的特点是：①内涂层有抗凝作用，使用前不需要消毒和预凝；②为惰性材料，生物反应轻，相容性好；③物理性能稳定；④人造血管仿生自气管软骨有环形内撑，抗扭转，有一定抗压性，不易变形；⑤内壁十分光洁，不易形成血栓，远期通畅率高；⑥一旦有血栓形成，容易切开取出并便于再次缝合；⑦抗感染力强，不易扩张、变形，无致癌性。

（一）手术适应证

术前诊断应尽可能明确肿瘤的性质和范围。绝大部分上腔静脉综合征是由恶性肿瘤引起的，特别是纵隔恶性肿瘤，其他如T4期肺癌等，术前尽可能获取病理诊断，小细胞肺癌、低分化癌、淋巴瘤等疾病手术效果差。胸腺恶性肿瘤由于其独特的惰性生长，常常无远处转移，且术后的预后较好，是良好的适应证。病理诊断有一定难度，因上腔静脉综合征常引起头颈部肿胀、静脉压高，患者耐受差，且纵隔镜活检恐出血难止，目前已经不推荐采用。建议采用CT引导下或E-BUS引导下的穿刺活检。穿刺后，部分患者会出现胸闷等症状加重，应事先告知家属，并及时予以吸氧、糖皮质激素治疗，缓解症状。如有锁骨上或颈部淋巴结转移，可先穿刺淋巴结较为安全的获取病理。术前要尽可能了解肿瘤大小、局部侵及范围、血管受压程度或梗阻部位（上腔静脉、左无名静脉或右无名静脉，每条血管梗阻的起始部位和终止部位），这对肿瘤可否切除、血管能否重建及血管重建的方式甚为重要。如果肿瘤范围太广，涉及锁骨下静脉及颈总静脉分支以上的血管，置换的血管无处吻合；原发恶性肿瘤不能切除者或丰富的侧支循环已建立者，近端上腔静脉壁不正常者或肿瘤累及主动脉、食管、气管、大面积胸壁等无法切除、重建者，应放弃手术。有文献报道，肿瘤引起的上腔静脉综合征者有40%无法彻底切除，术前应注意评估排除此类患者。另外，术前心脏大血管的彩色超声及增强CT检查也很必要，可用来了解上腔静脉内血栓或瘤栓的具体部位和范围是否侵及右心房，以免术中用心耳钳阻断腔静脉时栓子夹断脱落，导致肺栓塞或心脏骤停。全上腔静脉人造血管置换或心包补片修补成形术难度大、风险高，目前在大型医院常规开展，但仍然是胸外科的难点之一。手术适应证的选择应根据医院及科室具体情况调整，需慎重考虑。术前进行必要的全面检查，以判断手术的耐受性、排除非局部的远处转移。

（二）术前准备

应对原发疾病做全面检查和评估，确定是否能实施完整的手术切除。所有患者术前均需要做胸部增强CT扫描以了解静脉阻塞的部位、范围、血栓情况，并预估是否有足够的吻合距离；结合超声进一步明确血栓是否累及右心房；行头颅MRI，除外脑部转移和其他脑部疾病，评估脑组织对术中上腔静脉阻断的耐受性。

术前应尽量减轻患者症状，有助于提高患者手术耐受性，可以予以头高脚低体位、吸氧、低钠限液、利尿、糖皮质激素等治疗，短效糖皮质激素在处理上腔静脉综合征急性发作时有较好的疗效。

（三）手术操作步骤

1. 切口选择

常规选择胸骨正中劈开入路，但此术式会破坏胸廓完整性，容易影响术后呼吸功能，且合并重症肌无力的患者多有长期激素服用史，胸骨疏松，术后容易愈合不良。故应尽量减少胸骨劈开长度，如肿瘤侵犯范围局限于上纵隔，可考虑"J"形半胸骨劈开，即正中劈开胸骨至第4肋间向右侧肋间横断胸骨，亦可获得满意术野，但应注意避免过度切割损伤右侧胸廓内动脉。

2. 手术步骤

术中应仔细探查上腔静脉系统被肿瘤侵犯的程度和范围，如受侵范围小于上腔静脉周径1/3，可行上腔静脉部分切除直接成形；受侵范围1/3~1/2，可考虑心包片移植修补或人工血管置管；受侵范围超过上腔静脉周径 1/2 或同时侵犯双侧无名静脉，建议行上腔静脉人工血管置换术+左无名静脉切除。上腔静脉阻断前，应尽可能做好成形或置换操作的准备，以减少上腔静脉的阻断时间，血管吻合时建议先吻合血管远端后吻合近心端。如行上腔静脉和双侧无名静脉同时置换，应首先完成左侧无名静脉和上腔静脉吻合，阻断人工血管右侧支，开放左无名静脉和上腔静脉阻断，建立部分上腔静脉系统循环。如有左侧无名静脉侵犯，拟实施左侧无名静脉切除，应首先切除左侧无名静脉，生命体征无明显变化后，再实施上腔静脉-右侧无名静脉人工血管置换。

切除上腔静脉长度以超过肿瘤边缘的正常血管壁组织2~3 mm为宜，以避免肿瘤残存。选择与切除的上腔静脉内径及长度相称的人工血管进行置换，以确保吻合后无张力、湍流血栓形成。将人工血管两端修剪整齐，使用1%肝素盐水充分浸泡，血管吻合时先吻合远心端，后吻合近心端。建议使用 4-0 Prolene 缝合线。吻合从血管任一侧方中点开始，由后壁转向前壁全周连续外翻缝合，采用一根 Prolene 线取血管任一侧方中点，将人工血管与上腔静脉断端外翻缝合固定，腔外打结，而后连续外翻缝合1周达起点与初始线结扎完 成吻合。在吻合过程中，缝合线紧张度以将上腔静脉和人工血管断端对合严密为佳，不可将缝合线收缩过紧，以免造成吻合口环行狭窄，缝合针距为2~3 mm。

吻合完成后，最后几针暂不收拢，使用神经拉钩收紧其余缝线，于人工血管腔内注入1%肝素盐水，使其完全充盈人工血管，待血液涌出，排出管腔内积气，并检查吻合的严密性后，收紧缝线并打结。开放上腔静脉阻断时，应首先开放远心端，确认管腔内无气体残留后，开放近心端，如有较明显出血点应缝合止血或压迫止血。

3. 血管阻断时间

一般认为，当行上腔静脉置换时，上腔静脉阻断一般不超过30 min，有报道显示，控制血压、使用冰帽等手段，可使术中上腔静脉阻断的时间延长到90 min，建议预计阻断时间>30 min时，需提前建立旁路回流，避免脑水肿形成。如果奇静脉开口尚未受侵犯，阻断带应在奇静脉入口以上，以免影响奇静脉回流。如在手术过程中需要完全钳夹上腔静脉，则钳夹平面需要在奇静脉平面以上，以保证有足够的侧支循环保证脑部供血。在保留奇静脉回流的情况下，可以不用考虑采用上腔静脉旁路。如果钳夹平面低于奇静脉，并且估计阻断时间 长达30 min 以上，则需要采用上腔静脉旁路。有文献报道，在术中处理心脏及大动脉前，需控制性降低收缩压至90 mmHg，舒张压低至50 mmHg水平，剥离完成后对其进行人工血管补片加固，并在术后5 d内予控制性降压，术后4周内予口服降压药稳定血压，可以有效地避免因血压过高而造成的心脏、大血管破裂及一系列不可挽救的后果。

手术中争取在30 min内完成置换，建立短路或转流无疑会延长手术时间，增加手术的创伤和复杂性，并有出血、血栓形成等。为防止人造血管打折，要掌握好长度，吻合口处应稍有张力。上腔静脉阻塞解除后，回心血量增加，为预防心力衰竭，应控制液体量，并根据血流动力学监测结果，立即给予利尿药。

术中还应注意：①上腔静脉右侧壁及汇入右心房部位解剖游离时，要防止损伤窦房结和右侧膈神经；②血管阻断时应用肝素抗凝，剂量为1 mg/kg体重；③推荐使用带螺纹外支架的Gore-Tex人工血管，防止因静脉压低、人工血管受压变形导致狭窄或血栓；④上腔静脉和无名静脉人工血管置换术后，右侧通畅率高，而左侧容易形成血栓，考虑其原因为右侧无名静脉汇入上腔静脉比较直，左侧有一定的角度，故左无名静脉血管置换时将近心端直接缝合于右心房，可以增大与心房的角度而减少血栓形成。此外，由于正中开胸需用胸骨撑开器暴露视野，置换左无名静脉时预留人工血管在关胸后会扭曲、缩短，造成闭塞或血栓形成，故左侧无名静脉置换时应松开撑开器，测量合适血管长度。

（四）注意事项

麻醉：术中如考虑阻断上腔静脉，需提前告知麻醉医生行头部降温。胸科手术通常行锁骨下静脉或颈内静脉置管，术前完成切除范围评估后应与麻醉医生沟通深静脉置管部位。由于此类患者术后人工血管容易狭窄或形成血栓，导致上半身静脉血液回流受阻形成脑水肿或头颈上肢水肿，术后应避免上肢及颈部血管输液。建议此类患者麻醉时统一行股静脉置管，其余时间通过足背静脉输液。

左无名静脉处理：肿瘤单纯累及上腔静脉行上腔静脉人工血管置换即可。如累及右侧无名静脉，可将左侧无名静脉直接切除或行人工血管连接至右心房，考虑到左侧无名静脉人工血管容易形成血栓，且左无名静脉切除后对上半身静脉回流影响有限，可通过右侧无名及其他上腔静脉系统血管建立侧支循环，故建议此类患者直接切除左侧无名静脉。

人工血管选择：一般选用进口Gore-Tex人造血管，最好外带螺纹抗压，不易因受到压迫而导致变形、闭塞。进行右无名静脉与上腔静脉—右心房吻合的人造血管的直径不应<12 mm，这样可保证吻合后人造上腔静脉—右心房管道不形成人为的上腔静脉梗阻，右侧无名静脉及上腔静脉一般准备直径为10~14 mm的人造血管（根据患者体形大小，也曾报道用到直径为2.0 cm的人造血管），左侧无名静脉一般准备直径为8~12 mm 的人造血管。术前应根据患者体形大小准备多种型号，术中根据实际血管粗细选用最为匹配的型号。关于上腔静脉血管成形，Macchiarini 等认为上腔静脉侵犯周径少于30% 是侧壁切除的适应证，超过周径30%则要考虑自体心包、自体静脉或人工血管重建。

血栓形成：人工血管血栓常见的原因有人工血管管径过小、人工血管扭曲、血管缝合操作、高凝状态。术后应密切观察患者面部、上肢肿胀及球结膜水肿情况，如有进行性加重或持续不消退，应积极行CT或DSA，明确血管内有无血栓；如有血栓形成，应在新鲜血栓形成12 h内及时置入溶栓导管，持续泵入尿激酶，一般可以获得满意疗效。

（五）术后治疗

利尿、强心治疗：为减轻心脏负荷，预防心力衰竭及使脑水肿尽快恢复，术后继续用利尿药，必要时加洋地黄制剂。

抗凝治疗：为预防上腔静脉血栓形成，术后应予抗凝治疗。抗凝治疗的方案和时间长短尚不统一。康明强等认为人造血管移植后再内膜化需要相当长的时间，应与心外科的人工机械瓣膜置换术同等对待，实行终生抗凝。有人主张术后立即用双嘧达莫，拔除胸腔引流管后用华法林，将凝血酶原时间延长1.2~1.5倍，终身抗凝。我们的经验是术中充分肝素化（1 mg/kg），术后用常规治疗量低分子肝素3 d，根据引流情况逐步改为口服华法林3 mg/d，目标是使活化部分凝血活酶时间延长1.2~1.5倍（48~64 s），国际标准化比值维持在1.5~2.5，或术后3个月改为口服拜阿司匹林肠溶片100 mg/d，终生服用，至少每周需监测1次国际标准化比值。

参考文献

[1] Yano M, Sasaki H, Yokoyama T, et al. Thymic carcinoma: 30 cases at a single institution[J]. J Thorac Oncol, 2008, 3(3): 265-269.

[2] Okereke IC, Kesler KA, Freeman RK, et al. Thymic carcinoma: outcomes after surgical resection[J]. Ann Thorac Surg, 2012, 93(5): 1668-1673.

[3] Lemma GL, Loehrer PJ, Sr., Lee JW, et al. A phase II study of carboplatin plus paclitaxel in advanced thymoma or thymic carcinoma: E1C99 [J]. J Clin Oncol, 2008, 26(Suppl 15): Abstract 8018.

[4] Lemma GL, Lee JW, Aisner SC, et al. Phase II study of carboplatin and paclitaxel in advanced thymoma and thymic carcinoma[J]. J Clin Oncol, 2011, 29: 2060-2065.

[5] 刘志东, 许绍发, 秦明, 等. 胸腺瘤侵及上腔静脉和(或)无名静脉的外科治疗[J]. 中国医刊, 2003, 38(11): 48-50.

[6] 王振杰, 于洪泉, 任华, 等. 上腔静脉和无名静脉的切除及重建治疗纵隔肿瘤[J]. 中国胸心血管外科临床杂志, 2005, 12(1): 22-25.

[7] Wei Y, Gu Z, Shen Y, et al. Preoperative induction therapy for locally advanced thymic tumors: a retrospective analysis using the ChART database[J]. J Thorac Dis, 2016, 8(4): 665-672.

[8] Berardi R, De Lisa M, Pagliaretta S, et al. Thymic neoplasms: An update on the use of chemotherapy and new targeted therapies[J]. Cancer Treat Rev, 2014, 40(4): 495-506.

[9] Okereke IC, Kesler KA, Freeman RK, et al. Thymic carcinoma: Outcomes after surgical resection[J]. Ann Thoracic Surg, 2012, 93(5): 1668-1673.

[10] Filosso PL, Guerrera F, Rendina AE, et al. Outcome of surgically resected thymic carcinoma: A multicenter experience[J]. Lung Cancer, 2014, 83(2): 205-210.

[11] Tseng YL, Wang ST, WuMH, et al. Thymic carcinoma: involvement of great vessels indicates poor prognosis[J]. Ann Thorac Surg, 2003, 76(4): 1041-1045.

[12] Macchiarini P, Daryevelle P. Thoracic Surgery [M]. 2nd edition. Philadelphia: Churchill Livingstone, 2002: 1774-1780.

[13] Spaggiari L, Leo F, Giulia Veronesi G, et al. Superior vena cava resection for lung and mediastinal malignancies: a single-center experience with 70 cases[J]. Ann Thorac Surg, 2007, 83(1): 223-230.

[14] 彭忠民, 陈景寒, 孟龙, 等. 肺癌累及上腔静脉的外科治疗[J]. 中华外科杂志, 2006, 44(6): 402-404.

[15] 林江波, 林若柏, 康明强, 等. 肿瘤侵犯上腔静脉的外科治疗[J]. 中华胸部外科杂志, 2015, 2(1): 73-76.

（吴昊，徐全）

第七节 术后处理与重症肌无力危象的预防

一、危重型重症肌无力围手术期呼吸机管理

全身型或危重型重症肌无力的胸腺瘤手术后需要呼吸机治疗，原则上辅助呼吸48~72 h，以帮助患者度过术后危象期。这类患者术后口腔、咽喉分泌物较多，心率减慢，提示随着致病源器官的清除而出现明显胆碱能效应。如果不予以呼吸机治疗或过早拔除气管插管，患者可能因无力咳嗽、无力清除口腔、咽喉分泌物而引起气道梗阻，导致发生窒息样呼吸衰竭。呼吸机治疗期间注意无菌操作，勤吸痰。使用呼吸机治疗过程中，最初数小时可以应用镇静剂控制患者自主呼吸，避免呼吸对抗造成患者烦躁、人机对抗。患者完全清醒后，调整呼吸机参数，给予同步呼吸模式、压力支持方式通气。

危重型重症肌无力患者肌无力危象发生率较高，较多患者即使行手术切除胸腺瘤后呼吸肌肉力量恢复仍较慢，因此危重型重症肌无力患者围手术期通常需要呼吸机治疗。对患者围手术期呼吸机使用时间预计不足或者呼吸机治疗不合理将明显影响患者预后，增加死亡率。因此呼吸机治疗作为危重型重症肌无力治疗中的重要环节，应引起重视。

危重型重症肌无力围手术期呼吸机管理并非仅仅是术后的呼吸机调整，而是贯穿于从患者入院后的术前评估、手术方式的选择，到术后药物的使用、呼吸机治疗，康复锻炼以及心理疏导的整个过程。各环节均做好充分准备，方可明显减少呼吸机使用时间，并降低死亡率。

（一）术前评估

术前对患者进行评估时，患者的各项生理指标是重要因素，有可能直接影响其预后。因此术前对患者进行风险测评非常必要，但目前尚无统一的指标，且有些指标的可靠性仍需进一步探讨。目前认为对手术影响较大且可能影响呼吸机使用时间及手术预后的危险因素主要有14项（表20-1）。

多数患者均有一项或几项危险因素，合并情况较多的患者预后不佳，手术风险往往较大，围手术期使用呼吸机时间可能明显延长，应仔细评估预后，并与家属交代相关风险。

术前对患者进行各系统状态评估非常重要，但国际上尚无统一标准，目前术前生理状况评估使用最广泛的分级是美国麻醉医师协会制定的ASA分级（表20-2）。

表20-1　对手术影响较大且可能影响呼吸机使用时间及手术预后的危险因素

序号	危险因素
1	高龄
2	心功能不全
3	肺功能下降
4	胸腺肿瘤分期
5	吸烟
6	胸部或腹部手术病史
7	氧合指数低
8	肝功能不全
9	肾功能不全
10	糖尿病
11	低蛋白血症
12	术前化疗
13	激素使用时间超过 1 个月
14	低 BMI 值

表20-2　美国麻醉医师协会制定的患者分级

分级	定义
ASA1	正常健康患者
ASA2	合并轻度系统性疾病
ASA3	合并严重系统性疾病，轻度影响活动但不影响日常生活
ASA4	合并严重系统性疾病，影响一切活动并时刻危及生命
ASA5	濒死患者，无论是否手术都无望活过 24 h

　　该分级对常规胸腹部手术患者评估意义较大，虽对危重型重症肌无力患者围手术期的评估有一定的局限性，但同样能对患者进行整体状态的评估，因此有一定的意义。

　　高龄并非胸腺瘤手术的绝对禁忌证，但我们需要注意的是，随着年龄的增加，患者出现疾病和器官功能障碍的概率增加，各器官的储备能力逐渐下降，将可能明显延长术后呼吸机使用时间。因此只要对手术适应证严格把握，积极对患者进行仔细评估，在围手术期进行精细化管理，高龄重症肌无力患者也可成功接受胸腺手术。

危重型重症肌无力患者围手术期呼吸机使用时间长短很大程度上取决于患者心肺功能储备。患者手术及术后代谢率增加，需氧量增加，对心肺功能的要求增加，良好的心肺功能储备是手术成功的基本保障。如患者的心肺系统不能适应，则可能难以耐受手术打击，术后难以脱离呼吸机，并对预后造成影响。因此，术前应积极对患者进行心肺功能的评估。

肺功能检查作为术前必查项目之一，对患者的手术耐受程度有较大意义。危重型重症肌无力患者多合并有程度不一的肌无力，受环境刺激及药物使用的影响，在不同时期肌无力情况有可能不同，可导致肺功能检查结果偏移较大。因此，对术前肺功能检查结果应谨慎，应根据患者实际情况，结合其他影像学，可适当放宽指标。同时肺功能检查应与患者血气分析结果及临床表现结合进行评估。活动前后血气分析中氧分压及二氧化碳分压的变化有较大意义。如肺功能储备较差，则围手术期呼吸机治疗时间将明显延长，有可能增加患者病死率。因此，如患者病情许可，术前可进行深呼吸锻炼，为手术做准备。

由于拟行手术的危重型重症肌无力患者多合并肌无力，常规的往返行走实验、爬梯实验以及代谢当量评估等均可能受到较明显影响。此类试验可评估肌无力严重程度，作为术后呼吸机治疗时间长短的参考，但并不能作为决定是否手术的指标。

心血管系统功能的术前评估十分重要，未控制的高血压可明显使围手术期并发症增加，此类患者可能对手术操作的刺激、体位的变化、低血容量和麻醉药物产生过度的反应。出现围手术期并发症后，患者呼吸机治疗时间将明显延长，甚至可能因出现脑血管意外不能脱机拔管，应积极控制血压，待平稳后再行手术。

缺血性心脏病是胸腺瘤手术患者围手术期重要的危险因素之一，术前需常规行ECG检查，无症状的心肌缺血常伴有严重的冠状动脉血流量下降，常导致术后严重并发症。术前6个月内出现过未行血管再通的心肌梗死可明显增加死亡率，并有再梗死风险。已行冠状动脉搭桥术或者冠状动脉支架术的患者的手术风险可明显下降。缺血性心脏病患者如未行血管再通，心功能储备明显下降，即使再梗死情况不发生，也将明显延长呼吸机治疗治疗时间，因此，危重型重症肌无力患者如合并缺血性心脏病应及时积极处理。

如患者有充血性心力衰竭，应积极调整容量状态及心功能后再行手术，发生过充血性心力衰竭的患者术后出现心功能不全风险明显增加。心力衰竭患者围手术呼吸机使用时间较正常患者明显增加，脱机失败风险增加，将可能导致预后不佳。

危重型重症肌无力术前准备中重要的一环为对肌无力情况的评估，应尽量在术前积极改善患者肌无力情况。有研究显示，患者术前肌无力病程越短，手术效果越好。因此在肌无力缓解时应尽早行手术治疗，尽量在肌无力症状最轻时行手术。改善肌无力，除了口服抗胆碱酯酶药物，还需注意补充钾离子，维持血钾浓度4.5~5.0 mmol/L 2周以上，如抗胆碱酯酶药物效果不佳或有明显不良反应，可加用泼尼松等或免疫抑制药或积极行血浆置换。肌无力的改善与否可能是围手术期呼吸机治疗时间长短的关键因素，术前肌无力症状的严重程度可在一定程度提示术后患者的肌力恢复情况，可作为围手术呼吸机治疗时间的参考评估。肌力恢复不佳的患者，围手术期短期不能撤离呼吸机，应更积极地尽早行气管切开术。

（二）手术方式对术后的影响

开胸手术破坏了胸廓完整性，将导致呼吸功能明显下降，因此胸腺瘤手术方法上有争议的是切口的选择。经胸骨正中切开行胸腺瘤切除是胸腺瘤的标准手术方式。有报道部分患者行胸骨上段"J"形切口能完成治疗目标，且对胸廓损伤减少。近年来，电视胸腔镜的蓬勃发展使微创胸腺瘤切除的应用越来越广泛，该术式创伤小，对胸廓完整性破坏较小，但对术者要求较高，且对远期生存率的影响尚待考证。无论何种术式，术中均需注意对膈神经的保护，如膈神经损伤将导致患侧膈肌运动消失，容易引起下肺不张、肺部感染和胸腔积液，而这些会影响药物对肌无力的疗效，明显增加围手术期呼吸机使用时间，有可能造成术后脱机困难，增加患者术后死亡率。若双侧膈神经受累，应尽可能保留一侧，否则宁可姑息切除，术后再追加放疗。因此能尽量完整切除肿瘤、创伤小、显露好为选择术式的基本原则。合理的手术方式能最大程度地切除肿瘤，并保持胸廓完整性，保留患者呼吸功能，减少围手术期呼吸机使用时间。

二、术后药物的运用对呼吸机治疗的影响

危重型重症肌无力患者肌力恢复很大程度上与抗胆碱酯酶药的合理使用有关，抗胆碱酯酶药的使用至关重要，如下所有治疗应建立在合理使用抗胆碱酯酶药的基础上。

胆碱酯酶抑制药：溴吡斯的明是重症肌无力必不可少的治疗性药物，但是过量或较大用量会带来明显胆碱能效应，如唾液增加、出汗、胃痉挛、肠蠕动亢进、大便次数增加、心率减慢。药理解释是过量造成神经-肌肉接头的去极化型阻滞，造成肌无力现象，即胆碱能危象。江西省人民医院自2006年以来对所有5岁以上的患者均服用溴吡斯的明60 mg/次，1次/（6~8）h，少数仅30 mg/次，1次/（6~8）h。对于呼吸机治疗者，经胃管给药，如患者心率慢、唾液痰液多，则应用阿托品对抗胆碱能效应。胆碱酯酶抑制药用量过大，会产生明显胆碱能效应，患者的唾液、呼吸道分泌物增多，对于未改善症状的延髓肌

受累的患者危害特别大。因为这类患者下咽困难、咳嗽无力、痰液无力咳出、唾液无力吐出，以致发生喉头、气道梗阻，进而发生"窒息样"呼吸衰竭。

激素类： 全身型或危重型重症肌无力术后需连续3 d应用甲强龙500 mg/d，5 d后减半量，之后改为口服泼尼松。泼尼松是中效肾上腺糖皮质激素类药，对重症肌无力的治疗具有重要作用，其原理在能够防止或抑制细胞介导的免疫反应，危重患者口服泼尼松60 mg，qd。

重症肌无力患者一般术后对抗胆碱药物敏感性增加，因此术后应适当减少抗胆碱酯酶药溴吡斯的明及激素剂量，但有些患者术后仍需要较大剂量的抗胆碱酯酶药，常用的抗胆碱酯酶药溴吡斯的明最多可用到120 mg/次，4次/d，待病情稳定缓解后，缓慢减量，直至停用。如患者单纯应用溴吡斯的明和泼尼松难以控制症状，则每天加用硫唑嘌呤100~150 mg，症状有可能得到控制。如肌无力情况仍不能改善，可尝试给予行血浆置换等辅助治疗。肌无力恢复是决定围手术期能否尽早脱离呼吸机治疗的关键，在使用呼吸机治疗时，应每日早晚2次对患者肌力恢复进行评估，一方面可对药物使用剂量等进行判断，另一方面可对呼吸机使用时间进行评估，达到条件后，应尽早脱机拔管。

胸腺瘤手术常规使用气管插管，术后因气管插管舒适度较低，很多患者难以耐受，因此常规气管插管时，均需使用镇痛镇静药物增加患者舒适度。术后患者如病情稳定，应尽早脱机拔管。此类患者术后禁用肌松药和中枢抑制药物，如吗啡、巴比妥类、氯丙嗪等，以及神经肌肉阻滞剂，如氨基糖苷类抗生素、奎宁等。因为此类药物均可引起肌无力危象，加重病情，延长呼吸机使用时间。

对于术后短期不能拔管者，需慎重选择镇痛镇静药物，应尽量选择半衰期短的药物，同时应尽量减少剂量。如患者短期不能拔管且需要使用较大剂量镇痛镇静药物，则应积极寻找原因，尽早行气管切开，切开后可减少镇痛镇静药物的使用，同时可相对简便地实施脱机计划。

三、术后呼吸机使用

在使用呼吸机治疗前，应充分了解呼吸机使用的适应证及禁忌证。

呼吸机使用的适应证：①改善通气，避免出现二氧化碳潴留；②改善氧合，增加氧分压；③减少呼吸肌肉做功；④保持气道开放，方便清理分泌物；⑤全麻手术时使用。

呼吸机使用无绝对禁忌证，但有相对禁忌证，如下：气胸或纵隔气肿未做抽气或引流以前，对于巨大肺大泡或严重肺囊肿、咯血或活动性肺结核、大量胸腔积液、心肌梗死或严重冠状动脉供血不足等也应谨慎处理。在使用呼吸机前应尽量明确是否有相对禁忌，并根据情况进行胸腔闭式引流。

（一）接诊准备

呼吸机的准备：在准备接诊肌无力危象或者术后重症肌无力患者前，应对呼吸机功能进行检查，确认呼吸机能正常工作，可使用模拟肺进行试运行0.5 h，检查机器密闭性以及完好性，确认湿化器能正常运行，以免因呼吸机故障造成意外事件。同时应注意根据患者身高及理想体重设置合理的呼吸机报警范围，减少呼吸机误报警发生率。

患者的准备：在接诊患者时，需对患者身高、体重、理想体重、胸廓及肺的顺应性、术前基础二氧化碳分压及氧分压水平、气道分泌物等进行评估，明确该患者有无使用呼吸机治疗的相对禁忌证及本次使用呼吸机治疗的目的，按照患者的不同情况选择合适的呼吸机参数，制订不同的呼吸机使用计划。

（二）呼吸机参数的设置

患者全麻术后或出现肌无力危象需要呼吸机支持时，需根据患者病情对呼吸机进行参数的设置。

模式的选择： 呼吸机分为容量模式及压力模式两种，其他模式均以此为基础衍生而来，两种模式各有优缺点。在使用中，需对不同模式的优点及缺点熟练掌握，根据患者不同时期的病情需要，选择不同的模式。

在容量模式下，我们预设了需要的潮气量，呼吸机将以设置的呼吸频率、吸气时间、峰值流速、呼气末正压、触发灵敏度及氧浓度将预设的潮气量送入体内。在容量模式下，我们能够比较确定地得到所需要的潮气量，可以有效地保证所需要的分钟通气量，更容易解决二氧化碳蓄积问题。因此，容量模式常常作为初步接诊患者的模式，但在容量模式下，机器将默认为以保证预设的潮气量为前提，不考虑患者气道压力水平，故在容量模式下需要密切监测患者的气道压力，如气道压力过高，提示肺顺应性较差或者呼吸机管路有扭曲、积水，或者气道内有痰液阻塞等情况，应及时检查，并根据情况调整参数设置。

容量模式下，呼吸机仅按照预设的参数将一定量的气体送入肺内，而不能控制气体在肺内的再分布情况，如果患者肺顺应性较差，或者有肺大泡、部分气道狭窄堵塞等，容易造成肺内通气不均一，造成部分肺泡通气量不足，伴随部分肺泡通气量过度膨胀，容易造成通气血流比例改变，影响换气，同时在一定程度上加重呼吸机相关性肺损伤。因此，无特殊情况，不推荐长期使用容量模式。

在压力模式下，我们预设了气道的压力，呼吸机将以设置的压力上升时间、吸气时间、呼气末正压、触发灵敏度及氧浓度将一定量的气体送入肺脏，直至到达预设的压力为止。在压力模式下，能够比较确定地得到肺内最高的压力，可以有效地防止高气道压力，能从一定程度上减少肺内剪切力，减少肺损伤的发生。在患者有自主呼吸的情况下，压力模式较容量模式有更好的人机协调性，患者舒适度更佳。但压力模式下，呼吸机以保证患者气道压力在预设范围为前提，不保证患者的潮气量。患者不同时期的肺顺应性，将导致潮气量的变化较大，如出现管路扭曲积水、气道分泌物未及时清理、肺不张、肺泡破裂等情况下将出现明显的潮气量波动，如不及时处理，将明显影响病情。因此在压力模式下，应密切监测患者的潮气量，根据患者病情特点、呼吸频率、血气分析、潮气量及时调整呼吸机的支持压力，避免通气不足或者通气过度的情况发生。

压力模式能减少肺损伤机会，人机协调性更佳，患者清醒时舒适度更佳，更推荐作为危重型重症肌无力的呼吸机使用模式。但在压力模式下，必须加强气道管理，密切监测患者潮气量。当潮气量变化时，及时寻找原因，避免出现潮气量不足、呼吸做功增加的情况。

在选好了容量模式或者压力模式的情况下，还需要对呼吸机进行进一步设置。不同时期的病情对呼吸机要求不尽相同，首先是对控制通气和自主通气的选择。合理的控制通气能保证患者需要的潮气量，有效减少呼吸肌肉做功，保证患者休息。患者处于清醒状态，努力恢复自主吸气时，控制通气可能出现人机不协调，且长时间控制通气可造成呼吸肌肉，包括膈肌的失用性萎缩，增加脱机困难。自主通气模式下人机协调性较好，可在一定程度上锻炼呼吸肌肉，减少呼吸肌肉失用性萎缩的发生。因此，在使用呼吸机治疗时，患者自主呼吸恢复的情况下，应尽量保留患者的自主呼吸，使用自主呼吸模式。

支持压力的选择： 在选择好模式以后，需要进行压力支持的调整，较高的压力支持可减少呼吸肌肉做功，让患者呼吸肌肉得到休息，但长时间的高压力支持不利于呼吸肌肉锻炼、不利于脱机拔管。合适的低压力支持能锻炼呼吸肌肉，有利于脱机拔管，但呼吸机条件过低将明显增加患者呼吸频率，增加呼吸做功，可能出现呼吸肌肉疲劳，诱发肌无力危象发生。如患者使用的是容量模式，则应根据患者的理想体重将潮气量设置为8~10 mL/kg，并监测患者的气道压力，避免气道压力过高。给予压力模式时，应观察患者调整后的潮气量及呼吸频率，以潮气量不低于6~8 mL/kg，呼吸频率不超过25次/min为宜。呼吸频率过高提示患者支持压力不够，将明显增加呼吸肌肉做功，不利于脱机。

吸气时间或吸呼比的设置： 正常的呼吸方式是吸气时间（TI）长，呼气时间（TE）短，故I：E时比通常设置为1：1.5~2.5，平均1：2。延长TI即会增加平均气道压，改善动脉血氧合，但在呼吸频率不变的情况下，必然减少TE，可能引起气体陷闭和内源性PEEP。当I：E时比≥1时，称为"反比通气"，应用延长吸气时间策略或反比通气时，虽可改善氧合，但会导致人机对抗和血流动力学损害。在容量模式下，峰值流速越高，则吸气时间越短，呼气时间越长。因此，使用控制通气时，需要对吸气时间、吸呼比或者峰值流速进行调整，原则上在维持氧合的基础上同时保证患者二氧化碳分压正常或处于患者基础水平。

触发灵敏度的调节：触发灵敏度是为了使呼吸机的送气过程与患者自主呼吸同步而设置的。其原理是：自主呼吸可在呼吸机回路中产生一定的压力下降或流速变化，压力下降或流速变化至一定程度，可被压力传感器或流量传感器感知，启动呼吸机送气过程。此压力下降或流速变化的幅度即触发灵敏度。呼吸机的触发与启动之间需要一定的时间，即应答时间。呼吸频率增快，应答时间相对延长，使得呼吸机与患者同步的愿望难以实现。所以，不能笼统认为设置了触发灵敏度便可以与呼吸机同步了。

触发灵敏度分压力触发灵敏度和流速触发灵敏度。压力触发灵敏度一般设置在 $-0.5 \sim -2.0$ cm H_2O（1 cmH_2O=0.098 kPa）。流速触发灵敏度一般设为 $1 \sim 5$ L/min。实验和临床应用研究均证明流速触发比压力触发敏感，呼吸机的反应时间短，可减少患者的呼吸做功，更易实现人机同步，故临床上大多采用的是流速触发。对于灵敏度的调节需注意，灵敏度指标设置太高则有可能出现不能触发，而灵敏度指标设置太低则有可能出现误触发，因此应根据患者病情合理调整触发灵敏度。部分危重型重症肌无力患者肌力恢复较慢，如触发灵敏度按照一般患者设置有可能出现自主呼吸不能触发的情况。因此，应根据患者患者肌力情况适当降低灵敏度数值，使呼吸机更容易被触发。

呼气末正压（PEEP）的选择：应用PEEP的好处有：①增加肺泡内压和功能残气量，使肺泡-动脉氧分压差（DA-PaO$_2$）减少，改善通气/血流（V/Q）比例，有利于氧向血液内弥散，增加氧合；②对容量和血管外肺水的肺内分布产生有利影响；③使萎陷的肺泡复张，并在呼气末保持肺泡的开放；④增加肺顺应性，减少呼吸做功。应用PEEP的不利影响有：①减少回心血量和心输出量，因而减少重要脏器的血流灌注；②增加中心静脉压和颅内压。自首次倡导用PEEP至今，最佳PEEP的选择仍意见不统一。在急性呼吸窘迫综合征（acute respiratory distress syndrome，ARDS）患者机械通气时均需加用中等水平以上的PEEP，主要有两个目的：一是达到最大的组织氧输送；二是保持肺的复张，避免呼气末肺泡的萎陷，以避免呼吸相关性肺损伤。加用PEEP在增加PaO$_2$的同时可减少心排血量（也因此减少组织的血流），因此对于循环不稳定及有肺部基础疾病者，PEEP的使用应更谨慎。危重型重症肌无力患者，肺部氧合功能多基本正常，且随着手术技术水平的提高，手术创伤对肺的影响越来越小。因此，术后对呼气末正压要求多不高，可给予$3 \sim 5$ cmH_2O的呼气末正压，保持肺泡开放即可。如患者手术打击较大，合并其他情况导致出现了ARDS，则需按照ARDS时情况进行PEEP的滴定。PEEP的滴定有多种方法，但目前尚无非常确切的简便方法，在此不作介绍。原则上能保证氧合的最低PEEP水平为最佳PEEP。

　　氧浓度的选择：吸入气体氧浓度指呼吸机送入气体中氧气所占的百分比，此参数的调节可帮助维持患者的正常血氧饱和度。机械通气初始阶段可给高氧浓度，以迅速纠正严重缺氧，临床上多采用<50%浓度氧，以防氧中毒。高浓度给氧（$FiO_2 > 60\%$）常用于心肺脑复苏、急性肺水肿、急性左心力衰竭、ARDS、肺间质纤维化等患者的抢救。危重型重症肌无力患者，氧合下降多为肌肉力量不足引起的通气功能障碍，患者肺部的氧合功能大部分是正常的，因此氧合指数多为正常。而高浓度的氧暴露引起的肺损伤在近几年越来越受到重视，长期的高浓度氧暴露可明显增加肺损伤，对远期造成不利影响。因此，在达到所需的氧合目标的情况下应使用尽可能低的氧浓度。如患者出现氧合下降，应先评估氧合下降原因，对通气等指标进行调整，最后再考虑升高呼吸机的氧浓度。

　　在使用呼吸机治疗时，在保证患者通气目标情况下，使用尽可能低的呼吸机条件支持，但积极降低呼吸机条件不是目的，而是治疗的手段。由于危重型重症肌无力患者肌力恢复通常较慢，应根据患者实际情况调整呼吸机参数，呼吸机条件过低将明显增加患者呼吸频率，增加呼吸做功，不可为了降低呼吸机条件而降低呼吸机参数，避免患者呼吸肌肉做功明显增加诱发肌无力危象。

（三）气道管理

　　正常人气道的湿度是100%，温度是37℃，人体呼吸道有湿化与加温的功能，在建立人工气道后，导致原有功能丧失，若湿化温化不足，将影响患者气管纤毛运动，造成痰液不易排出，增加感染机会，延长呼吸机使用时间，并可能会对患者的肺部造成损伤。因此，需要采取科学的护理管理措施来实现加温与加湿功能。如气道湿化不够，可利用雾化吸入法，将药物、水分利用气化方式输入患者体内，有效提高疗效。

　　重症肌无力患者因需要使用抗胆碱酯酶药，气道分泌物可能较多，因此要严格调整好患者液体摄入量，在气道湿化液量的选择上，需要根据患者生命体征、病房湿化、加温设备、病房温湿度、患者痰液量、痰液黏稠度等多种因素来确定。关于痰液黏稠度，临床中以Ⅰ度、Ⅱ度、Ⅲ度来判定，Ⅰ度为稀痰，呈米汤样或者白色泡沫样，易吸出或者咳出，该种情况下，要适当减少湿化次数与湿化量；Ⅱ度为重度黏痰，在吸痰结束后，负压管中依然会残存少量痰液，但易于冲洗，可以适当增加气道湿化量；Ⅲ度为重度黏痰，痰液黏稠，有痰痂或者血痂，痰液不易吸出，吸痰后大量痰液附着于内壁，不容易冲洗干净，此种情况提示患者有可能血容量不足，或者气道湿化严重不足，或提示有感染发生，需要增加湿化次数与湿化量。

　　在建立人工气道后，患者咳嗽反射显著减弱，需要定期进行气道内吸痰。

重症肌无力患者因需要使用抗胆碱酯酶药，气道分泌物可能较多，因此吸痰次数有可能较一般患者更多，目前提倡按需吸痰，每半小时听诊一次患者肺部，如出现痰鸣音应给予积极吸痰，如无痰多表现，可减少吸痰次数，减少对气道的损伤。在吸痰方式上，有开放、封闭式两类。虽然开放式吸痰效果更好，但是容易引起缺氧。有研究显示，采用改良式吸痰+密闭式吸痰的方式，能够显著降低呼吸机相关性肺炎的发生率，因此推荐使用改良式吸痰+密闭式吸痰的方式。

（四）感染的控制

感染能诱发肌无力危象，因此术后控制感染非常重要。在气管插管呼吸机辅助呼吸过程中，由于患者需服用新斯的明等抗胆碱酯酶药，气道分泌物可能明显增加，因此应积极做好翻身拍背，并加强对气道的管理，减少感染发生。如发现感染迹象，应果断使用抗生素，并留取标本进行培养及药敏分析。

（五）营养支持

危重重症肌无力手术打击后为高代谢状态，术后恢复需要积极热卡支持。肌肉力量的恢复需要良好的营养状态，因此应积极注意胸腺瘤患者营养情况，保证患者营养需求，指导进食高蛋白、高热量、高维生素、富含钾和钙的软食或半流质，吞咽无力者可调整服药时间为餐前30 min。对不能进食者或短期内不能拔除气管插管患者应尽早行鼻饲，尽量肠内营养，如肠内营养不能满足热卡需求，可考虑加用肠外营养。应定期根据患者生化指标等评估患者营养状态，及时增加营养支持。

（六）康复锻炼

危重型重症肌无力患者术后部分患者肌力恢复较慢，如短期内难以脱离呼吸机，将被迫卧床接受治疗。此时如不积极进行康复锻炼治疗，将有可能出现呼吸肌肉及四肢骨骼肌肉的失用性萎缩，因此术后康复锻炼治疗非常必要。合适的术后康复锻炼能有效减少呼吸机使用时间，改善预后。危重型重症肌无力患者肌力恢复情况很大程度上与抗胆碱酯酶药的合理使用有关，其他治疗应建立在合理的抗胆碱酯酶药使用基础上。

康复锻炼最好有专业康复科医生参与，针对患者呼吸肌肉及骨骼肌进行。康复锻炼分为主动康复锻炼及被动康复锻炼，包含深呼吸锻炼、良肢位摆放、床上肢体功能训练、坐位平衡训练、站位平衡训练、步行训练、上下楼梯训练、日常生活活动训练，每日1~2次，每次30 min。

患者早期卧床难以脱离呼吸机时，应积极进行深呼吸锻炼，并进行良肢位摆放、床上肢体功能训练。在使用呼吸机治疗时，应尽量给予半卧位，如患者能耐受，可嘱患者取坐位，一方面通气血流比例更符合生理，利于痰液引流，减少呼吸机相关性肺炎发生；另一方面由于膈肌的重力作用，将出现膈肌下移，可增加肺容积，有利于减少血栓发生率、减少肺栓塞的发生。

康复锻炼应循序渐进，根据患者肌力恢复情况及病情进行合理调整，不可操之过急，积极有效的康复锻炼能有效减少呼吸机使用时间，协助患者建立战胜疾病的信心，应引起足够重视。

（七）心理辅助

在危重型重症肌无力的围手术期呼吸机治疗中，心理辅助有一定的地位，良好的心理状态能更好地配合呼吸机治疗。

由于情绪波动可诱发肌无力危象，因此应减少患者剧烈情绪波动的出现，应关注患者的情绪变化，主动关心安慰患者，以缓解其紧张情绪，预防肌无力危象的发生。危重型重症肌无力患者对手术期望较高，术后在监护室进行机械通气时，由于缺少亲属陪伴、受环境刺激等因素影响，存在不同程度的恐惧焦虑心理。对此，应及时做好心理疏导工作，适当告知病情，鼓励患者积极配合治疗，积极进行康复锻炼，减少焦虑及恐惧心理。同时，对于在监护室治疗的患者，应注意患者的休息，给予适当的心理辅导，可减少谵妄的发生，减少镇静药物的使用。协助患者建立战胜疾病的信心，可在一定程度减少患者呼吸机使用时间，有利于尽早脱机。

（八）呼吸机使用过程中出现问题的原因及处理

呼吸机使用时，出现报警时应及时查看并进行处理。

气道高压报警：主要原因为气道被分泌物阻塞；呼吸机回路积水；气管插管位置改变，开口紧贴气管壁；咳嗽等。

气道低压报警：主要原因为呼吸机管道老化出现裂纹；接口松动漏气；气囊漏气；加湿器加水口未接上或温度探头脱落等。

窒息报警：主要原因为呼吸机与患者脱离；呼吸机回路内大量漏气；使用辅助方式机械通气时，患者自主呼吸频率过低或深度过浅无力触发呼吸机；窒息报警的时间设置不正确等。

气源报警：呼吸机没有足够的氧气或空气供应，主要原因为氧气（空气）压缩机供气压力不足，空气混合器故障，吸气阀脱开，空气压缩机与呼吸机连接管路漏气，空气压缩机电源未连接好，泵内吸气滤过器被污物堵塞等。

氧浓度报警：主要原因有空气压缩机电源未接好或开关未开，致纯氧吸入、氧电池耗尽、空氧混合器故障、空气压缩机故障等。

电源报警：主要原因为电源插头未接或接触不良，呼吸机电源部分故障（如电源保险丝熔断），因保护开关跳闸等原因造成电源插座内无电，电源线与呼吸机连接插座处接触不良，等等。

患者出现烦躁或氧合下降的处理：如患者使用呼吸机治疗过程中突然出现烦躁不安或氧合下降，应立即提高警惕，不可盲目增加镇静镇痛药物剂量，应立即检查呼吸机是否出现异常，有无管路脱落、扭曲堵塞等情况；是否出现人机不协调，并立即查体，检查是否出现气管插管过深或脱出；患者是否有气胸等并发症出现，待原因明确后积极进行调整。

（九）呼吸机的撤离

呼吸机的撤离包括撤机和拔除人工气道管路两部分，呼吸机的撤机是前提，拔除人工气道管路是最终目的。普通使用呼吸机患者撤机并拔除气管插管的前提是原发病得到解决或改善，神志清楚，有气道自洁能力，正常呼吸频率下能维持机体所需的氧合并排出多余的二氧化碳。撤离危重型重症肌无力患者呼吸机时应特别注意患者呼吸肌肉力量的改善情况，同时密切注意二氧化碳分压水平。呼吸频率无明显增加情况下，二氧化碳分压保持在正常范围或较前无明显升高，提示呼吸肌肉力量能满足撤机需要。

临床将呼吸机撤离分为两种类型，即快速撤机与逐渐撤机。

1. 快速撤机

快速撤机患者一般指无肺疾患者，是手术后或对治疗反应迅速的急性呼吸衰竭患者。快速撤机指在通气治疗后6~8 h（一般<24 h）撤机。普通胸外科术后患者是在手术室或复苏室撤机、拔管。大多数普胸外科术后患者快速撤机拔管不会出现问题。危重型重症肌无力患者由于多合并肌肉力量减弱，存在手术及术后抗胆碱酯酶药药物对患者病情效果不确定等情况。故不推荐在术后即时拔管，应带气管插管回到胸外科监护室，待患者手术效果及患者肌力恢复情况进行评估后再考虑撤机及拔除气管插管。

患者如术后第2天肌力恢复情况良好，可考虑予撤机拔管。撤机与否应根据血流动力学、神经肌肉系统、呼吸机参数及血气分析结果进行评估。撤机的重要方法是自主呼吸实验（SBT），在实施SBT前患者应满足大多数撤机参数，即为自主呼吸模式下，压力支持<6 cmH$_2$O，PEEP<5 cmH$_2$O，氧浓度<40%。对高龄伴心功能不全患者应降低通气支持，同时维持血流动力学稳定，足够的氧合，二氧化碳的排出及较好的精神状态，对于撤机是非常重要的。

自主呼吸实验（SBT）实施过程如下。一般需经历2个阶段，第一个阶段即开始SBT，要密切观察2~5 min（常用时间2 min、3 min与5 min），在此阶段可密切观察氧合、呼吸频率、潮气量（>6 mL/kg）、f/VT<105。第一阶段任何一项异常即认为失败。第一阶段通过才开始进行第二阶段。第二阶段SBT依据经验可选择30 min、60 min或120 min，此阶段是对心肺功能耐力的检验。在此阶段有一个或多个参数不正常即认为患者难以脱机，应停止SBT，恢复机械通气。机械通气应提供全部支持以允许呼吸肌休息，一般在24 h后再重复SBT过程。在此期间应分析失败原因并加以纠正。

气道保护能力的评估：通过SBT的患者，临床医生应关注患者是否拔管。成功通过SBT的患者，指令咳嗽力量大小、气道内分泌物的量是预测拔管后果的重要因素。气道分泌物多与咳痰能力差两者的相互作用会增加拔管失败率。在预测成功SBT患者拔管后果方面，咳嗽能力大小要比传统的脱机参数更重要。因此，意识、咳痰能力和气道分泌物的量是决定拔管成功的重要因素。

临床预测撤机指标较多，由于不同研究采用的参考标准不一，很多研究结果显示，不同指标在预测呼吸机撤机能否成功的准确性方面和其实际意义也差别较大，因此目前国内外更倾向于采用多个撤机指标或一些复合参数综合判断患者的最佳撤机时机。美国ACCP-SCCM-AARC撤机指南推荐呼吸浅快指数（RSBI）口腔闭合压（P0.1）呼吸频率（RR）、潮气量（Vt）、分钟通气量（MV）、气道阻力（R）、顺应性（C）和在此基础上的综合参数（CROP），作为相对可靠的预测指标。

呼吸浅快指数（RSBI）是呼吸频率与潮气量之比（f/Vt）。RSBI在预测撤机的应用研究最早，已有较多研究显示其是一个较为可靠的预测撤机指标，一般以RSBI≤105 bpm/L为标准，预测撤机成功的敏感性为90%，特异性为36%，准确性为78%。虽然RSBI的特异度低，但由于其测量简单易行又无需患者配合，与其他精确度相似而操作复杂的指标相比，有一定的优越性，并且RSBI的动态变异度可以提高预测能力。

气道闭合压（P0.1）：P0.1是吸气开始0.1 s时气道突然闭塞时所测得的压力，如果P0.1低于4.2 cmH$_2$O，一般可以预测成功撤机。

CROP评分：CROP评分是在肺动态顺应性（C）、自主呼吸频率（R）、氧合情况（PaO$_2$/PAO$_2$）和最大吸气压（PImax）基础上的综合评分，是比较常用的复合撤机参数。CROP具有较高的预测准确率，但是特异性仍相对较低，而且需要测量多个参数，在临床实际工作中应用较少。

膈肌电活动、床旁心脏超声目前发展较快，也有较多相关协助预测撤机的报道。

各种撤机预测指标能较好地协助指导患者进行撤机拔管，但均应结合患者本身实际情况进行考虑评估，气道分泌物多少及咳痰能力是重要的指标。危重型重症肌无力多合并有肌肉力量功能不全，在脱机拔管时应充分考虑相关因素，如果病情选择不当、脱机过早或由于其他并发症必须重新插管，这些患者则需延长ICU停留时间，呼吸机相关性肺发生率高，增加花费而且死亡率增加。

2.逐渐撤机

有很多原因可阻碍接受机械通气的患者撤机。如果患者呼吸机治疗时间>72 h则应考虑逐渐撤机。这个过程中，临床医生必须考虑患者重症肌无力等原发病解决情况，初始上机原因是否已纠正，是否出现新的情况影响撤机等。大多数撤机困难患者存在一个或更多领域问题，需要更加细致的评估。

呼吸做功量（work of breathing，WOB）和吸气时间分数：WOB是每一次呼吸动作需克服肺的胸壁弹性回缩力及摩擦力所做的功，是反映呼吸肌后负荷水平的指标。WOB=吸气时的平均气道压力×潮气量。吸气时间分数（Ti/Ttot）等于吸气时间除以呼吸总时间。呼吸做功量与吸气时间分数都是已知的反映呼吸肌生理泵功能的参数。国内外关于撤机指标的研究也已证明呼吸机撤离与呼吸肌生理泵功能有着非常重要的联系。资料显示，WOB是一个敏感的指标，对撤机过程很有帮助，并认为WOB<0.75 J/L为其正常值，常规撤机指标只能预示短期撤机成功，对延长通气者不能清楚区分对呼吸机依赖与成功撤机的时间，WOB可作为较好的撤机指标。WOB越大，Ti/Ttot越大，越不利于呼吸机的撤离。但是WOB和Ti/Ttot并不能单独用于撤机的预测，仍应结合患者个体情况以及其他撤机指标。

（十）困难脱机拔管的处理

危重型重症肌无力手术患者术后能否顺利脱机拔管取决于肌无力改善情况。胸腺瘤患者常长期口服激素等免疫调节药物，较普通胸科手术患者更容易出现呼吸机相关性肺炎。因此，危重型重症肌无力患者术后如肌力恢复，通过脱机试验后应尽早脱机拔管，减少各种并发症发生。

长期使用控制通气可出现呼吸肌及膈肌的失用性萎缩，可能造成肌无力患者脱机拔管难度增加。因此对于短期不能拔管患者，应尽量给予自主呼吸模式，可调整呼吸机触发灵敏度，使其更容易触发呼吸机送气，积极锻炼呼吸肌及膈肌，达到尽早拔管目的。

如患者1周内仍难以拔管，应重新制定脱机计划，并重新对患者气道、肺顺应性、肌无力控制情况、感染、营养状态进行评估。如预计1周内仍难以拔管或者难以行序贯脱机，建议行气管切开术。此时呼吸机治疗策略应进行调整，日间给予自主呼吸模式并适当减低条件进行锻炼，夜间根据条件，尽量关灯，减少对患者的刺激，使患者得到充分休息，必要情况下可给予夜间控制通气，并给予小剂量右美托咪定使患者安静休息，逐步减少控制通气时间及呼吸机条件，最终达到脱机目的。

如患者医从性良好，能较好地耐受无创面罩通气，在患者肌力恢复到一定程度，能自主咳痰情况下，可考虑给予患者行序贯脱机。序贯脱机是指拔除气管插管，将有创呼吸机改为无创呼吸机辅助呼吸。序贯脱机前提是患者神志清楚，呼吸机条件较低，压力支持<15 cmH_2O，PEEP<5 cmH_2O，氧浓度<50%，并能较好地适应无创面罩通气，且有自主气道自洁能力。如患者拔除气管插管，给予无创呼吸机后出现病情恶化，肌无力加重，不能有效自主清除气道分泌物，二氧化碳分压进行性增加，氧合下降，呼吸频率进行性加快或>30次/分，每日脱离无创呼吸机时间<2 h，则应及时更改为气管插管有创通气，并重新对患者各项指标进行评估。如再次插管后，经积极调整，患者病情无改善，应尽早考虑行气管切开。

气管切开指通过切开气管，插入导管，连接呼吸机，可以避免强硬插入导管损伤咽喉，可保护患者咽喉组织，能尽可能减轻临床治疗给患者身心带来的痛苦，适用于喉源性呼吸困难、脱机拔管困难等。

气管切开适应证为预计2周内不能拔除气管插管者；咽喉部疾病，包括喉头水肿等造成上呼吸道梗阻无法通过漏气试验者；无法耐受气管插管需大剂量镇痛镇、静药物维持者。

与气管插管相比，气管切开有如下优点：①避免长期气管插管对咽喉部的刺激，减少损伤；②避免气管插管对口腔的刺激，减少口腔分泌物产生，便于口腔护理，减少感染；③提早患者经口进食的时间；④长度较短，气道阻力减少，并可以随时使用及脱离呼吸机，可缩短呼吸机使用时间，减少肺部感染发生机会；⑤减少对喉部的刺激，可明显减少镇痛镇静药物的使用剂量；⑥舒适度更佳，减少身心痛苦，减轻心理负担。气管切开缺点：可能出现包括出血、甲状腺损伤、术后脱管、肺部感染、导管堵塞、拔管困难、皮下气肿、纵隔气肿和气胸、气管食管瘘、远期气道狭窄等并发症。

气管切开术是临床最常用的急救手术之一，术式包括常规气管切开术、紧急气管切开术、环甲膜切开术、快速气管切开术及近年来开展的经皮扩张气管切开术等。经皮扩张气管切开术损伤小，并发症少，目前已作为常规术式在重症医学科及脑外科开展。无特殊情况推荐使用经皮扩张气管切开术。

如危重型重症肌无力患者出现困难脱机不能拔管，推荐尽早行气管切开术，便于后期管理。

综上所述，危重型重症肌无力围手术期呼吸机管理并非仅仅是术后的呼吸机调整，而是贯穿于从患者入院后的术前评估、手术方式的选择，到术后药物的使用、呼吸机治疗、感染控制、气道管理、营养支持、康复锻炼以及心理疏导。围手术期处理时应充分考虑重症肌无力的特殊病理生理学特点，结合患者实际情况及各种呼吸机指标参数，对各个环节进行精细化管理才能做好危重型重症肌无力的围手术期呼吸机管理，最终达到撤机拔管的目的。

四、肌无力危象及其处理

肌无力危象是重症肌无力患者死亡的主要原因，通常是由于未及时治疗或胆碱酯酶抑制药用量不足，或突然停服胆碱酯酶抑制药所致。

肌无力危象：全身型、延髓肌型重症肌无力围手术期容易并发肌无力危象，术前发生过肌无力危象者术后可能再发危象。胸腺切除术后72 h是肌无力危象发生的高峰期，因此不宜过早拔除气管插管。肌无力危象主要表现为烦躁不安、呼吸浅快、呼吸幅度小、发音与咳嗽无力、心率快等，若出现，必须及时发现，及时处理，警惕突然呼吸骤停，床旁很有必要备用加压呼吸面罩。肌无力危象的判断：瞳孔正常，口腔、咽喉分泌物不多，无四肢肌肉颤抖，无腹痛，心率加快，多数患者血氧饱和度正常，血压尤其是舒张压升高，常用的降压药无效；动脉血气分析示二氧化碳分压测定值升高，提示呼吸肌无力，二氧化碳潴留。

肌无力危象的处理：一旦发生肌无力危象，可因呼吸衰竭危及生命，因此必须做好气管插管呼吸机辅助呼吸的准备。一时难以判断胆碱能危象抑或肌无力危象，为了保证气道通畅，首先紧急气管插管，再进行相关处理。在建立气管插管确保呼吸机治疗的前提下，也可以静脉推注地塞米松10 mg，观察肌无力症状有无缓解，必要时再用地塞米松10 mg加入5%葡萄糖100 mL静脉输液。

胆碱能危象：胆碱能危象与肌无力危象病因相反，是胆碱酯酶抑制药过量所致。患者同样表现为呼吸困难，但体征有所不同。胆碱能危象者瞳孔缩小，泪液、唾液、呼吸道分泌物增多、出汗、心率减慢。胸腺瘤伴发的重症肌无力手术前均应用胆碱酯酶抑制药，手术当日由于去除了致病源器官，术后也呈现明显胆碱能效应，即口腔、咽喉分泌物多，心率慢。对于术后明显胆碱能效应者，可以应用阿托品对抗，减少或停用胆碱酯酶抑制药。对于出现胆碱能危象呼吸困难者，特别是延髓肌型无力咳嗽、下咽困难、无力清除口腔及咽喉部分泌物，必须紧急气管插管，用呼吸机辅助呼吸，以防气道梗阻性窒息。

反拗危象：反拗危象不多见，指药物剂量不变但突然失效，肌无力症状加重，不能用胆碱酯酶抑制药减轻或控制，滕喜龙试验阴性。

以上4种类型危象的突出表现均为呼吸困难，总体处理原则是确保呼吸道通畅，**江西省人民医院集多年经验得出的结论是血浆置换并呼吸机治疗是治疗重症肌无力危象的关键技术，其能够降低气管切开率，避免患者死亡。**

参考文献

[1] Murthy BV, Lake SP, Fisher AC. Evaluation of a decision support system to predict preoperative investigations[J]. Br J Anaesth, 2008, 100(3): 315-321.

[2] 朱鸣雷, 黄宇光, 刘晓红, 等. 老年患者围手术期管理北京协和医院专家共识[J]. 协和医学杂志, 2018, 9(1): 36-41.

[3] 张军龙. 非心脏手术患者围手术期心血管风险评估与HRV、METs及CRE的研究[D]. 苏州: 苏州大学, 2014.

[4] 杨连凯. 重症肌无力围手术期管理及肌无力危象的危险因素分析[D]. 郑州: 郑州大学, 2017.

[5] 陈顼, 彭丹涛, 钱璐璐, 等. 药物对重症肌无力的影响[J]. 中国神经免疫学和神经病学杂志, 2015, 22(1): 71-75.

[6] 宋志芳. 现代呼吸机治疗学[M]. 北京: 人民军医出版社, 2008.

[7] 王小亭, 刘大为. 机械通气的临床应用[J]. 中国医疗器械信息, 2004, 10(1): 32-35.

[8] 多学科围手术期气道管理中国专家共识(2018版)专家组. 多学科围手术期气道管理中国专家共识(2018版)[J]. 中华胸心血管外科临床杂志, 2018, 25(7): 545-549.

[9] 蒋宏云. 重症肌无力患者胸腺手术围手术期的呼吸道管理[J]. 天津护理, 2002(4): 166-167.

[10] Gupta P, Giehler K, Walters RW, et al. The effect of a mechanical ventilation discontinuation protocol in patients with simple and difficult weaning: impact on clinical outcomes[J]. Respir Care, 2014, 59(2): 170-177.

[11] 季顺民, 陈瑜, 钱勇, 等. 机械通气时呼吸机常见报警原因分析及处理方法[J]. 江苏医药, 2015, 41(17): 2091-2092.

[12] Tu X. Application of multi-predictors in the ventilator weaning process[J]. Zhonghua Jie He He Hu Xi Za Zhi, 2004, 27(12): 829-832.

[13] MacIntyre NR, Cook DJ, Ely EW Jr, et al. Evidence-based guidelines for weaning and discontinuing ventilatory support: a collective task force facilitated by the American College of Chest Physicians; the American Association for Respiratory Care; and the American College of Critical Care Medicine[J]. Chest, 2001, 120(6 Suppl): 375S-395S.

[14] 高建军, 王林华, 张彬, 等. 经皮扩张气管切开术在重症医学科中的临床应用研究: 第四届长三角地区创伤学术大会暨2014年浙江省创伤学术年会论文汇编[C]. 杭州: 浙江省科学技术协会, 2014.

[15] 谢宗贤, 吴嘉骏. 浅谈微创气管切开ICU的应用: 中华医学会急诊医学分会第17次全国急诊医学学术年会论文集[C]. 北京: 中华医学会, 2014.

（王荣胜，柳阳春）

第八节　胸腺瘤并重症肌无力护理

一、术前护理

胸腺瘤并重症肌无力患者的术前护理包括心理、安全、用药，以及血浆置换护理。

（一）心理护理

不同类型的重症肌无力患者出现的症状不同，相应的心理负担不同；职业、文化程度、病程长短的差别，所出现的心理变化也迥然不同。针对这些不同层次的患者，需要进行不同的心理疏导。如单纯眼肌型重症肌无力多见于年轻女性，眼睑下垂影响美观，疾病经久不愈造成巨大的心理压力，容易使患者自卑。因此，求医心切，要求高，不惜代价要求治愈。但在临床实践中，不能确保每一位重症肌无力患者都能痊愈，即使采用了先进的技术、应用了有效的药物。需要明确告知患者，重症肌无力的治疗可能是一个漫长的过程，不是切除胸腺就能够完全治愈。要开导、嘱咐患者，药物治疗很重要，需要按时按量服药，手术后很长一段时间需要继续服药、定期复诊和调整药量。步入婚龄的患者往往担心不能怀孕，担心药物影响胎儿发育，担心疾病会遗传等，需要告知患者，出现肌无力症状不超过1年，胸腺切除手术治疗的效果较好，不会影响怀孕、生育；但如果延误诊断与治疗，疾病进展到危重型重症肌无力，怀孕与生育可能诱发肌无力危象，甚至在生育后1年之中发生肌无力危象。同时需委婉告诉患者肌无力危象的后果，既要让患者知晓疾病的严重性，又不加重其心理负担。

全身型重症肌无力患者，四肢无力，行走困难，容易产生焦虑不安、绝望的心理。此时，护理人员需要与之沟通，耐心倾听，鼓励患者表达自己的想法，尽量满足其合理要求，并讲解疾病相关知识以及术前术后注意事项，鼓励患者及家属树立治疗疾病的信心，消除患者焦虑、恐惧的心理。

延髓肌群受累及的患者表现为口齿不清（构音障碍）、咳嗽无力、咀嚼与下咽困难，进食可能发生误吸，尤其是服用过量胆碱酯酶抑制药时痰液唾液增多，而无力咳出或下咽，以至于可能发生口腔、咽喉、大气道梗阻，发生窒息样呼吸困难。这类患者病情危重，入院即需要特级护理，随时可能需要紧急救治。值得指出的是，这类患者的心电监护系统各项指标在疾病初期均在正常范围，外周血氧饱和度正常，但血压升高，并且往往是舒张压升高明显，而常规降压药如硝酸甘油，无明显效果。与这类患者不能正常交流，需要通过书写的方式进行沟通，既要暗示其疾病的严重性，又要解除患者顾虑，消除其心理障碍，使其配合治疗。对于陪护人员及家属，要嘱咐其注意病情变化，注意患者呼吸、神志，防止进食误吸。

（二）安全护理

全身型重症肌无力患者四肢无力，行动困难，容易摔跌，需要注意人身安全。护理人员必须予以生活协助，同时鼓励患者床上活动。床头挂防跌倒、防坠床、防误吸标识，加用床边护栏，加强巡视，避免发生意外，为患者创造安全环境。如需外出检查，要专人陪同，允许家属24 h陪护。药物治疗后，肌无力症状会得到一定的缓解，此时需要鼓励患者下床活动，以利于术后康复，防止术后发生肺部并发症。

（三）用药护理

治疗重症肌无力的药物主要是胆碱酯酶抑制药——溴吡斯的明，糖皮质激素——泼尼松，重症患者应用免疫抑制药——他克莫司。首先，护理人员必须了解药物的不良反应和可能出现的症状，如一过性胃肠痉挛引起的腹痛、大便次数增多；伴有消化性溃疡的患者由于服用激素，可能诱发消化道出血而解黑便。需将这些可能发生的问题告知患者和其亲属，消除其顾虑，同时加强观察，发现异常需及时告知医生，及时处理。询问患者以往有无消化性溃疡，如有，也需及时转告医生，避免应用激素类药物。

重症肌无力患者定时定量服药很重要，护理人员需要按时发药，叮嘱患者及时服用，并了解药物治疗后患者的肌无力症状有无好转或加重。江西省人民医院治疗重症肌无力的药物使用方法如下。①胆碱酯酶抑制药，常规口服小剂量溴吡斯的明，60 mg，q8 h。服药后患者感觉上腹部饱胀、压迫感，少数患者因胃肠蠕动加快而出现腹痛、大便次数增加、四肢肌肉颤抖。需告知患者这是药物的不良反应，缓慢适应即可，但严重者须告知医生，可能需要应用阿托品拮抗。②激素，口服泼尼松，5 mg，q8 h，重症患者30 mg，qd。患有消化性溃疡的患者原则上不用激素类药物，以免发生消化道出血。

（四）血浆置换护理

血浆置换是辅助治疗危重型重症肌无力的主要方法，也是重症肌无力胸腺切除术后再发生肌无力危象的主要治疗手段。由于需要使用新鲜血浆或使用血液制品（人血白蛋白），患者及其亲属可能担心传染血源性疾病。此外，极少数患者因宗教信仰拒绝输血或接受血液制品。

心理护理：患者一听说血浆置换，自然联想到换血，必然产生恐惧心理。需要将血浆置换的方法告知患者和其亲属，让其了解治疗方式与过程，减轻其思想负担与顾虑。血浆置换前，患者可以正常进食，无需空腹，多数患者需要静脉穿刺置管。静脉穿刺置管会引起：①局部疼痛、不适；②需要多次血浆置换，留置置管时间较长，患者需有心理准备；③由于留置管道，需要控制活动，经常检查穿刺置管部位有无出血，定时冲洗管道，保持留置管路通畅。

病情观察：详细了解病史，了解有无血浆或蛋白过敏史；专人护送，严禁血浆置换后下床步行回病房。由于血浆置换过程中可能发生过敏，出现皮疹、风团、瘙痒，严重者可能发生过敏性休克并诱发肌无力危象；有的患者可能发生低血容量性休克。因此，血浆置换全程需要监测生命体征，密切观察病情变化。需要观察穿刺肢体末梢血运、局部出渗血情况，留置管用肝素液封管，观察管路是否通畅，保持插管处皮肤干燥清洁，每日更换敷料。患者在血浆置换后可取平卧或半卧位，可以补充水分、进食。需测量患者血压，防止其发生低血容量性休克，防止发生低血糖。

（五）常规术前准备

呼吸道准备：重症肌无力患者术前呼吸道的准备非常重要。需要指导患者做深呼吸，锻炼有效咳嗽、咳痰的能力，通过呼吸功能锻炼改善肺通气和换气功能，提高肺的顺应性，减少术后肺部并发症的发生。除眼肌型术后不需要呼吸机治疗外，其他各型患者均需要做好术后应用呼吸机的准备，需要告知患者如何配合呼吸机的使用。重症患者术后常规应用72 h呼吸机机械通气，多数时间患者神志清醒，气管插管会带来不适、口腔和呼吸道异物感，以及导致唾液或痰液不能吐出、咳出，需要告知患者用手势与护理人员沟通。对已行气管切开的危象期患者，需保持气管导管畅通，及时吸出气道分泌物，并严格按照无菌要求操作。对这类患者可以通过书写方式进行交流，同时予以精神鼓励，进行心理干预治疗。

部分患者术前或术后需要应用无创呼吸机，初次使用会带来不适，需要讲解、训练，让患者配合治疗。

需让患者练习床上翻身活动及床上排便，对其进行术前康复指导，耐心细致地讲解康复方法及注意事项，评估患者的配合及掌握程度，给予跟踪护理。

做好口腔护理、皮肤准备、备血等。

二、术后护理

（一）心理护理

重症肌无力患者可能由于病程长、症状反复、眼睑下垂，以及因复视带来的行走不便、吞咽与构音障碍等，产生不良情绪，不能适应疾病给生活、学习、工作、家庭带来的各种变化，容易产生焦虑、抑郁、失眠等情感障碍。在疾病初期，患者往往对此认知不够，心理反应常以焦虑、急躁为主。随着病程的延长，病情出现反复，严重者甚至发生呼吸困难、生活不能自理；或者知晓病友病情加重或死亡而引起恶性精神刺激；或者因为疾病反复但又没有得到正确的治疗，而治疗费用难以维系。这些因素常常导致患者自信心丧失、悲观绝望、抑郁，甚至走向极端。目前一致认为患者的心理障碍与重症肌无力病情相互影响，因此做好心理干预是重症肌无力整体治疗环节中非常重要的一环。术前术后，医护人员必须对患者进行心理疏导，增强患者战胜疾病的信心，以增加患者的依从性，从而积极配合治疗。同时，一定要让患者知道，重症肌无力并非仅仅手术切除胸腺即可，还需要综合性治疗，包括可能需要长期药物治疗。

（二）眼肌型重症肌无力护理

大多数眼肌型重症肌无力患者经胸腺切除术后眼睑下垂可以即刻缓解，但是其中一部分可能仅仅维持几天或数月。对于这类患者，要做好说明与解释工作。对于有复视、眼球固定的患者，指导其注意安全，防止摔跌，减少阅读或看电视的时间，避免强光照射，或使用眼罩。

（三）延髓肌群受累的护理

延髓肌群受累及的患者症状复杂，病情严重，多数进展迅速，甚至发生呼吸骤停猝死。患者因构音障碍而出现口齿不清，咬合、咀嚼无力，下咽困难，咳嗽费力，导致口腔、咽喉分泌物不能下咽或吐出，或者进食发生呛咳，甚至窒息。对这类患者，要通知病危，密切观察病情变化，24 h床旁陪护，留置胃管，经鼻胃管给予流质饮食，术前通常做血浆置换，股静脉留置置管，部分患者术后还需要血浆置换，因此要加强对留置管路的护理。

延髓肌群受累及的重症肌无力患者在围手术期易发生肌无力危象，患者可有焦虑、失眠、辗转不安、头痛，如出现胸闷、气短、呼吸不畅，要及时告知医生作出处理。遵医嘱吸氧，床边配备加压面罩、呼吸囊、气管切开包，及时准确给药，必要时吸痰，保持呼吸道通畅，密切观察病情变化，警惕呼吸骤停，并随时做好抢救准备，配合医生气管插管并行呼吸机治疗。

（四）呼吸机治疗护理

全身型重症肌无力需要呼吸机治疗，在机械通气期间要湿化气道，定时吸除痰液，保持呼吸道通畅，同时注意无菌操作。延髓肌受累及者术后胆碱能效应明显，口腔、咽喉分泌物增多，需要随时吸净。观察心率、心律、血氧饱和度、血压的变化；注意神志变化，观察是否恢复自主呼吸；注意呼吸机工作情况，及时调整呼吸机参数。对已恢复自主呼吸者，观察自主呼吸与机械呼吸是否同步，通气是否得当，及时查血气分析。对于术前血浆置换者，要观察气管导管是否有浆液性液体吸出或溢出，警惕发生低渗综合征。对长期呼吸机治疗患者，注意对呼吸机的管理，通过书写方式与患者沟通，使其配合呼吸机治疗，提高呼吸机治疗功效与舒适度。

（五）并发症的预防

（1）气管导管堵塞。气管导管堵塞不常见，但是致命性并发症。气管插管后，患者咳嗽、咳痰功能丧失，痰液容易附着气管导管管壁，如没有湿化和及时吸痰，痰液结痂成块，易引起气管导管堵塞。一旦气管导管堵塞，患者即出现狂躁、面色紫红、口唇发绀、心率加快、血压升高。此时首先要考虑到气管导管堵塞，应立即通知医生，同时吸痰，注入生理盐水稀释痰液，手控加压呼吸囊，及时吸出痰痂，解除气管导管堵塞。

（2）肺不张与肺部感染。重症肌无力患者术后发热、咳嗽咳痰，痰多，痰液黄色，预示肺部感染可能。结合胸部X线片、痰培养、血常规白细胞升高结果，可以明确肺部感染。应采取针对性的护理措施，加强呼吸道管理，严格无菌操作，保持良好的气道湿化，及时排出气管内分泌物。长期机械通气者如白色痰液明显增多，应警惕合并真菌感染。

肺部感染、痰栓堵塞支气管是引起肺实变、肺不张的原因，肺部叩诊浊音、呼吸音减低或消失。胸部X线片或CT检查可以明确肺不张。一旦诊断明确，需要帮助患者翻身、叩背、稀释痰液、充分湿化气管导管，必要时行纤维支气管镜吸痰。

（3）应激性溃疡。激素、缺氧、手术创伤应激反应等均可以导致应激性溃疡。患者出现呕吐咖啡色胃液，解黑便。此时要观察胃管内胃液、大便的颜色，及时发现病情变化，通知医生作出处理。

（六）拔除气管插管、脱离呼吸机护理

危重型重症肌无力患者术后常规行呼吸机治疗72 h，采用同步呼吸、压力支持模式，逐步调整呼吸机参数，各项指标包括血气分析正常后，协助医生拔除气管插管。拔管前，告知患者配合脱机的重要性，消除其紧张恐惧心理，消除其对呼吸机的依赖性。拔管前充分吸净口腔、气管支气管分泌物。拔管后，鼓励患者咳嗽，观察咳嗽是否有力，能否自行清理分泌物，呼吸、吞咽、发音

无异常。极少数重症肌无力患者拔管后可能再度出现呼吸障碍，表现为焦虑、烦躁不安、心慌、气促、明显疲劳、恐惧感，若呼吸频率增加并大汗淋漓，呼吸变浅变慢，心率加快，应及时通知医生，做好气管插管准备。

重症患者一旦发生高血压，特别是舒张压升高，要警惕该患者可能将要发生肌无力危象。这种假性高血压的原因是颈动脉体的化学感受器对患者血液二氧化碳浓度升高的反应，提示患者呼吸功能障碍，呼吸肌无力，二氧化碳排出不够，造成二氧化碳潴留。常用的硝酸甘油对这种高血压无效，即使是硝普钠也是临时、短暂的作用，且用量较大。正确的处理方法是：未插管者，及时气管插管、呼吸机治疗；停呼吸机并拔掉了气管插管者，短时间观察，无创呼吸机治疗；无创呼吸机治疗无效者，再次气管插管、呼吸机治疗，直至气管切开。

（七）用药观察与护理

溴吡斯的明、泼尼松是术后常用药物，用量与术前基本一致。眼肌型正常服药；全身型呼吸机治疗者经鼻胃管给药，同时鼻饲营养液。近几年，主张应用小剂量溴吡斯的明，需要指导患者勿擅自更改剂量、用法或停药，以免药量不足导致肌无力危象或药物过量而导致胆碱能危象。餐前30 min服药，服药后30 min肌无力症状好转时进食，以防止呛咳或误吸。出现胃肠道不良反应者，如胃肠蠕动增强引起腹痛，可以改为进食30 min后服药，减轻胃肠道反应。出现唾液增多、腹痛、腹泻、肌肉颤抖等不良反应时，需告知医生，必要时予以阿托品皮下注射，对抗溴吡斯的明作用，减轻胆碱能效应。发生肌无力危象并行气管切开呼吸机治疗的患者不能进行语言交流，护士应严格遵守给药时间和剂量，做好记录，观察是否有唾液增多、出汗、心率减慢。由于肌无力术后需要继续服药并定期复查，因此需要做好出院后的健康教育，让患者切实理解按时、按量、坚持服药的重要性。危重型肌无力术后1年，甚至多年，可能因多种因素，如结婚、生育、劳累，诱发肌无力危象，出现口齿不清、下咽困难、呼吸费力。一旦出现这些症状，要及时到具备诊治重症肌无力能力的医疗中心就医。此外，消化道溃疡患者需要警惕上消化道出血，注意有无解黑便。

（八）胸腔闭式引流的观察

胸腔闭式引流是胸外科护理的基础，目前有放置纵隔引流管和胸腔引流管两种方式。无论哪一种引流方式都应保证管道固定妥当，避免脱管；保持管道通畅，避免堵塞；观察引流液的颜色、性质及量，是否引流量突然增多；检查管周敷料是否渗血。术前经过血浆置换的患者术后渗血量可能较多，渗血时间延长，需要准确记录引流量，观察引流液颜色，及时报告医生。此外，还需要观察引流管有无气体溢出，患者有无皮下气肿，因为少数患者胸腺瘤可能侵犯肺，而同时做了肺部分切除，肺创面漏气。

参考文献

[1] 邱红丽. 胸腺瘤合并重症肌无力的围手术期护理[J]. 中国实用神经疾病杂志, 2016, 19(7): 140-141.

[2] Rubin DI, Litchy WJ. Severe, focal tibialis anterior and triceps brachii weakness in myasthenia gravis: a cause report[J]. J Clin Neuromuscul Dis, 2011, 12(4): 219-222.

[3] 郭玉璞, 王维治. 神经病学[M]. 北京: 人民卫生出版社, 2006: 1177-1190.

[4] Drachman DB. Myasthenia gravis[J]. N Engl J Med, 1994, 330(25): 1797-1810.

[5] 郑伟钢. 重症肌无力危象50例临床分析[J]. 中外健康文摘, 2012, (9)38: 49-50.

[6] 马婉嬃, 刘蕊, 龚洪申. 小剂量血浆置换联合大剂量激素冲击治疗重症肌无力的疗效观察[J]. 中国当代医药, 2012, 19(24): 58-59.

[7] Cortese I, Cornblath DR. Therapeutic plasma exchange in neurology: 2012[J]. J Clin Apher, 2013, 28(1): 16-19.

[8] EI-Bawab H, Hajjar W, Rafay M, et al. Plasmapheresis before thymectomy in myasthenia gravis: routine versus selective protocols[J]. Eur J Cardiothorac Surg, 2009, 35(3): 392-397.

[9] 段志, 李建柯, 薛寿儒. 76例重症肌无力患者临床治疗疗效分析[J]. 浙江临床医学, 2013, 15(1): 17-19.

[10] 吕俊杰, 熊化生. 重症肌无力合并胸腺瘤24例手术治疗分析[J]. 中国误诊学杂志, 2008: 8(1): 204-205.

[11] 刘卫彬. 重症肌无力[M]. 北京: 人民卫生出版社, 2014.

（陈梅花，钟迎梅，柳阳春）

第二十一章　重症肌无力外科治疗面临的挑战

第一节　重症肌无力危象期胸腺切除——争论与机遇共存

原则上不提倡重症肌无力危象期行胸腺切除手术。但是，结合当前危重患者逐渐向各个诊治中心聚集的情况，各中心不得不面对已经发生肌无力危象、处于危象状态、随时需要气管插管，甚至已经气管切开、呼吸机治疗几十天的患者。这些患者要么是自己忽略，要么是多处求医但又延误了诊治，而最终发生肌无力危象。那么，对这类患者，是继续带着气管插管或气管切开、呼吸机治疗，等度过危象期再行胸腺切除，还是在危象相对稳定，甚至不稳定时即手术，抑或任其在有限的生命周期里"终身"带管。笔者2019年6月曾会诊1例患者，2014年诊断胸腺瘤，未手术；2019年2月发生肌无力危象，行气管切开，直至2019年6月，行呼吸机治疗，鼻饲。患者骨瘦如柴，全身状况衰竭，呼吸无力，CT提示胸腺肿瘤、胸腔积液、双下肺不张（图21-1～图21-3）。

笔者所在的重症肌无力诊治中心选择了具有挑战性的方案：肌无力危象期胸腺扩大切除。自2016年11月—2019年9月，本中心收治了7例肌无力危象并气管插管或气管切开、呼吸机治疗的危重患者。其中，2例入院当晚发生呼吸骤停，气管插管；1例处于肌无力危象状态，检查与治疗过程中呼吸骤停；4例已经气管插管或气管切开呼吸机治疗10~26 d。笔者经过风险评估，在取得患者及其家属理解的情况下，为这7例患者进行了胸腺扩大切除术，结果获得了预期缓解的效果，但也构成争议。

一、该不该在肌无力危象期手术?

原则上不提倡肌无力危象期行手术，因为在危象期手术确实带来风险，

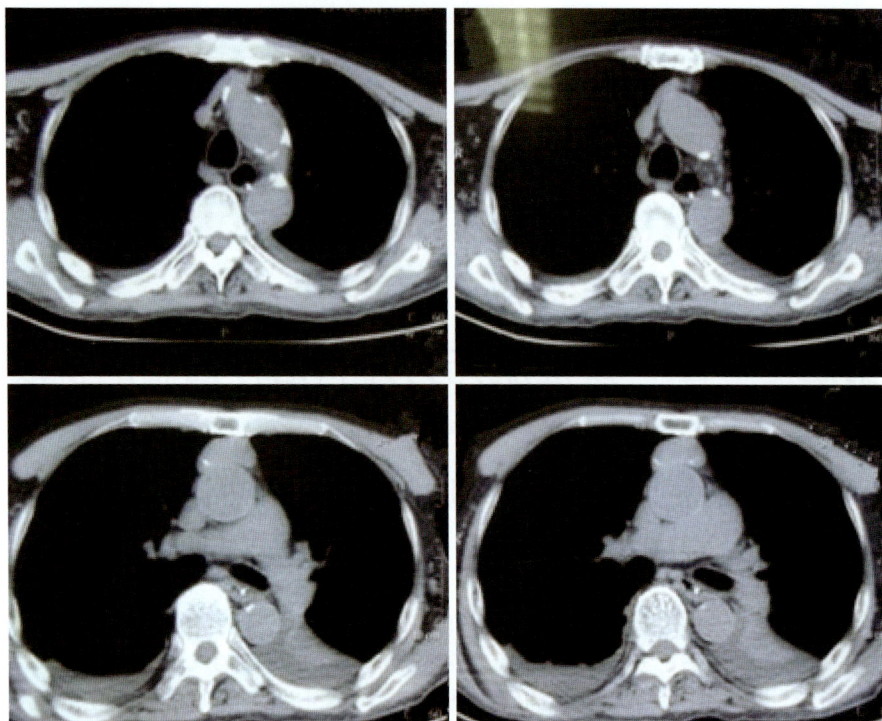

图21-1 患者CT影像（一）
CT显示一个可以切除的胸腺瘤未切，导致发生肌无力危象。

增添了围手术期处理的难度，增加了医疗费用，术后远、近期治疗效果具有不确定性。这些因素显然提示不应该在危象期手术。但为什么还要做呢？对此，广州王继勇的手术病例给予了答复，原文如下："今天又为一位重症肌无力危象，带着气管插管、胃管的患者做了经剑突下胸腔镜胸腺扩大切除术。病友患病1年多，已经插管2次了，长期服用激素，典型的激素体形，满月脸、水牛背，躯干很大，四肢很瘦。病友非常痛苦，希望能尽快地手术，尽快地解决问题。手术后，患者的眼睛明显睁大了，微创手术给更多病友带来了希望。"显然，王继勇是支持"肌无力危象期手术"的医生之一。的确，患者在清醒状态下长期气管插管、呼吸机治疗、无时无刻不在吸痰，承受难以忍受的痛苦，只有尽早手术、去除痛苦，才能得到解救。肌无力危象期实施手术的强烈指征就是尽快去除痛苦之源，因为胸腺是发生重症肌无力的主要缘由，所以需要尽快实施胸腺切除；肌无力危象可以反复发生，每一次都危及患者的生命，应该尽早手术。

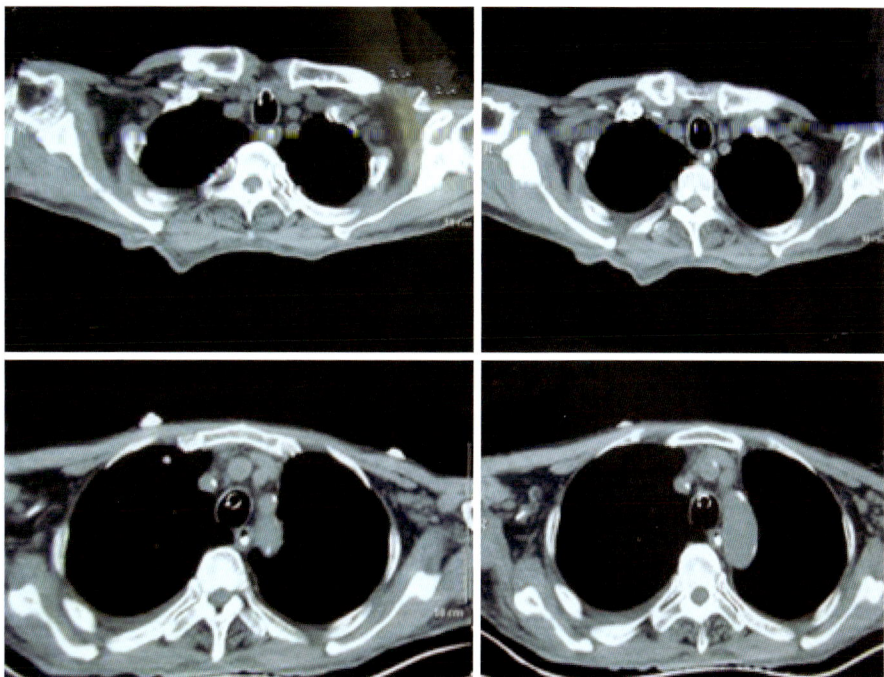

图21-2　患者CT影像（二）
CT显示气管切开置管，长期呼吸机治疗。

二、肌无力危象期手术如何准备？

笔者所在的医疗中心对危重型、危象期患者，唯一可以依靠、能够获得立竿见影的效果的就是血浆置换。通常，肌无力危象需要5次血浆置换，多者达10次。但也罕见遇到由于个人信仰而坚决拒绝使用血液制品、拒绝血浆置换、手术用血的病例。此外，需要根据临床症状调整乙酰胆碱酯酶抑制药用量，主张每4小时、6小时或8小时经胃管注入小剂量溴吡斯的明，唾液多的患者应用阿托品抑制口腔、呼吸道分泌。

三、肌无力危象期手术后如何处理？

肌无力危象期手术后继续呼吸机治疗，但由于长期气管插管，易引起肺部感染。笔者体会到这类患者的肺部防御能力比其他疾病导致气管切开者要强，目前临床常用的抗生素可以有效控制肺部感染。注重无菌吸痰、气管内湿化、气管滴入蒸馏水、充分膨肺，是防止肺不张的重要措施。这对于肌无力危象患者度过危象期、防止二次气管插管（指停止呼吸机治疗、拔除气管插管后，因为无力咳嗽，无力下咽，痰液、唾液堵塞气道，引起气道梗阻，需要再气管插管）非常重要。

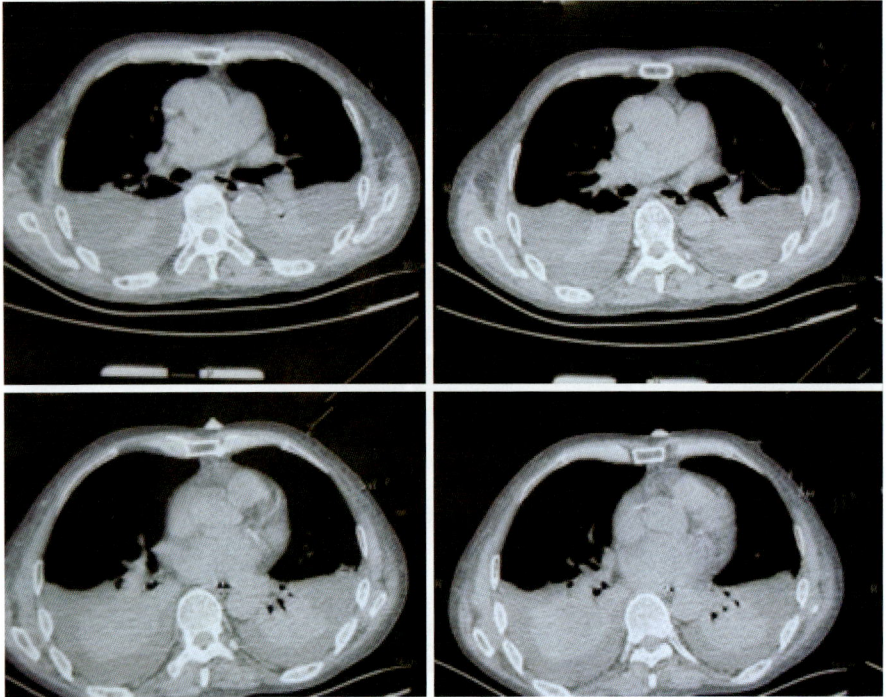

图21-3　患者CT影像（三）

最终胸部CT显示双下肺不张、胸腔积液。

四、继续血浆置换是否有必要?

是否继续血浆置换，由肌无力诊治中心有经验的医生根据患者病情决定，制定个体化治疗方案。有的患者术前经3次血浆置换症状完全缓解，术后可以不再需要血浆置换。多数患者术后还需多次血浆置换。笔者所在的诊治中心1例患者术前、术后共经10次血浆置换。血浆置换成为治疗危重患者必不可少的关键手段。当然，血浆置换也有并发症，如过敏诱发或加重肌无力危象、传播血源性疾病、血浆置换后即日手术引起的凝血机制障碍、低渗性肺水肿等。

五、丙种球蛋白的应用

丙种球蛋白是从健康正常人血液中提取的，含有多种抗体，血清半衰期18~20 d，对重症肌无力的有效作用时间可维持3~6个月。笔者所在诊治中心将丙种球蛋白用于危象期患者，应用方法是在呼吸机治疗的同时连续应用5 d，20 g/d（2.5 g/瓶，共8瓶），以30滴/min的速度静脉点滴，每瓶点滴换瓶之间静脉滴注生理盐水。笔者所在诊治中心曾有应用丙种球蛋白的患者发生猝死的病例（死亡原因不明），在重症监护室、呼吸机治疗期间应用，增加了应用丙种球蛋白的安全性。

六、手术方式与肌无力危象期的关联性

手术方式与肌无力危象的缓解有很大关联性，因为传统的胸骨正中切开术创伤大、疼痛剧烈、胸廓完整性被破坏，影响患者的深呼吸、咳嗽，导致不同程度的呼吸功能损害。胸腔镜微创胸腺切除手术避免了上述弊端，有利于患者度过肌无力危象期，尤其是剑突下入路能明显减轻疼痛。提倡采用胸腔镜微创胸腺手术切除，但是需要按照中国胸腺肿瘤研究协作组制定的《胸腺肿瘤微创切除手术的基本原则与质量控制》标准，规范化手术。

七、肌无力危象期实施胸腺切除医疗费用

患者发生肌无力危象后需行气管插管、呼吸机治疗，增加了护理难度、提高了医疗费用。

生命体征监测、血气分析与生化检测、细菌培养与药敏检查等，呼吸机的应用，高效抗生素、静脉高营养、鼻胃管营养液的给予，以及血浆置换、丙种球蛋白、甲强龙的应用等，无疑都增加了医疗费用。如果患者发生肌无力危象即入住医院，医院为其实施危象期胸腺切除术，术前或术后的呼吸机治疗、血浆置换等，一次性完成了系列治疗，患者显然仅需支付这一个治疗周期的医疗费用。而如果接收的是外院已经行气管插管或气管切开的患者，其前期医疗费用往往与医院完成危象期胸腺切除治疗周期所需的费用相同，故该患者需支付双倍的医疗费用。而如果不在危象期手术，选择了择期手术，首先，该患者需要耐心带管呼吸机治疗20 d以上，甚至几个月的时间，同时承受巨大的心理压力，承受肺部感染、肺不张、二次气管插管的风险。在度过了肌无力危象期后，最终还是需接受胸腺切除，再承受胸腺切除带来肌无力危象的风险。显然，后者承担的医疗费用更高，承受的医疗风险更大。

这些条例就是笔者所在诊治中心决定在肌无力危象期实施胸腺切除的理由，但前提是具备处理危重型重症肌无力的关键技术与能力，以及具备一支良好的医疗、护理团队。

（柳阳春）

第二节　重症肌无力诊疗体系的建立

俗话说，专病专治。重症肌无力正是如此，应该建立完整的重症肌无力诊疗体系，包括神经内科、胸外科、麻醉科、手术室、血液净化中心、影像学科、病理科、重症监护室（ICU）、检验科、重点实验室等。某些特定情况下，临床需要建立类似于胸痛急救中心一样的绿色通道，一旦肌无力危象患者入院能够得到及时救治，因为有的患者需要即刻气管插管、呼吸机治疗。河南张清勇、河北乞国艳各自建立了省、市级重症肌无力诊治中心，前者提出了独特的中国胸外科重症肌无力临床分型，后者具备中西医结合治疗重症肌无力的特色。但是，中国多数综合性医院缺乏专业性重症肌无力诊治中心，多数是神经内科完成检查与术前准备、胸外科手术，术后患者入住ICU，度过监护期后回到神经内科或胸外科。这种各管一段的诊治流程不利于重症肌无力这一复杂疾病的临床与基础研究，达不到严谨的学术研究与治疗标准，因为重症肌无力患者终身需要随访与治疗。笔者所在的重症肌无力诊治中心以胸外科为主，对每一位重症肌无力患者终身负责。

重症肌无力诊疗体系的重点除了临床救治肌无力患者，还要注重肌无力基础研究。如：①为什么危重型重症肌无力切除了胸腺后乙酰胆碱受体抗体不降？②为什么原有重症肌无力的复发性胸腺瘤不以重症肌无力症状为复发表现？③为什么胸腺瘤发病进展与肌无力发病进展不成正比，即胸腺瘤的体积大小不变，而肌无力的严重程度可以进展为肌无力危象？这需要我们诊疗体系内对重症肌无力有兴趣的年轻医生沉下心来终身研究。

（柳阳春）

第三节　提醒医生，教育患者，普及重症肌无力科学宣传

一、提醒眼科医生

大多数重症肌无力患者的首发症状是眼睑下垂，他们误认为是眼睛出问题了，首先求助的就是眼科医生。在多数综合性医院，只有有相关经验、知识面比较广的医生才会意识到患者可能患的是重症肌无力，才会开出胸部CT检查明确胸腺疾病，并将患者交给神经内科或胸外科。曾有眼科医生对重症肌无力患者的下垂眼睑进行眼睑悬吊手术，使用可吸收缝线将上眼睑悬吊，造成患者眼睑不能闭合，发生暴露性角膜炎；且可吸收缝线吸收了，患者眼睑照原下垂。

二、提醒内科医生

多数医院神经内科收治重症肌无力患者，如果CT诊断了胸腺瘤，他们会将患者转入胸外科手术，而对于非胸腺瘤者则因人、因医生而异，因为对于非瘤型重症肌无力的胸腺切除仍然存有争议。笔者的切身体会如下：①眼肌型重症肌无力会发展为全身型；②发病1年以内的Osserman Ⅰ型、Ⅱa型重症肌无力，胸腺切除的远、近期手术效果好；③非瘤型重症肌无力最终可以进展为肌无力危象，一旦发生危象，患者、患者的家属、神经内科医生、麻醉医生、胸外科或ICU医生及护士，均承受巨大的压力；④非瘤型重症肌无力仅需胸腔镜微创行胸腺扩大切除，该术式安全、可靠、创伤小、无需切开胸骨，尤其是剑突下入路术式。因此，必须改变内科医生的传统观念，提醒神经内科医生：重症肌无力成年患者应该接受手术治疗，可以安心将其交给胸外科！

三、提醒胸外科医生

非瘤型重症肌无力也需要行胸腺扩大切除，这在胸外科学界的综合性医院基本达成共识，即使术后病理科报告为胸腺增生、胸腺萎缩，甚至正常胸腺。那么，胸腺囊肿需要手术吗？这在胸外科学界有一定的争议，正如对待体检发现的小胸腺瘤一样，有的人认为可以观察，囊肿不需要手术，小的胸腺瘤也不需要手术，理由是囊肿是良性病变，无害；胸腺瘤是惰性肿瘤，增长缓慢，可以与宿主共存。殊不知：①胸腺囊肿可以合并重症肌无力，可以并发感染形成脓肿；②小胸腺瘤也可以并发重症肌无力，并且胸腺瘤的体积变化与否与重症肌无力的进展不呈正相关性，即胸腺瘤体大小不变，但肌无力可以进展并发生肌无力危象；③有报道体检发现的小胸腺瘤，术后的病理结果是胸腺癌。因

此，建议胸外科医生谨慎对待胸腺囊肿以及体检发现的小胸腺瘤，一旦有重症肌无力症状，应该果断手术。值得指出的是，这些患者不一定以眼睑下垂为首发症状，相反，不少患者是以胸闷怀疑冠心病被收入心血管内科，冠状动脉造影排除冠心病。此外，提醒胸外科医生，不要做单纯胸腺瘤剔除手术，不要轻易认为胸腺手术简单、容易，应该明确胸腺瘤患者术后可能发生肌无力危象。

四、提醒耳鼻喉科医生

延髓肌受累及的重症肌无力患者表现为口齿不清、咀嚼与下咽困难，并且随着肌无力发病的进展而加重，严重者几乎不能发音。一位耳鼻喉科医生竟然为这样一位危重患者做了喉镜检查，该患者当日入院即行气管插管、呼吸机治疗。作者生平仅遇此一次类似情况，但愿此类现象不再发生。

五、教育患者

教育患者，这是一个很严肃，也很困难的问题，因为面对的是思想认识、文化程度、经济基础、家庭组成结构各不相同的人群。在当前能够保障基本医疗费用的大环境下，大多数患者能够重视自身健康，接受医疗建议。但部分患者认为自己没有大的问题，可以等，可以不告知家人，以至于错过了最佳诊治时机。有的患者和家属怀疑当地医生的诊断，在全国多地"游医"，不论大小医院、专科与否，最终拖到出现肌无力危象，不得不面对现实。还有部分患者认为切除了胸腺就万事大吉，不按规则、不按规定继续治疗，殊不知以后，甚至终身可能还会发生肌无力危象。

对患者的教育，可以通过互联网建立微信群的方式，患者之间交流，医生加以指导；可以定期举办病友联谊会，加强病友与医生的联系，加深患者对医生的信任度，因为一旦发生重症肌无力，基本上就一辈子要与医生结下"不解之缘"。还可以通过电视媒体对大众进行"胸腺瘤与重症肌无力"的科学普及宣传，因为随着早期肺癌CT筛查的普及，胸腺瘤的发现率增加，对早期发现的胸腺肿瘤应该及时行手术治疗。

参考文献

[1] 谷志涛,方文涛.胸腺肿瘤微创切除手术的基本原则与质量控制[J].中国胸心血管外科临床杂志,2019,26(1):29-34.

（柳阳春）

附录

前沿论著

附录一 微创对比开放性胸腺切除术：手术技术、患者特征和围手术期结果的系统评价

Nicholas R. Hess[1]*, Inderpal S. Sarkaria[2]*, Arjun Pennathur[2], Ryan M. Levy[2], Neil A. Christie[2], James D. Luketich[2]

[1]University of Pittsburgh School of Medicine, Pittsburgh, PA, USA; [2]Department of Cardiothoracic Surgery, University of Pittsburgh Medical Center, Pittsburgh, PA, USA

*These authors contributed equally to this work.

Correspondence to: Inderpal S. Sarkaria, MD, FACS. University of Pittsburgh Medical Center - Department of Cardiothoracic Surgery, UPMC Presbyterian-Shadyside 5200 Centre Avenue, Suite 715.27 Pittsburgh, PA 15232, USA. Email: sarkariais@upmc.edu.

背景：胸腺切除术是胸腺瘤和其他前纵隔肿瘤的主要治疗手段，常用于重症肌无力（MG）患者的治疗。虽然胸骨正中切开为传统的手术方式，但微创胸腺切除术越来越多。本文回顾分析和比较了微创胸腺切除术（MIT）和开放胸腺切除术（OT）的围手术期和临床结果。

方法：通过PubMed文献检索获取文章。纳入标准是报道了MIT和OT临床效果的比较研究。所选论文为2005年以后发表的至少有15例患者的有全文的英文论文。对所选研究进行描述性分析。

结果：在20项研究中，包括了2 068例接受MIT（n=838）和OT（n=1 230）的患者。在单个研究中，MIT和OT组患者有较高的年龄和性别匹配度，但是在不同的研究中有相当大的交叉。OT组所切除的胸腺瘤较大，其中有5项研究的平均直径明显较大（MIT，29~52 mm；OT，31~77 mm）。MIT组平均出血量较少

（MIT，20~200 mL；OT，86~466 mL），胸管保留时间（MIT，1.3~4.1 d；OT，2.4~5.3 d），住院时间（MIT，1~10.6 d；OT，4~14.6 d），围手术期并发症发生率、胸腺癌复发率、MG完全稳定缓解率或5年生存率等指标无统计学意义。

结论：恰当选择患者，对比OT的临床疗效，MIT可减少术中失血、胸管保留时间和住院时间。

关键词：胸腺切除术；胸骨劈开；微创；疗效

View this article at: http://dx.doi.org/10.3978/j.issn.2225-319X.2016.01.01

一、引言

胸腺切除术是治疗重症肌无力（MG）、胸腺瘤和其他前纵隔肿瘤的常见术式[1-6]。尽管正中开胸是一直以来的标准入路，但最近数十年陆续出现了多种微创手术入路，包括经颈入路、电视胸腔镜入路（VATS）和机器人胸腔镜入路（R-VATS）等[7-11]。微创手术在将安全性和手术准确性作为第一要务的同时，要求恰当选择病例。微创手术的目的是减少术后并发症和提高术后生活质量。然而，依然存在关于接受微创手术和开放切除术的适应证、病例选择和结果的争论[12-31]。

本系统评价的目的是整理目前比较MIT与OT 2种手术方式的文献，鉴别患者的一般情况和手术治疗策略，并描述与2种手术方式相关的围手术期和长期疗效。

二、方法

（一）文献检索策略

对PubMed数据库（http://www.ncbi.nlm.nih.gov/pubmed）进行检索，条件限制为2005年6月—2015年8月有英文全文的文献。使用下列搜索词："thymectomy AND（robot OR robotic）"或"thymectomy AND thoracoscopic"。然后将这些搜索结果合并，并删除重复的结果。

（二）纳入标准

纳入标准是报道了MIT和OT临床效果的比较研究，且单臂研究至少包括15例患者、有英文全文的文献。

（三）数据提取和分析

本文作者为本文提取数据，通过对每个研究的设计、分析及样本量进行检验，评估研究文章质量。将所选的相关数据制成表格，根据其特点和结果进行分类。本文通过评估MIT与OT之间的总体趋势来进行描述性分析。

三、结果

（一）文献检索

用PubMed文献检索数据库，按照筛选方式共搜索177篇符合条件的文章，进一步评估所选文章与本文论点的相关性后，共有53篇文章符合纳入标准。在这53篇文章中，有20篇包含对MIT和OT的比较，且单臂至少有15例。本文所列的20项研究见图F1-1。

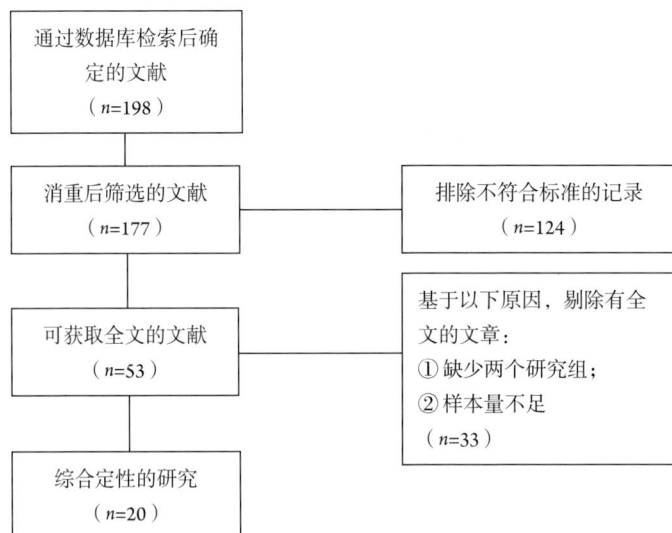

图F1-1　文献检索与研究筛选的流程图

（二）患者一般情况

在已确定的研究中，共报道了2 068例患者，其中838例（40.5%）接受了MIT治疗，1 230例（59.5%）接受了OT治疗。总体来说，外科手术在每项研究中有较高的匹配度。只有一项研究发现，MIT组与OT组的年龄中位数存在差异（46岁和52岁；$P=0.02$）[20]。在不同的研究之间，年龄和性别差异很大。在MIT组，患者平均年龄为20.5~64岁，而OT组的平均年龄为

25.5~65.4岁。在MIT组，男性占比18%~64%，而在OT组中男性占比29%~61%（表F1-1）。

　　所有研究中，胸腺切除术最常见的症状是胸腺瘤[1 046（51%）]伴/不伴MG[1 132（55%）]。总体来说，469例（56%）MIT患者和577例（47%）OT患者有胸腺瘤。同样，430例（51%）的MIT患者和702例（57%）的OT患者患有MG。胸腺瘤患者通过临床或病理Masaoka分期选择，其中一个研究按照世界卫生组织（WHO）病理分期[19]选择。MG患者通过胸腺瘤现状或Osserman分级选择。2项研究包括所有胸腺切除手术的适应证[20-21]。Seong等对所有前纵隔肿物进行胸腺切除术（表F2-1）。

（三）手术技术

　　MIT最常用的是VATS[764例（91%）]或R-VATS[74例（9%）]。研究中，MIT通过右侧[355例（62%）]、双侧[130例（23%）]、左侧[92例（16%）]方式手术。OT普遍采用胸骨正中切开术伴有或不伴有颈部切口。

（四）胸腺瘤的大小和分期

　　在研究报道的组织学Masaoka分期中，MIT切除的Ⅰ期胸腺瘤有216例（62%），Ⅱ期和Ⅲ期分别为124例（36%）和6例（2%）。OT切除的Ⅰ期胸腺瘤有239例（58%），Ⅱ期和Ⅲ期分别有156例（38%）和20例（5%）。1项研究显示，2种手术方式的临床肿瘤分期有显著差异：MIT组91%为Ⅰ期，OT组59%为Ⅰ期（P=0.002 5）[23]。13项研究的胸腺瘤分期[15-22,25-26,28-30]无显著差异。5项研究显示[18-19,23,25,30]，OT组切除的胸腺瘤直径明显较大。MIT组报道的胸腺瘤直径为29~52 mm，OT组报道的为31~77 mm（表F1-1）。

（五）围手术期及术后疗效

　　在所有研究中，手术时间没有一致的趋势（表F1-2）。3项研究显示，MIT组的手术时间较短[28-30]，而OT组中另外3项研究的手术时间较短[16,22,31]。MIT组估计失血量中位值为20~200 mL，OT组估计失血量中位值为86~466 mL，14项研究中有12项报道显示，MIT相对于OT的失血量明显较少[15-17,20-24,28-31]。

　　MIT和OT的切缘无显著差异。研究显示，MIT的R0切除率为59.1%~100%，而OT为52.9%~100%。Chung等报道了在OT组存在较高的局部胸腺瘤复发率[4例（8.9%）和0例（0%）；P=0.044]。4项研究提出了毗邻结构整体切除率在根治性手术中的必要性[20,26-27,30]。Manoly等报道了2例（11.8%）切除膈神经的MIT患者是为了获得根治性胸腺瘤切除（在OT中为0%）。在2种情况

表F1-1 研究特点及患者一般情况

研究	年份	研究人群	微创方法（%）	案例数量 MIT	案例数量 OT	平均年龄 MIT	平均年龄 OT	男（%）MIT	男（%）OT	存在 MG, n（%）MIT	存在 MG, n（%）OT	存在胸腺瘤, n（%）MIT	存在胸腺瘤, n（%）OT	胸腺瘤的平均直径（mm）MIT	胸腺瘤的平均直径（mm）OT
Mineo	2015	非胸腺瘤的 MG	VATS：右侧，15（32）或左侧，32（68）	47	194	37	–	34	–	47（100）	194（100）	0（0）	0（0）	–	–
Gu	2015	c-Masaoka I 期、II 期胸腺瘤	VATS：右侧或者左侧	49	44	51.3	50.9	57	52	4（8）	5（11）	49（100）	44（100）	43[#]	54[#]
Chen	2014	非胸腺瘤的 MG	VATS：右侧，54（100）	54	73	20.5	25.5	60	52	54（100）	73（100）	0（0）	0（0）	–	–
Ye	2014	p-Masaoka I 期、II 期胸腺瘤	VATS：右侧，90（72）或左侧 35（28）	125	137	51.9	50.0	52	54	0（0）	0（0）	125（100）	137（100）	32	34
Ye	2014	p-Masaoka I 期、II 期胸腺瘤	R-VATS：右侧，15（65）或左侧，8（35）	23	51	52.5	50.1	52	61	0（0）	0（0）	23（100）	51（100）	30	33
Seong	2014	前纵隔肿块	R-VATS-右侧、左侧或双侧	34	34	53.7	52.4	44	52	2（6）	1（3）	11（32）	13（38）	29	31
Manoly	2014	p-Masaoka I 期、II 期、III 期胸腺瘤	VATS：右侧或者左侧	17	22	63.1	65.4	35	59	8（47）	4（18）	17（100）	22（100）	–	–
Liu	2014	p-Masaoka I 期、II 期胸腺瘤	VATS：右侧、左侧或双侧	76	44	50.5	51.8	46	41	35（46）	14（32）	76（100）	44（100）	46[#]	61[#]
Kimura	2013	c-Masaoka I 期、II 期胸腺瘤	侧面未说明	45	29	55	57	42	34	14（31）	9（31）	45（100）	29（100）	48[#]	65[#]
He	2013	MG + p-Masaoka I 期、II 期胸腺瘤	VATS：右侧，15（100）	15	18	54.2	48.6	47	61	15（100）	18（100）	15（100）	18（100）	–	–

续表F1-1

研究	年份	研究人群	微创方法（%）	案例数量		平均年龄		男（%）		存在 MG，n（%）		存在胸腺瘤，n（%）		胸腺瘤的平均直径（mm）	
				MIT	OT	MIT	OT	MIT	OT	MIT	OT	MIT	OT	MIT	OT
Weksler	2012	所有胸腺切除手术	R-VATS：右侧，13（87）或左侧，2（13）	15	35	56.8	50.7	47	51	5（33）	6（17）	10（67）	14（40）	45	44
Jurado	2012	所有胸腺切除手术	R-VATS，2（3）或 VATS，75（97）；右侧，2（3）或双双侧75（97）	77	186	46*#	52*#	31	37	43（56）	96（52）	10（13）	62（33）	45*	66*
Chung	2012	胸腺瘤（不包括 WHO B3 和 C 亚型）	VATS：右侧，16（64）或左侧，9（36）	25	45	45.8	51.7	52	47	0（0）	0（0）	25（100）	45（100）	52#	57#
Pennathur	2011	c-Masaoka I 期，II 期胸腺瘤	VATS：右侧，左侧或双侧	18	22	64*	64*	56	41	7（39）	4（18）	18（100）	22（100）	36*#	61*#
Lee	2011	MG	VATS：双侧，55（100）	55	59	35.6	37.4	18	29	55（100）	59（100）	11（20）#	25（42）#	–	–
Huang	2011	MG	VATS：右侧，33（100）	33	66	36.5	37.3	27	30	33（100）	66（100）	2（6）	6（9）	–	–
Odaka	2010	p-Masaoka I 期，II 期胸腺瘤	VATS：右侧，16（73）或左侧，6（27）	22	18	51.9	51.1	64	39	0（0）	0（0）	22（100）	18（100）	44	50
Lin	2010	非胸腺瘤的 MG	VATS：右侧，38（100）	38	22	33.1	30.4	26	32	38（100）	22（100）	0（0）	0（0）	–	–
Meyer	2009	MG	VATS：右侧，48（100）	48	47	39.8	34.4	48	33	48（100）	47（100）	4（8）	6（13）	–	–
Bachmann	2008	MG（Osserman 2-4）	VATS：侧面未说明	22	84	总体：38.2*	38.2*	27	33	22（100）	84（100）	6（27）	21（25）	–	–

*，以中位数表示的数据；#，数值有显著的统计学差异，$P < 0.05$。MIT，微创胸腺切除术；OT，开胸腺切除术；MG，重症肌无力；VATS，电视辅助胸腔镜；R-VATS，机器人辅助胸腔镜；p-Masaoka，Masaoka 病理阶段；c-Masaoka，Masaoka 临床阶段。

下均未进行膈肌折叠术。其他结构部分切除包括肺楔形切除（MIT， 2%~6%；OT，2%~10%）、心包（MIT，2%~9%；OT，3%~10%）和无名静脉（MIT，0%；OT，1%~4%）。部分组织被联合整体切除。这些研究并不能提示额外的整体切除对R0切除率的影响（表F1-2）。

所有研究中，有23例患者中转开胸或行胸骨劈开术，中转率为0%~11.8%（表F1-2）。其中8例原因为出血，3例原因为胸膜粘连，4例原因为血管和（或）膈神经的浸润，其他原因包括局部肿瘤侵袭心包，缺乏MIT的经验，或无提示。

MIT组平均胸管引流时间为1.3~4.1 d，OT组为2.4~5.3 d。7项研究显示，在MIT之后，引流时间明显较短[15,17,19,25,27-29]。有3个研究显示，MIT患者在重症监护室（ICU）的住院时间也较短。此外，16项研究显示，MIT组的住院总时间明显较短，术后住院时间为1~10.6 d，而OT术后住院时间为4~14.6 d[12-15,17-21,25-31]（表F1-3）。

术后并发症无明显一致趋势。MIT组术后并发症的发生率为0%~22.7%，而OT组的发生率为0%~57%。有1项研究表明，MIT的并发症发生率明显较低（6.7% vs 57.1%；P=0.001）[21]。据报道，MIT组有46例术后发生并发症，而OT组有118例。MIT术后最常见的并发症有呼吸道感染、肺炎[10]、肺不张[4]、胸腔积液[3]、房颤[2]、臂丛神经损伤[2]和气胸[2]。有1篇报道指出还有医源性膈神经损伤、一过性膈神经麻痹；1项研究还报道发生单侧膈神经损伤[12]。OT术后最常见的并发症是呼吸道感染、肺炎[26]、房颤[16]、胸腔积液[12]和伤口感染[5]。有1篇报道显示OT术后有6例发生膈神经损伤[12]。

组间30 d内死亡率没有差异。Chung等报道的数据显示MIT组相对于OT组的5年生存率明显较高（100% vs 87%；P=0.033）。另外3项研究表明MIT和OT 5年生存率没有差异[18,25-26]。此外，在胸腺瘤复发方面，MIT和OT无明显的差异。对于MIT和OT术，胸膜的复发/播散比局部复发更常见。MIT术后，有6例发生胸膜复发/播散，1例发生局部复发。在OT术后，有4例胸膜复发/播散，1例局部复发。但没有研究表明，MIT和OT组之间的MG完全稳定缓解率（CSR）有统计学意义。MIT的完全稳定缓解率为20.4%~47.6%，OT为15.8%~60.6%（表F1-3）。

（六）费用分析

Ye等报道，R-VATS和胸腺切除术的平均医疗费用分别为53 886和43 798元，差异无统计学意义（P=0.174）。

四、讨论

胸腺切除术是早期胸腺瘤和前纵隔肿瘤以及MG的重要治疗方式。从最初

表 F1-2　研究特征及术中情况

研究	年份	平均手术时间（min）		平均失血量（mL）		R0切除率（%）		肺叶切除（%）		心包切除术		膈神经切除术		切除无名静脉		中转开胸
		MIT	OT	MIT	OT	MIT	OT	MIT	OT	MIT	OT	MIT	OT	MIT	OT	MIT
Mineo	2015	150#	138#	180#	240#	—	—	—	—	—	—	—	—	—	—	4（8.5）
Gu	2015	65#	88#	126#	177#	100	100	1（2）	1（2）	1（2）	2（4）	0（0）	1（2）	0（0）	2（4）	3（5.1）
Chen	2014	119	112	35#	86#	—	—	—	—	—	—	—	—	—	—	—
Ye	2014	170#	210#	200#	450#	—	—	—	—	—	—	—	—	—	—	4（3.2）
Ye	2014	97#	215#	61#	466#	100	100	—	—	—	—	—	—	—	—	0（0）
Seong	2014	157	139	—	—	52.9	59.1	2（6）	1（3）	2（6）	1（3）	—	—	—	—	1（2.9）
Manoly	2014	177	152	—	—	—	—	—	—	—	—	2（11.8）	0（0）	—	—	2（11.8）
Liu	2014	142	150	105	160	100	100	—	—	—	—	—	—	—	—	4（1.3）
Kimura	2013	197	167	105#	262#	—	—	—	—	—	—	—	—	—	—	—
He	2013	202#	142#	99#	225#	—	100	—	—	—	—	—	—	—	—	0（0）
Weksler	2012	130	—	42#	151#	100	100	—	—	—	—	—	—	—	—	—
Jurado	2012	167#	144#	20#*	100#*	100	91.9	3（4）	18（10）	7（9）	18（10）	—	—	0（0）	2（1）	6（7.8）
Chung	2012	117	131	—	—	—	100	—	—	—	—	—	—	—	—	2（8.0）
Pennathur	2011	—	—	—	—	94.4	—	—	—	—	—	—	—	—	—	—
Lee	2011	112	131	34#	124#	98.2	96.6	—	—	—	—	—	—	—	—	0（0）
Huang	2011	207#	173#	89#	227#	—	—	—	—	—	—	—	—	—	—	0（0）

续表 F1-2

研究	年份	平均手术时间（min）		平均失血量（mL）		R0切除率（%）		肺叶切除（%）		心包切除术		膈神经切除术		切除无名静脉		中转开胸
		MIT	OT	MIT	OT	MIT	OT	MIT	OT	MIT	OT	MIT	OT	MIT	OT	MIT
Odaka	2010	194	181	101[#]	208[#]	100	100	–	–	–	–	–	–	–	–	0（0）
Lin	2010	169	177	126	187	–	–	–	–	–	–	–	–	–	–	0（0）
Meyer	2009	128	119	–	–	–	–	–	–	–	–	–	–	–	–	0（0）
Bachmann	2008	–	–	–	–	–	–	–	–	–	–	–	–	–	–	–

*，以中位数表示的数据；#，数值有显著的统计学差异，$P<0.05$；MIT，微创胸腺切除术；OT，开胸腺切除术。

表F1-3　围手术期和远期疗效

研究	年份	平均胸膜引流 (d)		平均ICU LOS (d)		平均医院LOS (d)		发病率 (%)		输血 (%)		30 d死亡率 (%)		5年总生存率 (%)		胸腺瘤复发率 (%)		MG完全稳定缓解率 (%)		术后随访时间 (月)	
		MIT	OT	MIT	OT	MIT	OT	MIT	OT	MIT	OT	MIT	OT	MIT	OT	MIT	OT	MIT	OT	MIT	OT
Mineo	2015	–	–	–	–	3.8#	4.5#	2.1	2.5	–	–	–	–	–	–	–	–	40	45	12.1	–
Gu	2015	2.5	2.7	0.8#	2.2#	5.7	8.4	–	–	0	0	–	–	–	–	0	0	–	–	–	总值：2.25*
Chen	2014	2.6	2.4	1.4	1.6	7.8	6.9	3.7	6.8	–	–	–	–	–	–	–	–	20.4	27.4	–	–
Ye	2014	3*#	5*#	–	–	8*#	10*#	4.8	3.6	2.4	1.5	–	–	–	–	0.8	0.7	–	–	3*#	3.5*
Ye	2014	1.3#	4.8#	–	–	3.7#	11.6#	4.3	3.9	0	0	–	–	–	–	0	0	–	–	1#	1.5
Seong	2014	1.5#	3.1#	–	–	2.7#	5.5#	0	14.7	–	–	0	0	–	–	0	0	–	–	1#	1.9
Manoly	2014	–	–	1.1	2	4.4#	6.4#	17.6	45.5	0	18.2	–	–	83.3	93.8	5.9	9.1	–	–	2.3	2.9
Liu	2014	4.1#	5.2#	1.7	2.1	7.1#	9.1#	0	0	–	–	–	–	100	96.8	2.6	2.3	–	–	3#	4.1*
Kimura	2013	–	–	–	–	11*	15*	–	–	–	–	–	–	–	–	6.7	0	–	–	–	–
He	2013	3.5	3.6	1.2	0.8	10.6	12.2	26.7	33.3	13.3	27.8	0	0	–	–	0	0	26.7	–	–	–
Weksler	2012	–	–	–	–	1*#	4*#	6.7#	57.1#	0	0	0	2.9	–	–	–	–	–	–	–	–
Jurado	2012	–	–	0*#	1*#	3*#	5*#	9.1	13.4	–	–	0	0.5	100#	87#	0	8	–	–	3.1#	6.7
Chung	2012	1.8#	3.6#	–	–	3.4#	6.4#	0	6.7	0	0	0	0	–	–	0	4.4	–	–	3#	5.8
Pennathur	2011	–	–	–	–	3*#	5*#	–	–	–	–	–	–	100	88	0	4.5	–	–	3*	4.8*
Lee	2011	2.4#	5.3#	0.3#	3.1#	6.8#	14.6#	2	5	0	3	0	0	–	–	–	–	42.4	60.6	3.1#	9.8#
Huang	2011	–	–	–	–	–	–	24.2	15.1	–	–	–	–	–	–	–	–	42.4	60.6	–	–

续表F1-3

研究	年份	平均胸膜引流（d）		平均ICU LOS（d）		平均医院LOS（d）		发病率（%）		输血（%）		30 d死亡率（%）		5年总生存率（%）		胸腺瘤复发率（%）		MG完全稳定缓解率（%）		术后随访时间（年）	
		MIT	OT	MIT	OT	MIT	OT	MIT	OT	MIT	OT	MIT	OT	MIT	OT	MIT	OT	MIT	OT	MIT	OT
Odaka	2010	2.0#	4.1#	–	–	4.6#	11.2#	0	22.2	0	5.6	–	–	–	–	0	0	–	–	1.8	4.9
Lin	2010	–	–	2.1	2.0	5.6#	8.1#	5	5	8	0	0	0	–	–	–	–	32	36	3.2	7.2
Meyer	2009	–	–	–	–	1.9#	4.6#	–	–	–	–	–	–	–	–	–	–	34.9	15.8	6.1*#	4.2*#
Bachmann	2008	–	–	–	–	10.5*#	19*#	22.7	19.0	–	–	–	–	–	–	–	–	47.6	35.1	总体：8*	

*，以中位数表示的数据；#，数值有显著的统计学差异，$P<0.05$；MIT，微创胸腺切除术；OT，开胸胸腺切除术；LOS，住院时间；ICU，重症监护室；MG，重症肌无力。

发展以来，外科手术技术的选择一直是长期争论的话题。目前的争论主要集中在确定哪种手术方法可减少围手术期并发症，同时提供远期疗效可被接受的根治性切除术。本研究的目的是评价和总结目前已发表的关于对比微创和开放胸腺切除术的文献。我们对围手术期和远期效果以及外科手术组的患者一般情况的差异特别感兴趣。

每项研究中外科手术组的年龄和性别都有很好的匹配度，只有一个例外[20]，但在各项研究之间有较大差异，这可能归因于对患者选择的不同。其差异性取决于胸腺瘤切除术最常见的手术指征：①MG常出现在较年轻的患者；②胸腺瘤主要出现在成年后。研究所有无胸腺瘤的重症肌无力患者，MIT组平均年龄为20.5~33.1岁，OT组平均年龄为25.5~30.4岁。以胸腺瘤作为纳入标准的研究，MIT组平均年龄为45.8~64岁，OT组平均年龄为50~65.4岁。这些人群的异质性可能导致了研究结果的差异。

OT常被用于较大的胸腺瘤，而MIT常被用于较小的肿瘤。有7项研究显示MIT的胸腺瘤直径分别<5 cm[19,23,25,28-29]、6 cm[23]、8 cm[20]，以此选择较小的肿瘤行MIT，很难确定这种不均匀匹配是否对围手术期和远期疗效有影响。相比较小的肿瘤，较大的肿瘤更有可能对邻近结构行额外的整体切除，并且有不同的预后。然而，由于缺少有效的数据，目前的系统评价不能充分研究这些差异。

MIT与出血量少、胸管引流时间较短和住院时间较短有关[12-31]。两组手术后并发症的发生率和远期疗效相似。此外，膈神经损伤并无显著差异。相比OT患者，在可切除的患者中，由于出血量少，住院时间短且远期疗效好，MIT可能是最佳选择。然而，有证据表明当MIT无法安全完成时，OT就可以发挥作用[19-20,26-27,29,31]。这种情况包括大的侵袭性肿瘤切除、致密黏附，以及MIT不能控制的高风险出血。

（一）机器人辅助胸腺切除术

本文纳入了3项使用机器人辅助作为微创胸腺切除术的唯一方法的研究[21,27-28]。与OT相比，这些研究提示了明显较低的出血量（42~61 mL）、胸管留置时间（1.3~1.5 d）、住院天数（1.0~3.7 d）。这些研究的作者认为，机器人辅助可达到与传统的胸腔镜技术相媲美的效果。Ruckert等报道R-VATS和VATS胸腺切除术后并发症的发生率相似，并且在接受R-VATS的患者中MG-CSR的发生率较高（CSR，39.3% vs 20.3%；P=0.01）[32]。

接受R-VATS的17例胸腺切除术患者中，得到了预期的围手术期和短期疗效。这些患者平均出血量为39 mL，胸管保留天数和住院天数分别为1 d和2 d。机器人辅助MIT可能会开发安全有效的方法来获得完整的胸腺切除，并有可能提供比非机器人MIT更好的视野和操控性。

（二）研究的局限性

与任何系统评价一样，文献检索的过程有发生偏倚倾向，且阳性选择的研究有非差异性选择的可能。迄今为止，还没有比较MIT和OT的随机试验。因此，这篇系统评价是由非随机的观察性研究组成的，具有显著和本质的选择性偏倚。另一个局限性是研究设计、患者选择标准、临床与病理分期、随访时间和结果在所有研究之间的差异程度。其他局限性包括外科医生的经验和与各种操作相关的学习曲线，而这些在所纳入的研究中很大程度上未被报道或难以量化。

在选择恰当的MG患者或胸腺瘤较小的患者中，MIT的治疗效果与OT相比，可能会缩短住院时间，减少失血，还可能减少术后并发症。基于外科医生的选择，右胸或左胸VATS的效果是相似的。虽然机器人辅助可以使外科医生在视野和操控性上有所改善，但临床结果似乎与VATS相似。治疗费用的分析仍然不确定，MIT的手术费用可能高于OT，但由于住院时间减少，总体费用可能较低。机器人辅助对费用的影响仍然不清楚，普遍明智的观点认为，由于这些平台的高消费，费用会更高，但很少有正式的分析来研究该假设。为了能更好地证实患者在接受开创和微创方式所带来的不同的治疗效果和费用，前瞻性随机对照试验将是必要的。

致谢

作者感谢Kathy Lovas的校对。

声明

本文作者宣称无任何利益冲突。

参考文献

[1] Davenport E, Malthaner RA. The role of surgery in the management of thymoma: a systematic review[J]. Ann Thorac Surg, 2008, 86(2): 673-684.

[2] Falkson CB, Bezjak A, Darling G, et al. The management of thymoma: a systematic review and practice guideline[J]. J Thorac Oncol, 2009, 4(7): 911-919.

[3] Ströbel P, Bauer A, Puppe B, et al. Tumor recurrence and survival in patients treated for thymomas and thymic squamous cell carcinomas: a retrospective analysis[J]. J Clin Oncol, 2004, 22(8): 1501-1509.

[4] Gronseth GS, Barohn RJ. Practice parameter: thymectomy for autoimmune myasthenia gravis (an evidence-based review): report of the Quality Standards Subcommittee of the American Academy of Neurology[J]. Neurology, 2000, 55(1): 7-15.

[5]　Jaretzki A，Steinglass KM，Sonett JR. Thymectomy in the management of myasthenia gravis[J]. Semin Neurol，2004，24(1)：49-62.

[6]　Masaoka A. Extended trans-sternal thymectomy for myasthenia gravis[J]. Chest Surg Clin N Am，2001，11(2)：369-387.

[7]　Jaretzki A 3rd. Thymectomy for myasthenia gravis：analysis of controversies--patient management[J]. Neurologist，2003，9(2)：77-92.

[8]　Cooper JD，Al-Jilaihawa AN，Pearson FG，et al. An improved technique to facilitate transcervical thymectomy for myasthenia gravis[J]. Ann Thorac Surg，1988，45(3)：242-247.

[9]　Keating CP，Kong YX，Tay V，et al. VATS thymectomy for nonthymomatous myasthenia gravis：standardized outcome assessment using the myasthenia gravis foundation of America clinical classification[J]. Innovations (Phila)，2011，6(2)：104-109.

[10]　Rea F，Marulli G，Bortolotti L，et al. Experience with the "da Vinci" robotic system for thymectomy in patients with myasthenia gravis：report of 33 cases[J]. Ann Thorac Surg，2006，81(2)：455-459.

[11]　Keijzers M，de Baets M，Hochstenbag M，et al. Robotic thymectomy in patients with myasthenia gravis：neurological and surgical outcomes[J]. Eur J Cardiothorac Surg，2015，48(1)：40-45.

[12]　Bachmann K，Burkhardt D，Schreiter I，et al. Long-term outcome and quality of life after open and thoracoscopic thymectomy for myasthenia gravis：analysis of 131 pa-tients[J]. Surg Endosc，2008，22(11)：2470-2477.

[13]　Meyer DM，Herbert MA，Sobhani NC，et al. Comparative clinical outcomes of thymectomy for myasthenia gravis performed by extended transsternal and minimally invasive approaches[J]. Ann Thorac Surg，2009，87(2)：385-390，discussion 390-391.

[14]　Lin MW，Chang YL，Huang PM，et al. Thymectomy for non-thymomatous myasthenia gravis：a comparison of surgical methods and analysis of prognostic factors[J]. Eur J Cardiothorac Surg，2010，37(1)：7-12.

[15]　Odaka M，Akiba T，Yabe M，et al. Unilateral thoracoscopic subtotal thymectomy for the treatment of stage I and II thymoma[J]. Eur J Cardiothorac Surg，2010，37(4)：824-826.

[16]　Huang CS，Cheng CY，Hsu HS，et al. Video-assisted thoracoscopic surgery versus sternotomy in treating myasthenia gravis：comparison by a case-matched study[J]. Surg Today，2011，41(3)：338-345.

[17]　Lee CY，Kim DJ，Lee JG，et al. Bilateral video-assisted thoracoscopic thymectomy has a surgical extent similar to that of transsternal extended thymectomy with more favor-able early surgical outcomes for myasthenia gravis patients[J]. Surg Endosc，2011，25(3)：849-854.

[18]　Pennathur A，Qureshi I，Schuchert MJ，et al. Comparison of surgical techniques for early-stage thymoma：feasibility of minimally invasive thymectomy and comparison with open resection[J]. J Thorac Cardiovasc Surg，2011，141(3)：694-701.

[19]　Chung JW，Kim HR，Kim DK，et al. Long-term results of thoracoscopic thymectomy for thymoma without myasthenia gravis[J]. J Int Med Res，2012，40(5)：1973-1981.

[20]　Jurado J，Javidfar J，Newmark A，et al. Minimally invasive thymectomy and open thymectomy：outcome analysis of 263 patients[J]. Ann Thorac Surg，2012，94(3)：974-981，discussion 981-982.

[21] Weksler B, Tavares J, Newhook TE, et al. Robot-assisted thymectomy is superior to transsternal thymectomy[J]. Surg Endosc, 2012, 26(1): 261-266.

[22] He Z, Zhu Q, Wen W, et al. Surgical approaches for stage I and II thymoma-associated myasthenia gravis: feasibility of complete video-assisted thoracoscopic surgery (VATS) thymectomy in comparison with trans-sternal resection[J]. J Biomed Res, 2013, 27(1): 62-70.

[23] Kimura T, Inoue M, Kadota Y, et al. The oncological feasibility and limitations of video-assisted thoracoscopic thymectomy for early-stage thymomas[J]. Eur J Cardiothorac Surg, 2013, 44(3): e214-e218.

[24] Chen Z, Zuo J, Zou J, et al. Cellular immunity following video-assisted thoracoscopic and open resection for non-thymomatous myasthenia gravis[J]. Eur J Cardiothorac Surg, 2014, 45(4): 646-651.

[25] Liu TJ, Lin MW, Hsieh MS, et al. Video-assisted thoracoscopic surgical thymectomy to treat early thymoma: a comparison with the conventional transsternal approach[J]. Ann Surg Oncol, 2014, 21(1): 322-328.

[26] Manoly I, Whistance RN, Sreekumar R, et al. Early and mid-term outcomes of trans-sternal and video-assisted thoracoscopic surgery for thymoma[J]. Eur J Cardio-thorac Surg, 2014, 45(6): e187-e193.

[27] Seong YW, Kang CH, Choi JW, et al. Early clinical outcomes of robot-assisted surgery for anterior mediastinal mass: its superiority over a conventional sternotomy approach evaluated by propensity score matching[J]. Eur J Cardiothorac Surg, 2014, 45(3): e68-e73, discussion e73.

[28] Ye B, Li W, Ge XX, et al. Surgical treatment of early-stage thymomas: robot-assisted thoracoscopic surgery versus transsternal thymectomy[J]. Surg Endosc, 2014, 28(1): 122-126.

[29] Ye B, Tantai JC, Ge XX, et al. Surgical techniques for early-stage thymoma: video-assisted thoracoscopic thymectomy versus transsternal thymectomy[J]. J Thorac Cardiovasc Surg, 2014, 147(5): 1599-1603.

[30] Gu ZT, Mao T, Chen WH, et al. Comparison of video-assisted thoracoscopic surgery and median sternotomy approaches for thymic tumor resections at a single institution[J]. Surg Laparosc Endosc Percutan Tech, 2015, 25(1): 47-51.

[31] Mineo TC, Ambrogi V. Video-assisted thoracoscopic thymectomy surgery: Tor Vergata experience[J]. Thorac Cardiovasc Surg, 2015, 63(3): 187-193.

[32] Rückert JC, Swierzy M, Ismail M. Comparison of robotic and nonrobotic thoracoscopic thymectomy: a cohort study[J]. J Thorac Cardiovasc Surg, 2011, 141(3): 673-677.

（柳阳春　译）

Cite this article as: Hess NR, Sarkaria IS, Pennathur A, Levy RM, Christie NA, Luketich JD. Minimally invasive versus open thymectomy: a systematic review of surgical techniques, patient demographics, and perioperative outcomes. Ann Cardiothorac Surg 2016;5(1):1-9. doi: 10.3978/j.issn.2225-319X.2016.01.01

附录二 微创胸腺切除术：梅奥医学中心经验

Phillip G. Rowse[1], Anja C. Roden[2], Frank M. Corl[3], Mark S. Allen[1], Stephen D. Cassivi[1], Francis C. Nichols[1], K. Robert Shen[1], Dennis A. Wigle[1], Shanda H. Blackmon[1]

[1]Division of General Thoracic Surgery, [2]Department of Laboratory Medicine and Pathology, [3]Department of Medical Illustration/Animation, Mayo Clinic, Rochester, MN, USA
Correspondence to: Shanda H. Blackmon, MD, MPH. Division of Thoracic Surgery, Department of Surgery, Mayo Clinic, Rochester, MN 55905, USA. Email: Blackmon.Shanda@Mayo.Edu.

背景：微创胸腺切除术（MIT）越来越普及，可能有利于减少术后并发症、加快术后康复。本文目的是回顾总结梅奥医学中心的MIT相关经验。

方法：回顾分析1995年1月—2015年2月的所有MIT病例，所有病例均来自前瞻性的数据库。收集患者人口统计资料、围手术期处理和患者预后转归等数据。

结果：20年间共行胸腺切除术510例。56例行MIT，其中45例为电视胸腔镜下手术，11例为机器人辅助下手术。患者年龄中位数为55岁（23~87岁），男女比例为25：31。病理诊断显示，胸腺瘤有27例，其中11例（41%）伴有重症肌无力（MG），16例（59%）不伴有MG；畸胎瘤、淋巴瘤、淋巴管瘤、胸腺癌和胸腺脂肪瘤各1例（2%）；萎缩腺体3例（5%）、囊肿4例（7%）、良性腺体6例（11%）、胸腺增生11例（20%）。胸腔镜手术组的平均失血量和手术时间显著低于机器人手术组（65±41 mL *vs* 160±205 mL，*P*=0.04；102±39 min *vs* 178±53 min，*P*=0.001），没有30 d内死亡的病例。7例（16%）胸腔镜手术患者出现术后并发症（膈神经麻痹7%、心包炎4%、房颤2%、胸腔积液2%），1例（9%）机器人手术患者出现术后并发症（因尿潴留需要留置导尿）。1/3的胸腔镜手术后出现膈神经麻痹患者需要再次手术治疗。两组住院时间无显著差异[胸腔镜手术组 1.5 d（1~4 d），机器人手术组2 d（1~5 d），P=0.05]。平均随访时间为18.4个月（范围为1~50.4个月），无肿瘤复发。

结论：MIT术后并发症和死亡率较低。与机器人手术相比，胸腔镜下行MIT失血更少、手术时间更短，术后出院更快。

关键词：胸腺；胸腺切除术；纵隔；微创；重症肌无力（MG）

View this article at: http://dx.doi.org/10.3978/j.issn.2225-319X.2015.07.03

一、引言

在MG的综合治疗中，胸腺切除术是很重要的一环，也可以用于处理常规检查发现的性质不明确的前纵隔病灶（不包括淋巴瘤）[1-3]的治疗。原发性胸腺上皮性肿瘤约占前纵隔病灶的50%，其中胸腺瘤最常见[4-5]。手术需完全切除所有胸腺组织和周围脂肪组织，胸腺疾病的治疗效果包括改善控制不理想的肌无力症状的能力[6]。

胸腔镜手术（VATS）和达芬奇机器人系统（美国加利福尼亚州Intuitive Surgical，Inc.，Sunnyvale）为胸腺切除术提供了一种微创方法，其相应的并发症发病率更低。然而，在胸腺瘤和其他恶性肿瘤的手术切除中，微创胸腺切除术（MIT）是否合适仍存在争议。虽然有证据证明MIT是一种有效的治疗方法，可以减少手术创伤，缩短住院时间，减少肺部并发症，且在不影响手术疗效的情况下获得更满意的美容效果，但是很少有研究比较MIT的两种方法[7-8]。本研究的主要目的是比较VATS和机器人辅助胸腺切除术的患者和手术情况。

二、方法

1995年1月1日—2015年2月28日在梅奥医学中心接受胸腺切除手术的患者资料均保存在一个前瞻性的外科数据库中。回顾性分析患者的病历资料，包括症状、手术过程、并发症、病理、复发、最后随访或死亡日期。胸腺肿瘤分期使用修订的Masaoka分期系统[9-10]。根据世界卫生组织（WHO）2004年修订的胸腺上皮性肿瘤分类[11]，对组织学类型进行了分类。

梅奥基金会机构审查委员会批准了这项研究。研究时间范围内，在罗切斯特梅奥医学中心进行了510例胸腺切除术。其中有56例（11%）采用微创手术切除方式，45例（80.4%）是胸腔镜手术切除，11例（19.6%）是机器人辅助切除。组内有25例男性（44.6%）和31例女性（55.4%），中位年龄为55岁（范围在23~87岁之间）。

分类变量的描述性统计使用频率和百分比，连续变量资料为平均值（SD）或中值（范围）。分类变量使用Fisher精确检验，连续变量使用Wilcoxon检验，比较了胸腔镜组和机器人切除组患者的资料。$P<0.05$则认为具有统计学意义。使用SAS软件（JMP，Version 10.，SAS Inc.，Cary，NC，1987—2007，USA）进行统计分析。

三、手术技术

经右胸行胸腔镜胸腺切除术通常是首选，因为心脏偏左而影响手术操作。然而，在任何一侧胸腔内施行胸腺切除术都是安全的。在此，我们介绍经右胸胸腔镜胸腺切除术。患者取左侧卧位，必要时使用腋窝卷和豆袋支撑。患者的髂前上棘放置在手术台空隙处，手术台弯曲至30°以打开肋间隙，利于切口定位，并使肺组织向后方萎陷。我们更倾向于使用全身麻醉，置入双腔气管插管，经支气管镜确认位置。右臂位于左臂上方，由支架支撑。所有的受力点都被包裹填充。暂停通气后，在第5或6肋间、腋后线处作5 mm切口（图F2-1）。进入胸膜腔后以手指确认，胸腔镜探查胸膜腔寻找可疑病灶胸膜腔积液或可疑病变，任何可疑的病变都要进行常规活检。在直接视野下，在第3或4肋间腋中线处作第2个5 mm切口（图F2-1），作为放置胸腔镜的观察孔。在第5或6肋间腋前线处作第3个切口（图F2-1）。根据外科医生的偏好可以改变切口位置，如果视野不理想或操作受限，可以放置额外的孔道。手术切除的范围应该包括两侧膈神经之间、上至无名静脉下至膈肌内所有的胸腺和胸腺周围组织（图F2-2）。操作前确认膈神经，使用高级能量器械将胸腺右下极从心包表面的脂肪组织中分离。在低输出功率电凝下，可以在膈神经内侧1~2 cm处打开纵隔胸膜，以便向头侧方向分离右侧胸腺上极。分离过程中发自无名静脉的中等或较大的静脉分支，血管夹夹闭后进行锐性切断或电灼分离，以确保有效地控制出血。血管密封装置用于分离甲状腺胸腺韧带。越过中线进行对侧解剖、分离上下极也是使用相似的方式。保护对侧膈神经和脉管，以避免意外损伤和继发膈肌麻痹。将标本放在一个袋子里，经一个保护完好的切口取出。对于较大的腺体或肿瘤，可能需要延长端口切口，以便取出标本。将带有小孔的胸管放置在第3切口，并使用-20 cm H_2O的压力吸引，然后逐层关闭肌肉、皮肤。

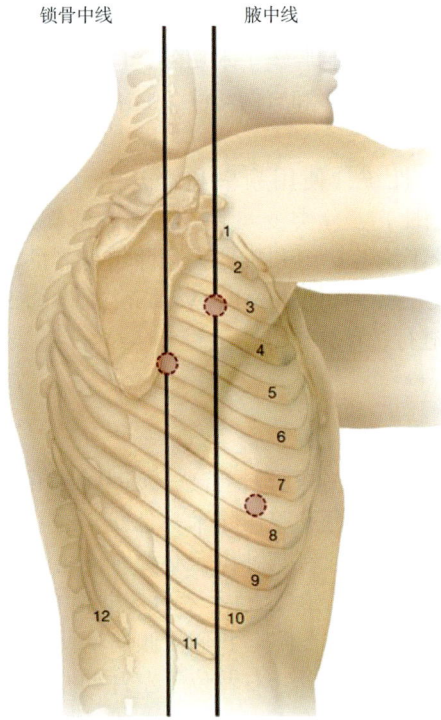

锁骨中线   腋中线

图F2-1　经右胸胸腔镜手术切口选择

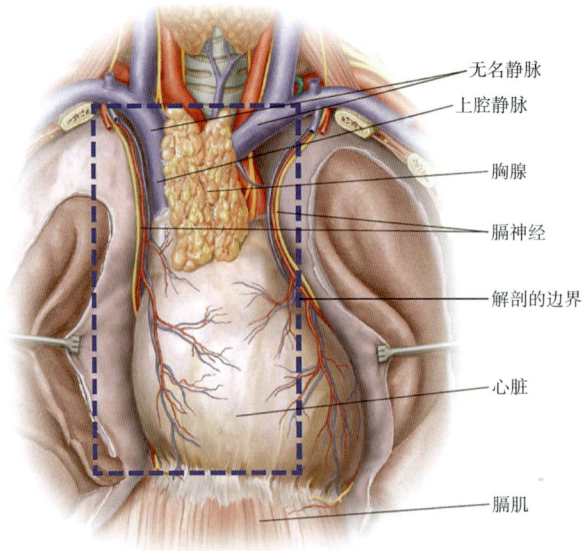

无名静脉

上腔静脉

胸腺

膈神经

解剖的边界

心脏

膈肌

图F2-2　胸腺切除术范围

四、结果

（一）患者资料

胸腔镜组和机器人手术组的患者年龄、性别、器官功能状态、MG病史、胸腺切除时的症状（包括合并MG和不合并MG的患者）见表F2-1，资料无显著差异。

本研究中，女性比例略高（55.4%），年龄为50~60岁的最多。超过96%的患者为白种人，15例（27%）患者手术时的BMI正常（≥18.5~24.9 kg/m²）。根据国家健康研究所（NIH）和世界卫生组织对于肥胖的分类，19例（34%）超重（≥25.0~29.9 kg/m²），23例（41%）肥胖（≥30 kg/m²）[12-13]。24例（42.9%）患者术前诊断为MG，所有患者的乙酰胆碱受体抗体检测均为阳性，并在肌电图检查中有典型的异常表现。只有1例MG患者表现为无症状（改良Osserman分级为0级），因CT检查发现增大的胸腺结节，而被建议进行胸腺切除术。其他MG患者都进行了胸腺切除术。17例（71%）MG患者术前的改良Osserman分级为2级或3级。

在需要切除胸腺病变的非MG患者中，17例（53.1%）患者的病灶是CT检查发现的，患者无症状，这是发现病灶的最常见原因。其他11例（34%）患者有咳嗽或呼吸困难症状，3例（9%）患者有胸痛症状。

（二）围手术期资料

56例胸腺切除术后的病理结果见表F2-2。56例患者中有32例肿瘤（包括6种不同组织学类型的肿瘤）和24例非肿瘤性胸腺疾病（11例含有增生性组织）。27例（84.3%）胸腺瘤，其中18例（67%）病理标本示病灶包膜完整，无外侵，分期为Ⅰ期，其余9例（33%）为ⅡA期，表现为包膜浸润性侵犯。所有胸腺瘤患者都接受了R0切除，手术切缘为阴性。ⅡA期肿瘤患者术后均经肿瘤科评估，不建议行辅助治疗。根据世界卫生组织的分类，本研究中最常见的组织学类型是AB型（混合型），共11例（41%）。

切除的胸腺组织的平均体积是17.1 cm×7.5 cm×2.4 cm，而肿瘤体积是2.8 cm×2.0 cm×1.4 cm，平均总胸腺组织质量为69.9 mg（30~330 mg）。胸腔镜组与机器手术组间胸腺组织或肿瘤的大小并无统计学意义（分别为P=0.9和P=0.3）。

45例（80.4%）患者行全胸腺切除术，其中11例（19.6%）患者行机器人辅助切除。手术方式是根据外科医生的偏好和技术能力选择的，手术资料见表F2-3。胸腔镜胸腺切除术组的术中失血量（65±41 mL，范围为20~250 mL）和手术时间（102±39 min，范围为48~231 min）明显少于机器人手术组的术中失血量（160±205 mL，范围为50~750 mL，P=0.042）及手术时间。

表F2-1　两组患者资料

变量	胸腔镜组（45 例）	机器人手术组（11 例）	P 值
性别			0.513*
男	19	6	
女	26	5	
年龄（岁）			0.749[†]
平均年龄	50.6	52.2	
年龄范围	23~87	23~74	
种族			1.00[†]
白种人	43	11	
美洲印第安人 / 阿拉斯加本地人	2	0	
BMI（kg/m^2）			0.256
平均 BMI	28.2	30.8	
BMI 范围	19.9~47.7	20.2~37.9	
既往胸部手术史	0	0	
术前 ASA 分级			0.232*
1	2	0	
2	23	4	
3	20	7	
术前诊断合并 MG			0.069[†]
是	22	2	
否	23	9	
MG 症状时间（min）			0.080*
平均值	9	5.7	
标准差	17.6	18.6	
Osserman 分级			
0	1	0	
1	2	2	
2	9	0	
3	8	0	
4	2	0	
非 MG 患者的症状			
无症状	13 例（56%）	4 例（44%）	
呼吸困难 / 咳嗽	8 例（35%）	3 例（33%）	
胸痛	1 例（4%）	2 例（22%）	
早饱	1 例（4%）	0	

MG，重症肌无力；BMI，体重指数；ASA，美国麻醉学学会；SD，标准差；*，Fisher 精确检验；[†]，Wilcoxon 检验。

表F2-2　56例胸腺疾病病理

特征	数量	频率（%）
肿瘤（32例）		
胸腺瘤	27	48.2
合并 MG 的胸腺瘤	11	19.6
不合并 MG 的胸腺瘤	16	28.6
畸胎瘤	1	1.8
淋巴瘤	1	1.8
淋巴管瘤	1	1.8
胸腺脂肪瘤	1	1.8
胸腺癌	1	1.8
WHO 胸腺瘤分类		
A	2	7.4
AB	11	40.7
B1	5	18.5
B2	5	18.5
B3	2	7.4
未定义	2	7.4
胸腺瘤分期		
Ⅰ期	18	66.7
ⅡA期	9	33.3
非肿瘤性胸腺疾病（24例）		
腺体增生	11	19.0
良性胸腺组织	6	10.7
胸腺囊肿	4	7.1
胸腺增生	3	5.4
胸腺组织质量（mg）		
平均	60.8	
范围	3.0~330	
* 平均胸腺组织体积（cm³）		
胸腔镜组	17.0×7.4×2.3	
机器人手术组	18.4×7.5×2.5	
⁺ 平均肿瘤体积（cm³）		
胸腔镜组	2.6×2.0×1.3	
机器人手术组	3.5×2.5×1.8	

WHO，世界卫生组织；MG，重症肌无力；*，$P=0.9$；⁺，$P=0.3$。

表F2-3 技术比较

变量	胸腔镜组（45例）	机器人手术组（11例）	P值
侧别			0.9*
右侧	21	5	
左侧	23	6	
双侧	1	0	
平均失血量（mL）	65±41	160±205	0.042†
平均手术时间（min）	102±39	178±53	0.001†
术中置管造口术（%）	25（55）	11（100）	0.004*
中转开胸	0	0	

*，Fisher 精确检验；†，Wilcoxon 检验。

　　25例（55%）胸腔镜手术中行置管造口术，比机器人组少[11例（100%）]，P=0.004。手术入路的侧别无显著差异。经右侧胸腔镜手术和机器人手术分别有21例（21/45，47%）和5例（5/11，45%）。经左胸胸腔镜手术和机器人手术分别有23例（23/45，51%）和6例（6/11，55%），P=0.9。只有1例胸腔镜手术需要双侧进胸以充分探查对侧膈神经，避免损伤。两组均无中转开胸病例。

　　两组均无死亡病例。术中和术后的并发症情况见表F2-4。6例（6/56，11%）患者术中发生并发症，4例胸腔镜术中切开了部分心包，切口较小（2~3 mm），均未发生其他损伤。在机器人手术中，对于置入套管引起的肝损伤，需要紧急行腹腔镜探查并控制出血，未输血。术后并发症发生率为14%（8/56）。胸腔镜组发生并发症的有7例（7/45，16%），包括膈神经麻痹3例（7%）、心包炎2例（4%）、房颤1例（2%），胸腔积液需要置管引流1例（2%）。膈神经麻痹2例（2/3）为同侧，1例（1/3）为对侧。2例患者的膈神经麻痹未得以解决，其中1例术后9个月行腓肠神经膈神经移植术（未成功），1例在术后7个月的荧光鼻吸检查中持续出现半侧膈肌反常运动。1例（1/11，9%）机器人手术患者术后出现尿潴留，需要留置导尿。

　　2组平均住院时间无统计学意义，胸腔镜组为1.5 d（范围为1~4 d），机器人组为2.1 d（范围为1~5 d），P=0.05，无统计学意义。

　　根据DeFelippi分类观察临床症状改善情况，23例有症状的MG患者症状改善情况列于表F2-5中。14例（14/16，88%）的胸腔镜患者和1例（1/2，50%）的机器人手术患者中观察到症状改善和免疫抑制药剂量的减少，平均随访时间为18.4个月（范围为1~79个月）。胸腔镜组患者的累积完全症状缓解率为5%，而机器人组为0%。6例失访（胸腔镜组5例，机器人组1例），因此缺乏临床症状改善的准确记录。

表 F2-4　并发症

并发症	胸腔镜组（15 例）	机器人手术组（11 例）
术中		
心包切开（2~3 mm）	4	0
乳内动脉损伤	1	0
鞘管导致肝脏损伤	0	1
术后		
膈神经麻痹	3	0
同侧	2	0
对侧	1	0
暂时性损伤	1	0
永久性损伤	2	0
心包炎	2	0
房颤	1	0
尿潴留	0	1
胸腔积液需置管引流	1	0

表 F2-5　MG 患者术后情况

DeFilippi 分类	胸腔镜组（21 例）	机器人手术组（2 例）
（Ⅰ）缓解，不需要使用药物	1	0
（Ⅱ）无症状，药物减量	4	0
（Ⅲ）改善，使用药物	9	1
（Ⅳ）无改善	2	0
（Ⅴ）加重	0	0
失访	5	1

五、讨论

　　本研究回顾 MIT 经验，并比较胸腔镜和机器人手术的手术和临床资料。两种手术径路均能安全地完成全胸腺切除术，并发症发生率低，无死亡病例。与机器人胸腺切除术相比，胸腔镜手术时间更短（102±39 min），失血更少（65±41 mL）。两组患者住院时间没有显著差别，但胸腔镜组患者术后出院更早。在这些病例中，有 1 例患者行较长时间（232 min）机器人手术后出现尿潴留，因需要留置导尿管及拔管，导致住院时间延长（3 d）。其他研究也发现了胸腔镜应用于胸腺切除术有手术时间更短的优势。Ye B[14]分析125例胸腔镜胸腺切除术，平均手术时间为170 min，而Li Y等[15]分析43例胸腔镜病例，平均时间为105 min。然而，Rückert等2011年的一项研究[16]显示了不同的结果：机器人手术效率更高（187 min *vs* 200 min）。在这个研究中，在42个月的随访中，机器人胸腺切除术的MG患者累积完全缓解率也明显优于胸腔镜组（39% *vs* 20%）。虽然哪一种手术途径更佳还存在争议，但公认的是胸腺切除必须完整彻底，尤其是在用于合并MG或为恶性肿瘤的患者（胸腺瘤、胸腺癌、胸腺类癌）时。Hamaji等[17]的一项研究强调了胸腺瘤初次手术时行全胸腺切除术的必要性，因为不完全切除可能导致复发，对整体生存率有显著的不利影响。此外，在多因素分析中，与放化疗相比，只有手术治疗能延长胸腺瘤复发患者的生存时间，改善无进展生存期。与手术切除后的复发胸腺瘤生存率较高相反，手术切除不能提高复发的胸腺癌或类癌患者的生存率。

腺体大小对胸腔镜手术及机器人手术的影响均较小。在我们的研究中，所有患者都有术前CT影像资料，胸腔镜组及机器人手术组切除的病理标本中，腺体大小和重量没有差异。手术侧别选择和为开展MIT手术而置入的套管数量取决于术前影像和外科医生的经验。在我们的研究中，采用了三孔胸腔镜和机器人技术。2004年，Rocco和他的同事[18-19]描述了一种单孔胸腔镜行部分肺切除的方法。从那时起，单孔胸腔镜就被应用于包括胸腺切除术在内的多种胸外科手术[20]。

本研究中，胸腺切除术后MG患者的临床改善情况与其他研究结论一致。在平均18个月的随访中，88%的胸腔镜手术患者和50%的机器人手术患者可以改善症状并减少免疫抑制药物剂量。可惜的是，在我们的研究中，有74%的患者不住在纽约州，这限制了我们的长期随访。1个对28项对照研究的Meta分析显示，接受胸腺切除术的MG患者缓解至停药的可能性是不手术者的2倍，无症状缓解的可能性是后者的1.6倍，临床改善的可能性是后者的1.7倍[21]。患者接受胸腔镜手术或机器人手术后的缓解情况与之类似[22-29]。

不过，我们的研究结果仍存在一些局限性。这是一个单中心的经验，会影响结论的有效性。数据可能也不适用于其他胸腺疾病患者。尽管我们分析了过去20年时间内接受MIT治疗的患者，但在MIT患者中可能存在一定程度的选择偏差，根据WHO分类，切除的标本中只有早期胸腺瘤，组织学特征较为温和。此外，对于有较高的完整切除（R0）率的患者，随访过程中未发现肿瘤复发，MIT术后患者预后更好，而且这些病灶大多没有大范围侵犯，胸腺肿瘤复发率为10%~30%，这与疾病初始治疗时的分期和组织学特性（WHO分类）相关[9,30-35]。最后，随访时间相对有限，因为大多数患者生活在纽约州外。

综上所述，我们相信MIT适用于对非肿瘤性和肿瘤性胸腺疾病的治疗，其并发症发生率和死亡率低。我们正在积累使用达芬奇机器人系统的经验，但在梅奥医学中心更多地使用胸腔镜进行胸腺切除术。我们的数据表明，胸腔镜胸腺切除术的手术效率更高，失血更少，需要做胸管沿口手术的可能性小，而且相较于机器人手术出院更早。如果想要任何特定的机器人手术获得了术时间一致、结果可预测的效果，估计需要50个相同的机器人手术经验[36]。考虑到这一学习曲线，我们认为，对于所有有症状的、治疗不理想的MG患者，以及所有能够耐受单肺通气、肿瘤局限、预计可完全切除的患者，应该积极选择MIT。

声明

本文作者宣称无任何利益冲突。

参考文献

[1]　Blalock A HA，Ford F，Lilienthal J Jr. The treatment of myasthenia gravis by removal of the thymus gland[J]. Br J Surg，1946，32：201-214.

[2]　Bulkley GB，Bass KN，Stephenson GR，et al. Extended cervicomediastinal thymectomy in the integrated management of myasthenia gravis[J]. Ann Surg，1997，226(3)：324-334，discussion 334-335.

[3]　Kondo K，Monden Y. Therapy for thymic epithelial tumors：a clinical study of 1,320 patients from Japan[J]. Ann Thorac Surg，2003，76(3)：878-884，discussion 884-885.

[4]　Strollo DC，Rosado de Christenson ML，Jett JR. Primary mediastinal tumors. Part 1：tumors of the anterior mediastinum[J]. Chest，1997，112(2)：511-522.

[5]　Rosenow EC 3rd，Hurley BT. Disorders of the thymus. A review[J]. Arch Intern Med，1984，144(4)：763-770.

[6]　Blumberg D，Port JL，Weksler B，et al. Thymoma：a multivariate analysis of factors predicting survival[J]. Ann Thorac Surg，1995，60(4)：908-913，discussion 914.

[7]　Ng CS，Wan IY，Yim AP. Video-assisted thoracic surgery thymectomy：the better approach[J]. Ann Thorac Surg，2010，89(6)：S2135-S2141.

[8]　Odaka M，Akiba T，Yabe M，et al. Unilateral thoracoscopic subtotal thymectomy for the treatment of stage I and II thymoma[J]. Eur J Cardiothorac Surg，2010，37(4)：824-826.

[9]　Masaoka A，Mondren Y，Nokahara K，et al. Follow-up study of thymomas with special reference to their clinical stages[J]. Cancer，1981，48(11)：2485-2492.

[10]　Masaoka A，Yamakawa Y，Niwa H，et al. Thymectomy and malignancy[J]. Eur J Cardiothorac Surg，1994，8(5)：251-253.

[11]　Muller-Hermelink HK，Strobel P，Zetti A，et al. Combined thymic epithelial tumors. In：Travis WD，Brambilla E，Muller-Hermeling HK，editors. Pathology and genetics：tumors of the lung，pleura，thymus and heart (WHO classification of tumors)[M]. Lyon：IARC Press，2004：196-201.

[12]　Expert Panel on the Identification，Evaluation，and Treatment of Overweight and Obesity in Adults (U.S.). Clinical Guidelines on the Identification，Evaluation，and Treatment of Overweight and Obesity in Adults：The Evidence Report[M]. Bethesda：National Institutes of

Health,1998.

[13] Obesity: preventing and managing the global epidemic. Report of a WHO consultation[J]. World Health Organ Tech Rep Ser,2000,894: i-xii,1-253.

[14] Ye B, Tantai JC, Ge XX, et al. Surgical techniques for early-stage thymoma: video-assisted thoracoscopic thymectomy versus transsternal thymectomy[J]. J Thorac Cardiovasc Surg, 2014,147(5): 1599-1603.

[15] Li Y, Wang J. Left-sided approach video-assisted thymectomy for the treatment of thymic diseases[J]. World J Surg Oncol,2014,12: 398.

[16] Rückert JC, Swierzy M, Ismail M. Comparison of robotic and nonrobotic thoracoscopic thymectomy: a cohort study[J].J Thorac Cardiovasc Surg,2011,141(3): 673-677.

[17] Hamaji M, Allen MS, Cassivi SD, et al. The role of surgical management in recurrent thymic tumors[J]. Ann Thorac Surg,2012,94(1): 247-254, discussion 254.

[18] Rocco G, Martin-Ucar A, Passera E. Uniportal VATS wedge pulmonary resections[J]. Ann Thorac Surg,2004,77(2): 726-728.

[19] Rocco G. VATS and Uniportal VATS: a glimpse into the future[J]. J Thorac Dis,2013, 5(Suppl 3): S174.

[20] Caronia FP, Fiorelli A, Santini M, et al. Uniportal bilateral video-assisted thoracoscopic extended thymectomy for myasthenia gravis: A case report[J]. J Thorac Cardiovasc Surg 2015,150(1): e1-3.

[21] Gronseth GS, Barohn RJ. Practice parameter: thymectomy for autoimmune myasthenia gravis (an evidence-based review): report of the Quality Standards Subcommittee of the American Academy of Neurology[J]. Neurology,2000,55(1): 7-15.

[22] Mack MJ, Landreneau RJ, Yim AP, et al. Results of video-assisted thymectomy in patients with myasthenia gravis[J].J Thorac Cardiovasc Surg,1996,112(5): 1352-1359, discussion 1359-1360.

[23] Ng CS, Wan IY, Yim AP. Video-assisted thoracic surgery thymectomy: the better approach[J]. Ann Thorac Surg,2010,89(6): S2135-S2141.

[24] Toolabi K, Aminian A, Javid MJ, et al. Mid-term results of thoracoscopic thymectomy for myasthenia gravis[J]. Neurol India,2009,57(4): 402-405.

[25] Yim AP. Paradigm shift in surgical approaches to thymectomy[J]. ANZ J Surg,2002,72(1): 40-45.

[26] Bachmann K, Burkhardt D, Schreiter I, et al. Long-term outcome and quality of life after open and thoracoscopic thymectomy for myasthenia gravis: analysis of 131 patients[J]. Surg Endosc,2008,22(11): 2470-2477.

[27] Fleck T, Fleck M, Müller M, et al. Extended videoscopic robotic thymectomy with the da Vinci telemanipulator for the treatment of myasthenia gravis: the Vienna experience[J]. Interact Cardiovasc Thorac Surg,2009,9(5): 784-787.

[28] Rueckert J, Swierzy M, Badakhshi H, et al. Robotic-assisted thymectomy: surgical procedure and results[J]. Thorac Cardiovasc Surg,2015,63(3): 194-200.

[29] Mack MJ, Landreneau RJ, Yim AP, et al. Results of video-assisted thymectomy in patients with myasthenia gravis[J]. J Thorac Cardiovasc Surg,1996,112(5): 1352-1359, discussion 1359-1360.

[30] Monden Y, Nakahara K, Iioka S, et al. Recurrence of thymoma: clinicopathological features, therapy, and prognosis[J]. Ann Thorac Surg, 1985, 39(2): 165-169.

[31] Regnard JF, Magdeleinat P, Dromer C, et al. Prognostic factors and long-term results after thymoma resection: a series of 307 patients[J]. J Thorac Cardiovasc Surg, 1996, 112(2): 376-384.

[32] Margaritora S, Cesario A, Cusumano G, et al. Single-centre 40-year results of redo operation for recurrent thymomas[J]. Eur J Cardiothorac Surg, 2011, 40(4): 894-900.

[33] Okumura M, Ohta M, Tateyana H, et al. The World Health Organization histologic classification system reflects the oncologic behavior of thymoma: a clinical study of 273 patients[J]. Cancer, 2002, 94(3): 624-632.

[34] Roden AC, Yi ES, Jenkins SM, et al. Diagnostic significance of cell kinetic parameters in World Health Organization type A and B3 thymomas and thymic carcinomas[J]. Hum Pathol, 2015, 46(1): 17-25.

[35] Roden AC, Yi ES, Cassivi SD, et al. Clinicopathological features of thymic carcinomas and the impact of histopathological agreement on prognostical studies[J]. Eur J Cardiothorac Surg, 2013, 43(6): 1131-1139.

[36] Lenihan JP Jr. Navigating credentialing, privileging, and learning curves in robotics with an evidence and experienced-based approach[J]. Clin Obstet Gynecol, 2011, 54(3): 382-390.

（柳阳春　译）

Cite this article as: Rowse PG, Roden AC, Corl FM, Allen MS, Cassivi SD, Nichols FC, Shen KR, Wigle DA, Blackmon SH. Minimally invasive thymectomy: the Mayo Clinic experience. Ann Cardiothorac Surg 2015;4(6):519-526. doi: 10.3978/j.issn.2225-319X.2015.07.03

附录三　改良经剑突下胸腔镜胸腺扩大切除术治疗重症肌无力：一个可行且有前景的手术方式

Kazu Shiomi[1], Eiji Kitamura[2], Mototsugu Ono[1], Yasuto Kondo[1], Masahito Naito[1], Masashi Mikubo[1], Yoshio Matsui[1], Kazutoshi Nishiyama[2], Takashi Suda[3], Yukitoshi Satoh[1]

[1]Department of Thoracic Surgery, [2]Department of Medicine (Neurology), Kitasato University School of Medicine, Kanagawa, Japan; [3]Division of Thoracic and Cardiovascular Surgery, Fujita Health University School of Medicine, Toyoake, Japan
Correspondence to: Kazu Shiomi, MD, PhD. Department of Thoracic Surgery, Kitasato University School of Medicine, 1-15-1 Kitasato, Minami-ku, Sagamihara-shi, Kanagawa 252-0374, Japan. Email: kazusatoko@gmail.com.

背景：我们对重症肌无力（MG）患者行微创胸腔镜胸腺扩大切除术。本研究的目的是比较改良的单孔剑突下入路（MTXA）和胸骨切开术的围手术期结果以及对MG的疗效。

方法：回顾性总结2010年1月1日—2016年12月31日所有接受胸腺扩大切除术治疗的MG患者病例资料。患者分为MTXA组和胸骨切开术组。

结果：在行胸腺扩大切除术的50例MG患者中，满足条件的有33例，其中13例行MTXA胸腺扩大切除术，将其与20例经开胸胸腺扩大切除术的MG患者比较发现，MTXA组术中失血量、术后住院时间和术后第1天的C反应蛋白值明显优于胸骨切开组（分别为$P<0.0001$，$P=0.0040$，$P=0.0073$）。此外，两组患者在MG的定量评分和（或）MG活动量表的改善频率上，以及乙酰胆碱受体

抗体的血清水平降低和口服泼尼松剂量降低上均无统计学意义。

总而，对于MG患者，胸腺扩大切除术入路可能比胸骨切开入路更有利。

关键词：胸腺扩大切除术；重症肌无力（MG）；微创胸腔镜手术；单孔剑突下入路

View this article at: http://dx.doi.org/10.21037/jtd.2018.01.168

一、引言

手术切除是MG患者最重要的治疗方法之一[1-3]，手术目标是尽可能多地切除胸腺组织和纵隔脂肪。长期以来，胸骨切开术一直被认为是扩大胸腺切除术必不可少的方法[4-7]。然而，关于MG的疗效目前仍没有达成胸骨切开术比微创技术更好的共识[8-9]。

对于微创手术，如电视胸腔镜手术（VATS）和机器人胸腔镜手术（RATS），我们认为单孔剑突下胸腔镜手术是有其优点的，它不仅具有更轻的肋间神经痛、更好的美容效果、更快的恢复速度和更低的费用等优势，而且在显露双侧膈神经和无名静脉以上区域等方面明显优于其他术式[10-11]。但是，单孔手术具有一定难度，需要更多时间来掌握它。

本文应用了一种有前景的改良的MTXA，通过在胸部右侧增加一个5 mm切口来提高单孔入路的可操作性，比较了MTXA胸腺扩大切除术与胸骨切开胸腺扩大切除术的临床效果及对MG的疗效。

二、方法

本研究获得了北里大学医学伦理委员会的批准（B16-233）。我们从胸外科的数据库中筛选出了北里大学在2010年1月1日—2016年12月31日接受胸腺扩大切除术的所有MG患者的病例资料。排除Masaoka Ⅲ期~Ⅳ期胸腺瘤和>5 cm的胸腺瘤，因为改良的剑突下手术入路仅适用于肿瘤直径不超过5 cm且无浸润周围组织的MG患者。我们将其余患者分为2个组，即MTXA组和胸骨切开术组。

收集患者的病历，及其年龄、性别、合并症、围手术期实验室数据、手术程序、MG的病史和症状以及MG的治疗方法。根据每位患者的最坏情况确定的美国重症肌无力基金会临床评分被用作术前患者状况的指标之一[12]。重症肌无力定量评分（Quantitative Myasthenia Gravis，QMG）和重症肌无力日常生活活动量量表（Myasthenia Gravis Activities of Daily Living， MG-ADL）用于评估MG的严重程度[12-13]。为了评估这2种技术对MG的影响，我们将术前QMG评分、MG-ADL量表、血清AChR-Ab水平和泼尼松剂量与术后3个月的值进行了比较，因为我院神经科医生认为术后3个月的MG状况是MG治疗效果的指标之一。大多数神经科医生的目标是在1年内将泼尼松的剂量降至5 mg/d或更少。因此，当MG症状处于药理缓解或表现为最低程度时，我们基本上会在手术后尽早减少泼尼松的剂量。口服免疫抑制药（环孢霉素或他克莫司）有时与泼尼松联合使用，基本上可以维持较低剂量的泼尼松。分类变量的描述性统计报告为频率和百分比，适当时采用连续变量报告为均值（SD）或中位数（范围）。使用Fisher精确检验或Pearson卡方检验进行分类变量，使用t检验或Mann-Whitney U检验对连续变量进行比较，比较MTXA和胸骨切开术组中的变量。$P<0.05$被认为有显著的统计学差异。所有分析均使用JMP 11.0版（SAS Inc., Cary, NC, USA）和EZR[（Saitama Medical Center，Jichi Medical University， http://www.jichi.ac.jp/saitama-sct/SaitamaHP.files/statmed. Html，Kanda），R的图形用户界面（The R Foundation for Statistical Computing， Vienna，Austria，Ver.2.13.0）和R指令的修改版（Ver.1.8-4）]。

三、手术技术

全麻，通常不需要单肺通气，患者取仰卧位，双腿分开。外科医生站立在患者的双腿之间，而助手站立在患者的右侧扶镜。在剑突下作一个2.5 cm的纵向切口。用手指进行钝性解剖，打开胸骨后间隙。将单孔CO_2充气管路插入切口中，人工气胸压力为8~10 mmHg。使用长度为50 cm，直径为5 mm的30°硬质胸腔镜（Stryker Japan KK Inc.），它有助于最大程度地减少剑突下单孔状况下外科医生右手的抓钳与摄像头的干扰。外科医生右手握有一个长44 cm的LigaSure™马里兰钳（Covidien, Mansfield, MA, 美国），并向患者头端解剖胸骨后间隙。进入右侧胸膜腔，并在锁骨中线外侧的第5肋间隙取一个5 mm切口。然后，主刀与站于右侧的助手更换位置。主刀左手通过辅助切口使用钳子可极大地提高可操作性并实现更精细的操作。接着打开左胸膜，CO_2吹入后将双侧肺、无名静脉和心包推开，以观察双侧膈神经，给无名静脉的头侧提供更宽的视野。

首先从右侧膈神经以内游离纵隔脂肪和心包前脂肪，用LigaSure™马里兰钳朝头侧仔细分离胸腺右下极，并确认右侧膈神经位置，左侧步骤相同。然后，解剖右上角和周围的脂肪组织。此时可以清楚看到右上角而无需分开右侧乳内静脉，因为在手术过程中，用左手的抓钳自然会将右乳内静脉移开（图F3-1）。此外，可通过附加切口使用镊子和LigaSure™马里兰钳，以较佳的角度从甲状腺下极解剖胸腺组织（图F3-1）。此时，非常重要的一点是，右手从单孔伸入长镊子在胸腺组织上施加温和而剧烈的牵引力，牵拉到胸腺的右上角并安全地分开，仅靠右侧切口是不够的，从左入路检查无名静脉的上边缘也很重要，可直接用LigaSure™马里兰钳切断胸腺静脉和一些甲状腺下静脉。通过剑突下切口将标本放入塑料袋中，然后将规格型号为20F的胸管插入纵隔中。

扫码观看手术操作视频
http://www.asvide.com/article/view/23847

图F3-1　改良的单孔剑突下胸腔镜扩大胸腺扩大切除术治疗重症肌无力患者[14]

四、结果

50例MG患者接受了胸腺扩大切除术。排除了11例晚期胸腺瘤（Masaoka Ⅲ期或Ⅳ期）、4例胸腺瘤>5 cm的患者和2例随访信息不足的患者，最后满足条件的，MTXA组有13例患者和胸骨切开术组有20例。

表F3-1显示，两组在年龄、性别、BMI、MGFA分类、术前QMG评分、术前MG-ADL量表和术前AChR-Ab水平方面均无统计学差异。MTXA组中仅有3例胸腺瘤患者，胸骨切开术组有14例。胸腺瘤和胸腺病理学的分类见表F3-1。

表F3-2总结了MTXA组和胸骨切开术组的围手术期变量，包括术后并发症。尽管MTXA组的手术时间更长，但术中失血量、术后住院时间和术后第1天C反应蛋白（CRP）值等方面，MTXA组明显优于胸骨切开术组。胸骨切开术组中有4例患者发生了手术后的肌无力危象，MTXA组中有1例患者出现了膈神经麻痹。

与MG状态有关的变量见表F3-3。在所有患者中均观察到症状改善或没有变化。两组患者的AChR-Ab血清水平降低和泼尼松剂量降低方面没有统计学意义。

表F3-1 患者的临床病理特征

变量	MTXA（n=13）	开胸组（n=20）	P值
年龄（岁）	45±17	52±14	0.260
性别（男/女）	4/9	10/10	0.489
体重指数（BMI）	24±5.5	22±2.6	0.407
MGFA 分类			0.053
Ⅰ	0	4	
Ⅱa	9	14	
Ⅱb	4	1	
Ⅲ	0	1	
Ⅳ	0	0	
Ⅴ	0	0	
术前 QMG 评分	2（0~13）	4（0~14）	0.393
术前 MG-ADL 量表	2（0~7）	2.5（0~11）	0.118
术前 AChR-Ab 水平	22（0~140）	17.5（0~390）	0.882
胸腺瘤/非胸腺瘤	3/10	14/6	0.013
胸腺瘤病理			
肿瘤大小（cm）	2.8±1.0	2.9±1.6	
Masaoka 分期			
Ⅰ	1	12	
Ⅱ	2	2	
Ⅲ	0	0	
Ⅳ	0	0	
WHO 病理分型			
A	3	4	
AB	0	2	
B1~B3	0	8	
胸腺病理			
增生	6	4	
萎缩	3	2	
正常	1	0	

MTXA，改良的单孔剑突下入路；MGFA，美国重症肌无力基金会；QMG，重症肌无力定量评分；MG-ADL，重症肌无力日常生活活动量表；AChR-Ab，乙酰胆碱受体抗体；WHO，世界卫生组织。

表F3-2　手术效果比较

变量	MTXA (n=13)	开胸 (n=20)	P 值
手术时间（min）	257±65	223±42	0.0694
术中失血量（mL）	21±4	135±88	<0.0001
术后住院时间（d）	7±3	21±16	0.0040
术后第 1 天 CRP	2.2±1.9	5.3±3.5	0.0073
术后并发症			
危象	0	4	
左膈神经麻痹	1	2	
死亡	0	0	

MTXA，改良的单孔剑突下入路；CRP，C 反应蛋白。

表F3-3　MG患者的结局比较

变量	MTXA （n=13）	开胸 （n=20）	P 值
改善或无变化（MG-ADL 评分及 QMG 评分）	13（100%）	20（100%）	0.425
AChR-Ab 血清水平下降	11（85%）	15（75%）	0.431
口服泼尼松减量	11（85%）	14（70%）	0.676

MTXA，改良的单孔剑突下入路；MG-ADL，重症肌无力日常生活活动量表；QMG，重症肌无力定量评分；AChR-Ab，乙酰胆碱受体抗体。

五、讨论

改良单孔剑突下方法入路具有可操作性，据Suda等报道[10-11]，在合适的肋间隙中简单地增加一个5 mm端口，使我们能够操作更精准、更安全。与经胸骨手术相比，通过VATS手术可以去除等量或更多的纵隔和上极脂肪组织。

尽管目前尚无令人信服的数据证明该方法优越，但我们和一些使用剑突下入路方法的外科医生[15-17]一致认为，与其他微创技术相比，该方法具有许多优势。通过将该方法与单侧胸入路VATS方法进行比较，可以更好地观察双侧神经和无名静脉的上部区域，并且肋间神经痛的发生率也更低。使用CO_2吹入和中线摄像头，可以清晰地观察双侧神经的整个长度，并可以从两侧仔细观察左胸腺上极，这对于安全操作至关重要。我们对体重超过100 kg的患者进行了治疗，获得良好效果。这表明肥胖可能不会像我们想象的那样对纵隔显露产生太大影响。

与RATS相比，该方法在成本、触觉以及可能较少的肋间神经痛方面具有优势。当判断胸腺瘤是否侵入周围组织，尤其是心包或无名静脉时，触摸感至关重要。但是，该方法的缺点是必须具有较大的范围和较长的镊子，并且由于操作者右手控制的器械与插入同一单孔的胸腔镜之间的干扰，因此比侧胸入路VATS方法更困难。同样，CO_2吹入会带来一些并发症。如当从无名静脉发生出血时，可能会增加空气栓塞的可能性。此外，如果大肿瘤位于无名静脉的头侧区域，该区域很小，那么仅通过手术就很难足够安全地进行手术。

我们还研究了VATS手术在治疗MG时的侵入性和效果方面是否优于胸骨切开术。相比其他报道的侵入性[18-19]，我们的数据显示，改良入路更微创，其在出血量、术后住院时间和术后第1天的CRP值等方面均有优势。出血量少的原因可以概括为：VATS手术特有的用于避免出血的微妙动作，CO_2吹入对抗小血管内的压力减少出血，以及避免了胸骨裂开引起的出血。MTXA组术后住院时间越短，术后第1天CRP值越低，表明恢复速度越快，这表明胸骨切开术对患者的损伤更大。尽管MTXA组的手术时间更长，但我们认为这很大程度上取决于学习曲线。术后危象发生频率不同不是由于程序不同，而是由于胸骨切开组患者术前条件较差。表F3-1两组的术前QMG评分和MG-ADL量表的差异可能支持这一假设。这种差异提示MTXA更有利。

MG的微创手术疗效仍有争议。但是，有报道显示，就缓解率而言，微创手术在MG中的疗效与经胸骨入路的疗效相同或更高[18-19]。我们的数据表明，使用该方法进行的胸腺扩大切除术的疗效至少不小于通过胸骨切开术进行的胸腺扩大切除术的疗效（表F3-3）。但是需延长随访，以便准确地评估MTXA对MG的有效性，目前看来该方法可以替代正中胸骨切开术。该研究有自身的局限性，比如回顾性设计和小样本量引起的研究不足。此外，无法显示MG的长期结果。而且，由于样本量较小，因此未进行其他对照分析，尽管MXTA组的患者几乎没有肋间神经痛，但我们并未测量疼痛评分。然而，该方法具有巨大的潜力，可以被确立为一种更微创的手术方法，该术式可以不破纵隔胸膜，也可以作为一种更具侵袭性的手术方式，比如切除心包、肺和无名静脉。

总而言之，在胸部右侧增加了一个5 mm切口，这使我们能够比以往更轻松、更安全、更精准地操作，同时保留了剑突下方法进行单孔胸腺扩大切除术的优势。除非将来能够证明胸骨切开术对MG的疗效更具有优势，否则采用该方法进行的VATS扩大胸腺切除术可被视为MG患者的标准手术之一。

致谢

我们感谢北里大学医学院口腔外科和神经内科的所有成员对本研究的管理的帮助。

声明

本文作者宣称无任何利益冲突。

伦理声明：这项回顾性队列研究获得了北里大学医学伦理委员会的批准（B16-233）。

参考文献

［1］　Wolfe GI，Kaminski HJ，Aban IB，et al. Randomized trial of thymectomy in myasthenia gravis[J]. N Engl J Med，2016，375(6)：511-522.

［2］　Taioli E，Paschal PK，Liu B，et al. Comparison of conservative treatment and thymectomy on myasthenia gravis outcome[J]. Ann Thorac Surg，2016，102(6)：1805-1813.

［3］　Barnett C，Katzberg HD，Keshavjee S，et al. Thymectomy for non-thymomatous myasthenia gravis：a propensity score matched study[J]. Orphanet J Rare Dis，2014，9：214.

［4］　Jaretzki A 3rd，Aarli JA，Kaminski HJ，et al. Thymectomy for myasthenia gravis：evaluation requires controlled prospective studies[J]. Ann Thorac Surg，2003，76(1)：1-3.

［5］　Jaretzki A 3rd，Wolff M. "Maximal" thymectomy for myasthenia gravis. Surgical anatomy and operative technique[J]. J Thorac Cardiovasc Surg，1988，96(5)：711-716.

［6］　Masaoka A. Extended trans-sternal thymectomy for myasthenia gravis[J]. Chest Surg Clin N Am，2001，11(2)：369-387.

［7］　Masaoka A，Monden Y. Comparison of the results of transsternal simple，transcervical simple，and extended thymectomy[J]. Ann N Y Acad Sci，1981，377：755-765.

［8］　Sonett JR，Jaretzki A 3rd. Thymectomy for nonthymomatous myasthenia gravis：a critical analysis[J]. Ann N Y Acad Sci，2008，1132：315-328.

［9］　Orsini B，Santelmo N，Pages PB，et al. Comparative study for surgical management of thymectomy for non-thymomatous myasthenia gravis from the French national database EPITHOR[J]. Eur J Cardiothorac Surg，2016，50(3)：418-422.

［10］　Suda T. Single-port thymectomy using subxiphoid approach-surgical technique[J]. Ann Cardiothorac Surg，2016，5(1)：56-58.

［11］　Suda T，Kaneda S，Hachimaru A，et al. Thymectomy via a subxiphoid approach：single-port and robot-assisted[J]. J Thorac Dis，2016，8(Suppl 3)：S265-S271.

［12］　Jaretzki A 3rd，Barohn RJ，Ernstoff RM，et al. Myasthenia gravis：recommendations for clinical research standards. Task Force of the Medical Scientific Advisory Board of the Myasthenia Gravis Foundation of America[J]. Ann Thorac Surg，2000，70(1)：327-334.

［13］　Wolfe GI，Herbelin L，Nations SP，et al. Myasthenia gravis activities of daily living profile[J]. Neurology，1999，52(7)：1487-1489.

［14］　Shiomi K，Kitamura E，Ono M，et al. Surgical technique of a modified single-port trans-subxiphoid thoracoscopic extended thymectomy for patients with myasthenia gravis[Z/OL]. (2018-03-28). http://www. asvide. com/article/view/23847.

［15］　Tang Y，Ou ZA，Liao M，et al. Subcostal thoracoscopic extended thymectomy for patients with myasthenia gravis[J]. J Thorac Dis，2016，8(3)：499-504.

[16] Zhao J, Wang J, Zhao Z, et al. Subxiphoid and subcostal arch thoracoscopic extended thymectomy: a safe and feasible minimally invasive procedure for selective stage III thymomas[J]. J Thorac Dis, 2016, 8(Suppl 3): S258-S264.

[17] Zhong Y, Zhou Y, Jiang L, et al. Modified transsubxiphoid thoracoscopic extended thymectomy in patients with myasthenia gravis[J]. Thorac Cardiovasc Surg, 2017, 65(3): 250-254.

[18] Gung Y, Zhang H, Li S, et al. Sternotomy versus video-assisted thoracoscopic surgery for thymectomy of myasthenia gravis patients: a meta-analysis[J]. Asian J Endosc Surg, 2016, 9(4): 285-294.

[19] Raza A, Woo E. Video-assisted thoracoscopic surgery versus sternotomy in thymectomy for thymoma and myasthenia gravis[J]. Ann Cardiothorac Surg, 2016, 5(1): 33-37.

（陈立如　译）

Cite this article as: Shiomi K, Kitamura E, Ono M, Kondo Y, Naito M, Mikubo M, Matsui Y, Nishiyama K, Suda T, Satoh Y. Feasible and promising modified trans-subxiphoid thoracoscopic extended thymectomy for patients with myasthenia gravis. J Thorac Dis 2018;10(3):1747-1752. doi: 10.21037/jtd.2018.01.168

附录四　合并重症肌无力的显微镜下胸腺瘤的临床和病理特征及文献回顾

Mitsuro Fukuhara, Mitsunori Higuchi, Yuki Owada, Takuya Inoue, Yuzuru Watanabe, Takumi Yamaura, Satoshi Muto, Takeo Hasegawa, Hiroyuki Suzuki

Department of Chest Surgery, Fukushima Medical University School of Medicine, Fukushima, Japan

Correspondence to: Mitsuro Fukuhara, MD. Department of Chest Surgery, Fukushima Medical University School of Medicine, 1-Hikarigaoka, Fukushima 960-1295, Japan. Email: fuku225@fmu.ac.jp.

背景：显微镜下胸腺瘤定义为直径<1 mm的上皮增生，一般出现在合并重症肌无力（MG）的患者中，而且通常没有宏观胸腺上皮性肿瘤（TETs）。但是，仍不清楚显微镜下胸腺瘤的某些临床和病理方面的特征。

方法：回顾性分析日本福岛县立医科大学2007年4月—2016年3月进行的5例因MG而进行胸腺扩大切除术的患者，并通过对切除标本的组织病理学检查，诊断为显微镜下胸腺瘤。在同一时期，对32例MG患者进行了正中开胸胸腺扩大切除术，并回顾了18例显微镜下胸腺瘤病例。

结果：因MG而行胸腺扩大切除术的患者先前未被诊断出的显微镜下胸腺瘤的发生率为15.2%。在我们的5例病例中，术前血清抗乙酰胆碱受体抗体（抗AChR-Ab）滴度均异常高（74.4±53.3 nmol/L），术后显著降低（11.7±13.5 nmol/L，$P=0.037$）。我们将32例病例分为显微镜下胸腺瘤组（M组）、胸腺瘤组（T组）和非胸腺肿瘤组（N组）。3组术前平均抗AChR-Ab滴度分别为74.4 nmol/L、26.5 nmol/L和368 nmol/L，都在术后降低。

M组的平均抗AChR-Ab滴度显著高于T组（*P*=0.034）。M组的所有5个病例均由术后病理检查出有多灶性A型胸腺瘤。

结论：显微镜下胸腺瘤倾向于是多灶性A型胸腺瘤。所有组病例的抗AchR-Ab滴度均明显下降。对于MG患者，进行完整的胸腺扩大切除术和组织标本的薄层切片病理检查都非常重要，以最大程度地诊断出显微镜下胸腺瘤。

关键词：显微镜下胸腺瘤；重症肌无力（MG）；抗乙酰胆碱受体抗体（抗AChR-Ab）

View this article at: http://dx.doi.org/10.21037/jtd.2017.05.22

一、引言

TETs是罕见的肿瘤，胸腺瘤占TETs的大多数，其发病率为0.15/10万[1-2]。胸腺瘤的一个生物学特征是经常与各种自身免疫性疾病（如MG）相关。然而，尚未完全阐明胸腺瘤与免疫学疾病之间关联的生物学机制。

显微镜下胸腺瘤首先由Rosai等[3]于1976年提出，迄今为止，仅报道了13例[4-9]。显微镜下胸腺瘤定义为直径<1 mm的上皮增生，通常发生在无宏观胸腺上皮肿瘤的MG患者中。本文报道了5例患者由于MG症状恶化而进行胸腺扩大切除术后偶然发现此类肿瘤，并对切除的所有胸腺组织进行彻底的显微镜下检查，以最大程度地诊断出显微镜下胸腺瘤。其目的是阐明显微镜下胸腺瘤的临床和病理学方面特征，并回顾相关的文献。

二、方法

这项回顾性研究包括2007年4月—2016年3月在福岛医科大学胸外科接受连续治疗的5例患者。5例患者因MG而接受了胸腺扩大切除术，并经组织病理学检查发现切除的标本具有术前未诊断出的显微镜下胸腺瘤。在同一时期，我们共对32例MG患者进行了胸骨切开胸腺扩大切除术，包括上述5例患者。将32例患者分为3组：显微镜下胸腺瘤组（M组，5例）、胸腺瘤组（T组，12例）和非胸腺肿瘤组（N组，15例）。N组除增生外不包括任何其他肿瘤；M组的5例患者中有3例男性和2例女性，年龄为31~64岁（平均年龄53.8±14.2岁）。这些患者的东部肿瘤合作小组（ECOG）得分为0~1分。该研究得到了福岛县立医科大学伦理委员会的批准。将32例患者的切除标本固定在福尔马林中，石蜡包埋中，切片为5 μm，常规苏木精和曙红染色，并进行彻底的完整组织学检查。使用SPSS 21.0版软件（SPSS，Chicago，IL，USA）进行统计分析，使用Student-t检验比较各组之间的临床病理因素。所有因素都是双侧检验，$P<0.05$表示具有统计学差异。

三、结果

32例接受胸腺扩大切除术的患者中，5例患有显微镜下胸腺瘤，发病率为15.2%（5/32）。32例患者的临床特征见表F4-1。M组中5例患者的术前血清抗AChR-Ab滴度均很高（74.4±53.3 nmol/L），且术后均明显降低（11.7±13.5 nmol/L，$P=0.037$）。M组术前和术后平均抗AChR-Ab滴度分别为74.4±53.3 nmol/L和11.7±13.5 nmol/L，T组为26.5±30.5 nmol/L和9.6±15.2 nmol/L，N组为368±709 nmol/L和89.6±164.5 nmol/L。M组的平均抗AChR-Ab滴度显著高于T组（$P=0.034$），同时N组的平均抗AChR-Ab滴度也显著高于T组（$P=0.005$）。切除标本的术后病理检查显示，5例胸腺瘤患者均患有多灶性病变。其中1例患有淋巴样增生。根据WHO的分类，这5种病例均患有A型胸腺瘤。病理切片见图F4-1，显示了显微镜下胸腺瘤的典型组织学特征。

M组中有1例术后复发病例，在5年后复发。

四、讨论

MG通常与胸腺的病理变化有关，如淋巴样增生（15%~85%）或胸腺瘤（10%~15%）[3]。MG与导致胸腺增生的胸腺B淋巴细胞异常激活或导致胸腺瘤的上皮细胞异常激活有关。MG胸腺扩大切除术的随机试验（MGTX研究）已经阐明，胸腺扩大切除术可改善非胸腺瘤性MG患者的临床结局[4]。

MG患者通常会出现显微镜下胸腺瘤[5]。显微镜下胸腺瘤的形态不同于常规胸腺瘤。根据当前的WHO分类，显微镜下胸腺瘤定义为直径<1 mm的上皮增生。它们通常是多灶性的，位于皮层或髓质中，并且优先发生在肉眼不可见的MG患者中，肉眼观察不到明显的肿瘤[5,8,10]。对于这些病变，"结节性增生"将是一个更合适的术语，因为它们表现为偶然发现的胸腺上皮小岛，并且缺乏常规胸腺瘤的形态特征，如小叶、血管周围间隙、未成熟的T细胞和髓样分化[8,11-13]。显微镜下的胸腺瘤发生在皮层或髓质区域，并且通常是多灶性的，提示多个损伤源自胸腺不同区域中存在的明显的上皮克隆[5]。显微镜下胸腺瘤被认为是初期胸腺瘤或胸腺瘤的前体，但尚未得到证实。对相关报道进行回顾仅发现了6项相关研究[5-9,14]。表F4-2总结了包括5例在内的共18例患者的临床特征。我们5例中的4例和其他研究者13例病例中的9例的显微镜下胸腺瘤与胸腺的淋巴样增生无关，这表明显微镜下胸腺瘤与MG之间存在相关性[5]。研究期间，32例因MG而进行了经胸骨胸腺扩大切除术/胸腺扩大切除术的患者中，有5例患有显微镜下胸腺瘤，占15.2%。与Vaideeswar和Pescarmona等发表的

表F4-1　各组患者的临床特征

变量组	M组（n=5）	T组（n=12）	N组（n=15）
年龄	53.8±14.2	59.6±11.5	44.3±16.8
性别			
男	3	7	5
女	2	5	10
手术类别			
胸腺扩大切除	5	0	15
胸腺瘤并胸腺扩大切除	0	12	0
手术时间（min）	174±18	193±77	180±40
术中出血量（g）	111±63	122±84	146±109
宏观肿瘤大小（mm）	0	38.0±20.7	0
WHO分型			
A	5	3	0
AB	0	4	0
B1	0	1	0
B2	0	2	0
B3	0	2	0
术前抗AChR-Ab滴度（nmol/L）	74.4±53.3	26.5±30.5	368±709
术后抗AChR-Ab滴度（nmol/L）	11.7±13.5	9.6±15.2	89.6±164.5

抗AChR-Ab，抗乙酰胆碱受体抗体；M组，显微镜下胸腺瘤组；T组，胸腺瘤组；N组，非胸腺肿瘤组。

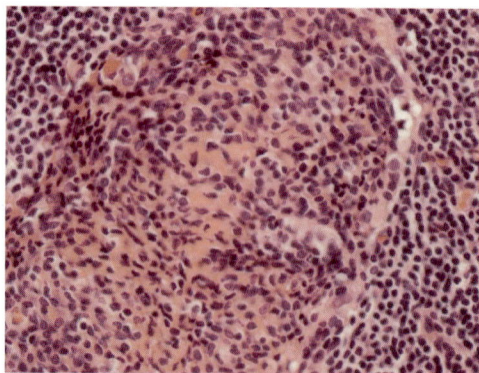

图F4-1　典型胸腺瘤的显微镜下照片
上皮病变主要由卵圆形细胞组成（HE×200）。

数据具有可比性，他们报道发病率分别为3.8%和15%[5,6]。如对MG患者行胸腺扩大切除术，并对整个切除的标本进行病理学评估，则其发生率可能更高。

与显微镜下胸腺瘤的有趣现象相似，一些作者报道，纵隔异位胸腺组织的患者伴有或不伴有胸腺疾病或MG。据报道，纵隔异位胸腺组织的频率很高。Sanei等[15]报道在无MG或胸腺疾病的患者中发现异位胸腺组织的比例为70.85%，并通过纵隔分布，左心包性为50%、右心包性为31.9%、主肺门窗为19.4%、主动脉腔沟槽为12.5%。Zielinski等[16]报道在56.9%的MG患者中检测到异位胸腺组织。Ambrogi等[17]和Mineo等[18]报道MG患者纵隔异位胸腺组织的发生率分别为67%和80%。由于异位胸腺组织的发生率很高，因此应彻底清除胸腺组织和胸腺脂肪组织并仔细评估。

显微镜下胸腺瘤可发生在异位胸腺组织中，特别是在两侧的心包区。我们通常行正中胸骨切开术治疗MG患者，以实现胸腺组织的完全切除从而获得更好的结果。

M组的5例显微镜下胸腺瘤和先前报告的11例（11/18，61.1%）均为多灶性，表明这些病变可在胸腺的所有区域同时发生。根据WHO的分类，本研究纳入的所有5例和先前报道的所有病例均为A型胸腺瘤。此外，T组中的3例患者患有A型胸腺瘤，但我们认为这种组织学类型与MG无关[19]，胸腺癌与MG无关。在该研究中，MG患者均无胸腺癌。M组的复发情况令人惊讶，因为根据WHO的分类，显微镜下胸腺瘤被纳入A型胸腺瘤。复发病变的病理显示，第二次手术后为B2型胸腺瘤。

在这项研究中，所有组术前血清抗AChR-Ab滴度均显著高于术后，表明胸腺扩大切除术是治疗MG的有效方法，无论术前是否在CT扫描图像上检测到宏观胸腺瘤[20]。此外，M组和N组中抗AChR-Ab的中位滴度明显高于T组，这表明抗AChR-Ab的产生可能不取决于肿瘤的大小。

该研究报道了显微镜下胸腺瘤的某些特征，如发生率、手术前后抗AChR-Ab滴度的显著变化及其病理特征。但是，即使包括以前发布的数据，也很少有案例可以得出明确的结论，需要大型多中心研究来阐明这种神秘的疾病的各个方面，并且需要胸外科医生和病理学家一起评估整个切除标本中的显微镜下胸腺瘤病变。此外，显微镜下胸腺瘤可能被误诊为不同于显微镜下胸腺瘤的微小胸腺瘤[21]。因此，我们认为诸如"胸腺上皮的结节性增生"的独特名称比"显微镜下胸腺瘤"更可取。

总之，显微镜下胸腺瘤通常是多灶性的，有时与淋巴样增生有关，根据WHO的分类，往往是A型胸腺瘤。该研究的所有病例术后抗AChR-Ab滴度（包括在M组中）均显著降低。建议对MG患者广泛切除胸腺和周围所有脂肪组织，并对切除的所有宏观部分进行完整的组织学检查组织，以更详细地评估显微镜下胸腺瘤的发生率、病因、发病机制和功能意义。

表F4-2 所有显微镜下胸腺瘤的临床特征（含本研究的5例）

作者	年龄	性别	症状	术前AChR-Ab（nmol/L）	术后AChR-Ab（nmol/L）	胸腺的CT影像	WHO分型	病变的类型
Pescarmona E., et al.[5]	32	女	NA	NA	NA	NA	A	3个结节
	38	男	NA	NA	NA	NA	A	2个结节
	42	女	NA	NA	NA	NA	A	2个结节和淋巴样增生
Vaideeswar P., et al.[6]	17	女	言语障碍、全身乏力	27.2	NA	正常	—	多灶性
	23	男	复视、眼睑下垂、言语障碍、乏力	8.15	NA	正常	—	多灶性
	38	女	进行性的呼吸困难	4.2	NA	正常	—	多灶性
	46	男	复视、眼睑下垂、言语障碍、乏力	11.2	NA	正常	—	多灶性
Puglisi F., et al.[7]	56	男	复视、眼睑下垂、言语障碍、乏力	0.1	NA	正常	A	多灶性
Chalabreysse R., et al.[8]	29	男	复视、眼睑下垂	84	NA	钙化	A	1个结节和淋巴样增生
	38	女	复视、言语障碍、乏力	NA	NA	胸腺增生	A	1个结节和淋巴样增生
	58	女	复视、眼睑下垂、全身乏力	2.15	NA	正常	A	多灶性
Cornea R., et al.[9]	30	女	NA	NA	NA	正常	A	1个结节
Poulard G., et al.[10]	59	女	言语障碍、乏力	NA	NA	正常	A	淋巴样增生

续表 F4-2

作者	年龄	性别	症状	术前AChR-Ab（nmol/L）	术后AChR-Ab（nmol/L）	胸腺的CT影像	WHO分型	病变亚型
Present study	49	男	眼睑下垂	12	2.1	正常	A	多灶性
	31	男	眼睑下垂、乏力	120	33	正常	A	多灶性和淋巴样增生
	64	女	眼睑下垂、言语障碍、进行性的言语障碍	22	5.7	正常	A	多灶性
	61	男	言语障碍、眼睑下垂、全身乏力	120	17	正常	A	多灶性
	64	女	进行性的言语障碍	98	0.6	正常	A	多灶性

NA. 未获得。

声明

本文作者宣称无任何利益冲突。

伦理声明：福岛医科大学的伦理委员会批准了这项研究。该研究是根据赫尔辛基宣言和良好临床实践指南进行的。

参考文献

[1] Masaoka A, Monden Y, Nakahara K, et al. Follow-up study of thymomas with special reference to their clinical stages[J]. Cancer, 1981, 48(11): 2485-2492.

[2] Engels EA, Pfeiffer RM. Malignant thymoma in the United States: demographic patterns in incidence and associations with subsequent malignancies[J]. Int J Cancer, 2003, 105(4): 546-551.

[3] Rosai J, Levine GD. Tumors of the thymus. In: Atlas of tumor pathology[M]. 2nd series. Washington: Armed Forces Institute of Pathology, 1976.

[4] Wolfe GI, Kaminski HJ, Aban IB, et al. Randomized Trial of Thymectomy in Myasthenia Gravis[J]. N Engl J Med, 2016, 375(6): 511-522.

[5] Pescarmona E, Rosati S, Pisacane A, et al. Microscopic thymoma: histological evidence of multifocal cortical and medullary origin[J]. Histopathology, 1992, 20(3): 263-266.

[6] Vaideeswar P. Microscopic thymoma: a report of four cases with review of literature[J]. Indian J Pathol Microbiol, 2011, 54(3): 539-541.

[7] Puglisi F, Finato N, Mariuzzi L, et al. Microscopic thymoma and myasthenia gravis[J]. J Clin Pathol, 1995, 48(7): 682-683.

[8] Chalabreysse L, Orsini A, Vial C, et al. Microscopic thymoma[J]. Interact Cardiovasc Thorac Surg, 2007, 6(1): 133-135.

[9] Cornea R, Lazăr E, Dema A, et al. A nodular hyperplasia of the thymic epithelium (so-called microscopic thymoma)[J]. Rom J Morphol Embryol, 2009, 50(4): 729-731.

[10] Travis WD, Brambilla E, Müller-Hermelink HK, et al. Pathology and genetics of tumors of the lung, pleura, thymus and heart[M]. Lyon: IARC Press, 2004: 145-197.

[11] Rosai J. Rosai and Ackerman's Surgical Pathilogy[M]. 8th ed. Edinburgh: Mosby, 2004: 459-514.

[12] Cheuk W, Tsang WY, Chan JK. Microthymoma: definition of the entity and distinction from nodular hyperplasia of the thymic epithelium (so-called microscopic thymoma)[J]. Am J Surg Pathol, 2005, 29(3): 415-419.

[13] Mori T, Nomori H, Ikeda K, et al. Microscopic-sized "microthymoma" in patients with myasthenia gravis[J]. Chest, 2007, 131(3): 847-849.

[14] Poulard G, Mosnier JF, Dumollard JM, et al. Microscopic thymoma and myasthenia gravis[J]. Ann Pathol, 1994, 14(3): 203-204.

[15] Sanei B, Tabatabie SA, Bigdelian H, et al. Distribution of mediastinal ectopic thymic tissue in patients without thymic disease[J]. Adv Biomed Res, 2015, 4: 18.

[16] Zieliń ski M, Kuzdzal J, Szlubowski A, et al. Comparison of late results of basic transsternal

and extended transsternal thymectomies in the treatment of myasthenia gravis[J]. Ann Thorac Surg，1001，70(1)，253-258，

[17] Ambrogi V，Mineo TC. Active ectopic thymus predicts poor outcome after thymectomy in class III myasthenia gravis[J]. J Thorac Cardiovasc Surg，2012，143(3)：601-606.

[18] Mineo TC，Ambrogi V. Outcomes after thymectomy in class I myasthenia gravis[J]. J Thorac Cardiovasc Surg，2013，145(5)：1319-1324.

[19] Okumura M，Shiono H，Minami M，et al. Clinical and pathological aspects of thymic epithelial tumors[J]. Gen Thorac Cardiovasc Surg，2008，56(1)：10-16.

[20] Okumura M，Ohta M，Takeuchi Y，et al. The immunologic role of thymectomy in the treatment of myasthenia gravis：implication of thymus-associated B-lymphocyte subset in reduction of the anti-acetylcholine receptor antibody titer[J]. J Thorac Cardiovasc Surg，2003，126(6)：1922-1928.

[21] Cheuk W，Tsang WY，Chan JK. Microthymoma：definition of the entity and distinction from nodular hyperplasia of the thymic epithelium(so-called microscopic thymoma)[J]. Am J Surg Pathol，2005，29(3)：415-419.

（陈立如　译）

Cite this article as: Fukuhara M, Higuchi M, Owada Y, Inoue T, Watanabe Y, Yamaura T, Muto S, Hasegawa T, Suzuki H. Clinical and pathological aspects of microscopic thymoma with myasthenia gravis and review of published reports. J Thorac Dis 2017;9(6):1592-1597. doi: 10.21037/jtd.2017.05.22

附录五　胸腔镜辅助经颈胸腺切除术治疗重症肌无力

Laura Donahoe, Shaf Keshavjee

Division of Thoracic Surgery, Toronto General Hospital, University Health Network, University of Toronto, Toronto, ON, Canada
Correspondence to: Shaf Keshavjee, MD. Professor, Division of Thoracic Surgery, Toronto General Hospital, 200 Elizabeth Street, 9N-946, Toronto, ON M5G 2C4, Canada.
Email: shaf.keshavjee@uhn.ca.

View this article at: http://dx.doi.org/10.3978/j.issn.2225-319X.2015.10.05

一、临床案例

患者，女性，49岁，上睑下垂、复视、吞咽困难，经肌电图诊断为重症肌无力（图F5-1）。患者服用溴吡斯的明后症状有所改善，但后来由于症状逐渐加重，遂给予泼尼松和霉酚酸酯治疗。除此之外，无其他特殊疾病及服药史。CT提示正常胸腺组织，无胸腺瘤，其主治医生考虑行胸腺切除术治疗重症肌无力（MG）。

二、外科技术

（一）准备

患者取仰卧位，颈部伸直。全麻，在肩胛骨之间放置一个充气袋并充气。

扫码观看手术操作视频
http://www.asvide.com/articles/724

图F5-1　电视辅助经胸腺切除
术治疗重症肌无力[1]

（二）暴露

在锁骨头胸骨切迹上方一指宽处作5 cm的横向曲线切口，拉开颈阔肌，从中间分离颈前带状肌，随后钝性剥离胸骨柄后方组织。然后放置一个库珀牵开器来提拉胸骨。

（三）手术操作

首先，沿着胸腺的前缘向外侧，并在胸锁乳突肌的内侧确定胸腺上极。细小血管可通过血管钳夹住后用电刀烙断，但需注意避免在喉返神经附近烧灼。再向上解剖，直到胸腺上极清晰可见。当一侧胸腺上极被完全分离出来后，可在该上极固定一根长缝合线并放置在此侧以防回缩难以找寻。使用同样方法处理对侧上极。为了在手术过程中辅助标本的定位，将右上极的缝合线固定在一个直的器械上，将左上极的缝合线固定在一个弯的器械上。

接着，从胸骨后向前钝性分离解剖胸腺，直到在腺体下缘清晰见到心包。然后从胸膜侧面直接游离胸腺。一旦完全游离出胸腺下方区域，将上极保留缝线前移绕过库珀牵开器的横条，将胸腺向上牵拉紧贴胸骨，然后将胸腺与无名静脉和心包钝性分离开来，将流入无名静脉的胸腺静脉离断，完全牵拉起胸腺。

（四）手术完成

一旦将腺体从周围的所有结构中游离出来，即切除并送检病理。随后做好止血。最后通过一个单独的切口置入7 mm的Jackson-Pratt引流管行纵隔引流，最后逐层闭合切口。

三、讨论

（一）结果

经颈胸腺切除术是一种微创性胸腺切除术，并发症少。1971年，Kark首次发表了通过经颈入路行MG胸腺切除术的患者报道，表明该技术不仅可以完整切除胸腺，而且并发症发病率极低[2]。我们的第一个系列报道包含1977—1986年收治的52例患者，研究显示约44.2%的患者在8.4年内可以达到完全缓解[3]。后续的研究主要来自加拿大多伦多大学附属多伦多总医院，其研究显示1991—2000年收治的120例经颈胸腺切除术治疗MG患者，48个月内完全缓解率为50%，Osserman分级的改善（2.2±1.2）与需要转上胸骨切开术的患者相似（1.9±1.4）[4]。这与其他报道的经颈胸腺切开术和经胸骨胸腺切开术完全缓解率相似的大型研究相似[4-6]。在我们所在的加拿大多伦多大学附属多伦多总医院，出现了4例并发症，包括2例术后再次插管的肌无力危重症患者、1例血胸和1例气胸，均采用保守治疗后好转。1994年后我们的平均术后住院时间是1 d，无1例死亡[4]。

（二）优势

经颈入路胸腺切除术是一种治疗MG的有效方法，且并发症少。住院时间一般为1 d，患者出院后不久即可恢复正常功能。与胸骨切开术的风险和恢复情况相比，这种方法不仅提供了相同的疗效，而且改善了短期恢复情况。

（三）注意事项

在手术开始时正确识别上极是较为关键的步骤之一。一旦识别和分离胸腺上极，就能引导外科医生找到胸部的大部分腺体。如果一开始没有正确识别这些极点，这个过程可能会非常困难。胸腺主静脉流入无名静脉，但在解剖上腔静脉时必须小心，因为这里可能有小静脉流出。此外，无名静脉必须清晰可见，分割前必须充分解剖小支静脉，以免损伤无名静脉。一旦移出标本，应仔细检查纵隔，需切除任何怀疑是残留或异位胸腺的组织，以确保切除所有潜在的胸腺组织。

声明

本文作者宣称无任何利益冲突。

参考文献

[1]　Donahoe L, Keshavjee S. Video-assisted transcervical thymectomy for myasthenia gravis[J/OL]. (2015-11-30). http://www.asvide.com/articles/724.

[2]　Kark AE, Kirschner PA. Total thymectomy by the transcervical approach[J]. Br J Surg, 1971, 58(5): 321-326.

[3]　Bril V, Kojic J, Ilse WK, et al. Long-term clinical outcome after transcervical thymectomy for myasthenia gravis[J]. Ann Thorac Surg, 1998, 65(6): 1520-1522.

[4]　de Perrot M, Bril V, McRae K, et al. Impact of minimally invasive trans-cervical thymectomy on outcome in patients with myasthenia gravis[J]. Eur J Cardiothorac Surg, 2003, 24(5): 677-683.

[5]　Calhoun RF, Ritter JH, Guthrie TJ, et al. Results of transcervical thymectomy for myasthenia gravis in 100 consecutive patients[J]. Ann Surg, 1999, 230(4): 555-559, discussion 559-561.

[6]　Shrager JB, Deeb ME, Mick R, et al. Transcervical thymectomy for myasthenia gravis achieves results comparable to thymectomy by sternotomy[J]. Ann Thorac Surg, 2002, 74(2): 320-326, discussion 326-327.

（彭雷　译）

Cite this article as: Donahoe L, Keshavjee S. Video-assisted transcervical thymectomy for myasthenia gravis. Ann Cardiothorac Surg 2015;4(6):561-563. doi: 10.3978/j.issn.2225-319X.2015.10.05

附录六　右侧单孔联合左侧三孔VATS胸腺切除术治疗早期胸腺瘤和重症肌无力

Maurizio Infante, Cristiano Benato, Riccardo Giovannetti, Cinzia Bonadiman, Barbara Canneto, Giovanni Falezza, Alessandro Lonardoni, Paola Gandini

Department of Thoracic Surgery, University and Hospital Trust of Verona, Verona, Italy
Correspondence to: Maurizio Infante, MD. Department of Thoracic Surgery, University and Hospital Trust, Azienda Ospedaliera Universitaria Integrata, P.le A. Stefani, 1, Verona 37126, Italy. Email: maurizio.infante@aovr.veneto.it.

摘要：传统的胸腺切除需要行胸骨正中切开术，胸骨正中切开术是获得足够的切除边缘、完全切除胸腺和清除前纵隔脂肪的最佳方法。近年来，VATS胸腺切除术作为一种对患者创伤小，能完整切除肿瘤和改善肌无力症状的手段，已被广泛应用。我们根据肿瘤的位置和患者是否有重症肌无力（MG），采用了一种灵活的方法规划微创胸腔镜胸腺切除术。对于临床Ⅰ期~Ⅱ期胸腺瘤位于左侧或中线的无MG患者，从左侧入路；对于有或无胸腺瘤的MG患者，从双侧入路，以彻底清除两侧前纵隔脂肪。本文将详细地说明这些技术，希望给同行带来一些帮助。

关键词：胸腔镜手术；单孔胸腔镜手术；胸腺瘤；重症肌无力

View this article at: http://dx.doi.org/10.21037/jovs.2017.09.01

一、引言

胸腺瘤是一种少见的肿瘤，其每年种群发病率约为0.15/10万，大多数的患者无症状，常因其他原因就诊才发现[1-3]。胸腺瘤是生物学上生长缓慢的肿瘤，手术治愈的可能性很高。Ⅰ期疾病的无病10年生存率为80%~90%，而Ⅳ期则降至50%以下。根据分期，10年总体生存率为60%~90%。按WHO组织学分类的胸腺癌5年生存率仅为20%~25%，从这可以看出这一类肿瘤的侵略性。Masaoka分期、WHO组织学亚型和完整的手术切除是影响预后的独立因素[3-5]。胸腺的外科手术方法世界范围内差异很大。在欧洲和北美，最广泛推荐的方法是经胸骨劈开胸腺切除术，该方法可轻松进入前纵隔并良好地控制主要血管结构（约占整个手术过程的75%）。或者通常使用外侧切口开胸手术，只有不到10%的患者接受胸腔镜下胸腺切除术。相反，在亚洲，目前约35%的手术是采用微创手术（VATS或机器人手术）[6]。即使对于早期胸腺瘤，仍主张常规经胸骨胸腺切除术的原因是能获得足够的切除边缘，在MG患者中切除尽可能多的异位胸腺组织是十分必要的，因为第二原发性胸腺瘤可能在残留的胸腺中发展[4,7]。然而，近年来越来越多的报道表明，VATS可以安全有效地完成胸腺切除术，可用于早期胸腺瘤和MG的治疗[8-14]。2016年发表的一项针对经胸骨或微创胸腺切除术治疗Ⅰ期~Ⅱ期胸腺瘤患者的倾向匹配研究显示，VATS胸腺切除术的总体术后并发症发生率较低，这表明，开放治疗组的大多数并发症是由于正中胸骨切开术引起的并发症[15]。目前尚无比较微创和开放胸腺切除术的随机试验，但两个大型Meta分析将VATS胸腺切除术与传统开放胸腔切除术进行了比较[16-17]。两项研究均显示，与开放式胸腺切除相比，VATS胸腺切除术可显著降低术后失血量和血液制品需求，降低术后疼痛，降低总体并发症发生率并减少术后住院时间。两种技术之间的手术室时间没有显著差异。最重要的是两种方法中均实现显微完全切除（病理检查时无肿瘤边缘）且局部复发率相似。

超过50%的胸腺瘤患者可能患有多种自身免疫性疾病，其中最常见的是MG、类红细胞发育不全和低血红蛋白血症。25%的胸腺瘤患者在临床上会出现明显的MG，另外25%的临床无症状胸腺瘤患者会在循环中出现抗乙酰胆碱酯酶受体自身抗体。而5%~15%的MG患者术前检查示可疑的胸腺瘤[18-19]。对MG患者行胸腺切除术可使其获得完全长期的缓解（占患者的35%~40%）或临床改善，即停用类固醇，减少对免疫抑制疗法的需要，降低30%~45%的肌无力危象或症状发生率[12,19]。胸腺扩大切除术需要从颈部到膈肌和到双侧膈神经这一区域完全清除胸腺和前纵隔脂肪，因为在整个前纵隔脂肪中，超过20%的患者都可以找到功能性胸腺组织的微小腺体。2016年一项随机试验中证实了胸腺扩大切除术对MG患者的优势[20]。VATS胸腺切除术有许多手术路径，包括从左或右半胸腔，剑突下和经颈入路的双侧或单侧入路[21-23]。可根据外科医生的专业知识和偏好而有不同选择。在本文中，我们对微创胸腺扩大切除术的技术方面进行了清晰说明，以期帮助到那些也想开展该类术式的外科医生。

二、患者选择和检查

胸部增强CT扫描和FDG-PET通常用于评估前纵隔肿瘤。放射学研究表明，CT扫描结果与术中所见之间有良好的相关性，特别是对于Ⅰ期~Ⅱ期疾病，在不需要大范围血管切除的情况下确定肿瘤是否可切除的准确性很高[24]。较晚期的病例通常通过MRI进行评估。所有疑似胸腺瘤的患者均应在多学科背景下与神经内科医生进行评估，以排除MG，并且麻醉医师应参与术前计划。不受MG影响的患者不会出现特殊的术中问题，也不需要任何特殊的准备。但是，MG患者应在手术前通过适当的药理学干预充分准备，以尽可能改善症状，减少术后肌无力危象的风险。

三、设备清单

（1）二氧化碳气腹设备。

（2）30°5 mm胸腔镜（如果需要，可在不增加切口和套管针的情况下更换摄像头端口）。

（3）2根5 mm腹腔镜套管。

（4）1根10 mm腹腔镜套管。

（5）腹腔镜抓持器。

（6）用于组织抓紧和切割的腹腔镜能量器械。

（7）腹腔镜吸引器。

（8）腹腔镜标本袋。

四、患者体位

（一）非MG胸腺瘤患者

我们的首选方法是通过左半胸，只要肿瘤在可触及范围内（即在左侧或中线），因为在整个过程中可以更好地控制无名静脉并更容易进入胸腺上极而不受右乳内静脉的干扰。将患者置于半仰卧位，靠近手术台的左边框，并用柔软的凝胶肩托抬起左半胸。左臂向后轻轻弯曲，并搁在桌面上，以完全暴露半胸（图F6-1）。相应的，位于右半胸腔的肿瘤是从右侧进入的，并且其位置是镜面反射的。

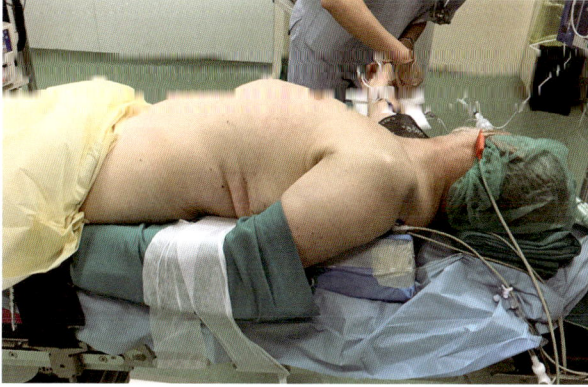

图F6-1　左胸入路胸腔镜手术的患者位置

（二）MG患者

由于大多数解剖操作将通过左侧进行，因此患者将再次靠近手术台的左边框。在这种情况下，通过在背侧纵向放置2个凝胶卷或类似物品，可以将患者的整个胸部从桌面上抬起，右臂被简单地广泛绑扎以使麻醉医师能够放置静脉和压力袖带。此体位使外科医生可以在右侧进行操作，而无需随后重新为患者摆体位（图F6-2）。患者的臀部必须固定，以允许必要时倾斜手术台。

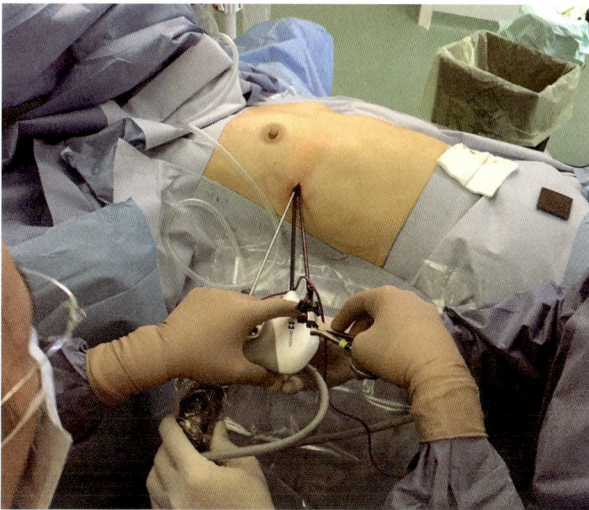

图F6-2　重症肌无力患者右侧单孔手术

五、护士和助手站位

如果通过左侧胸腔进行胸腺切除术，则手术护士需相对于手术外科医生站在相反的一侧，即整个手术期间都在右侧。助手将一直站在手术医生的旁边。

六、手术过程

与经胸骨胸腺切除术一样，不可能通过单侧VATS方式达到另一侧的心膈角并切除所有前纵隔脂肪。因此，意大利锡耶纳大学医院常规计划对MG患者采用双侧VATS方法。

（一）第一步：右侧

在腋中线上的第5肋间隙开一个2 cm的切口（图F6-2），可以直接观察心膈角，并可以在膈神经右侧抓住和解剖右膈神经前纵隔脂肪（图F6-3）。沿心包的前部尽可能向内侧和头部进行解剖，然后沿右膈神经继续进行切除术，以使胸腺的右叶和周围的脂肪释放到左无名静脉连接上腔静脉。在此阶段，可以将游离的右乳静脉切开（图F6-4）。关闭切口，外科医生和助手移至左侧，而护士保持在患者右侧。桌子将向右侧平铺。

（二）第二步：左侧

将10 mm的套管放在腋中线上的第5肋间隙中，将第2个5 mm孔向前放置在乳房外缘处，最后一个端口放在腋中线的第3肋间隙中（图F6-5）。对于

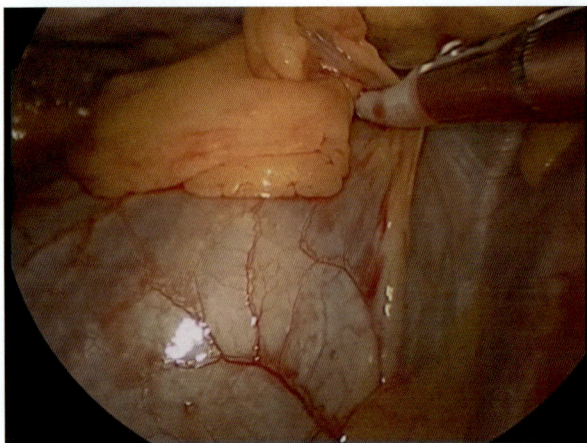

图F6-3　右侧心膈脂肪垫剥离

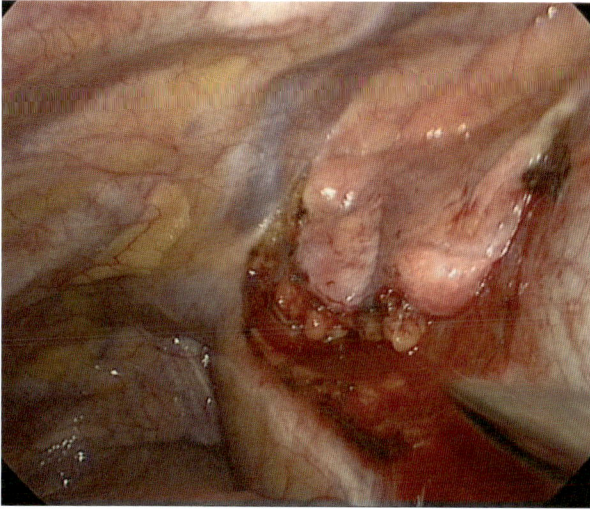

图F6-4　胸腺右叶的完整解剖
可以看见游离后的右膈神经，看到右乳内静脉与右无名静脉
连接。

较大的肿瘤，可通过在腋中线上第7或第8肋间隙中插入一个由助手操作的
吸引器穿过5 mm切口来帮助操作。然后，在整个手术过程中使用CO_2气胸
术，以扩大胸膜内间隙。气胸压力通常保持在8 mmHg。同样的，解剖是通
过抓住并解剖左膈神经前方的心膈角中的脂肪垫开始。从心包内侧和胸骨

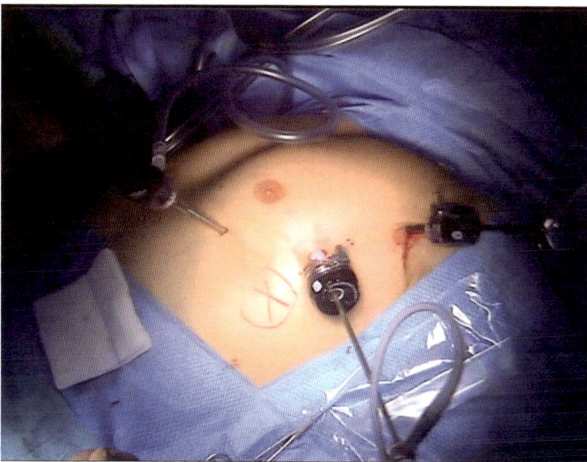

图F6-5　非MG胸腺瘤的左侧入路

后侧解剖脂肪垫，直到达到先前的解剖处，使胸骨后间隙被广泛打开。然后，打开纵隔胸膜直至靠近乳内血管起点的胸腔入口，继续沿神经进行解剖（图F6-6）。纵隔胸膜的分割继续向右胸骨后方向胸骨后方延伸，以连接胸骨后胸腔的先前开口。

仔细解剖上纵隔，直到可见并释放左无名静脉。在其上方，可以抓住左颈角并将其逐渐从无名静脉和颈部的纤维粘连中解放出来，直到可以移动并拉入胸部为止（图F6-7）。

用相同的方法识别并移动右上极。由于该解剖在气管前进行，因此在这

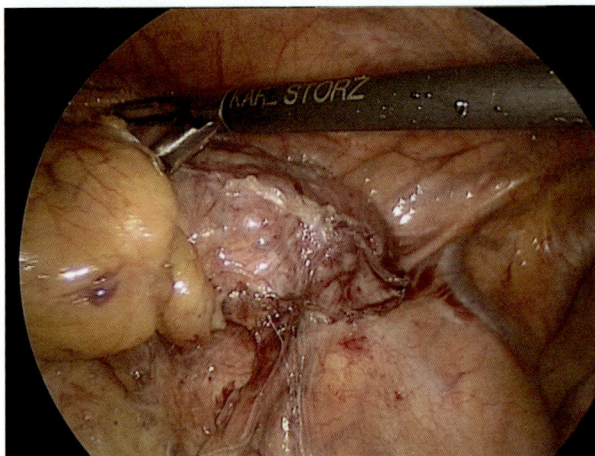

图F6-6　胸腺和左侧膈神经的视图，胸腺瘤粘连但不侵犯神经

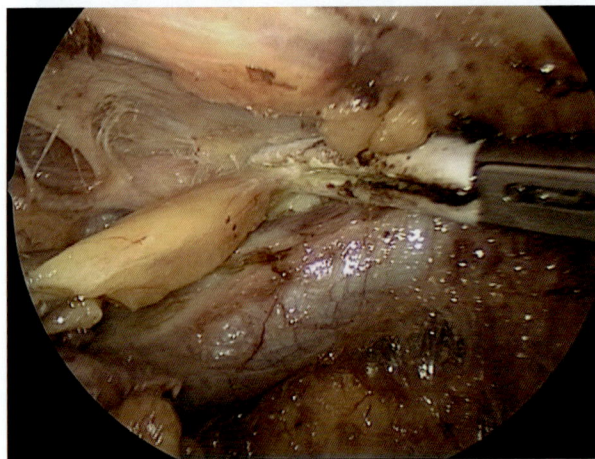

图F6-7　胸腺的左上极在左侧无名静脉上方

一阶段没有术后神经损伤的风险（图F6-8），但在先前接受甲状腺手术的患者中，可能会发现其颈部粘连（图F6-9）。更安全的方式是将胸腺从心包和颈部中释放出来，以使无名静脉沿从左到右的方向逐渐暴露，沿其下边界识别胸腺静脉，并用能量装置将它们分开（图F6-10），朝右侧前进，直到看到右无名静脉连接上腔静脉。通常，先前从右侧进行的解剖将使最后一部分相对容易。最终将胸腺从剩余的前心包粘连中释放出来，并将包括右叶和纵隔脂肪在内的整个腺体拉入左胸腔，放入一个标本袋中。将摄像机移至下部端口，并扩大10 mm的套管针端口以提取标本。在未进行相关肺切除的简单的VATS胸腺切除术后，将16 F引流管置于最低的左侧端口，以清除积聚在后肋骨窦中的液体。此完整过程的正常时间为2 h。

七、术后管理

患者在手术室中拔管，然后转入重症监护室进行观察。在正常情况下，患者将在第2天早上被转移回常规病房。通常在第2天的查房中移除引流管后，患者即可出院。

八、技巧和难点

由于可以在术前以合理的准确度确定Ⅰ期~Ⅱ期胸腺瘤，因此我们根据CT表现常规对患者行VATS胸腺切除术（图F6-11），并且可以在初次VATS探查后

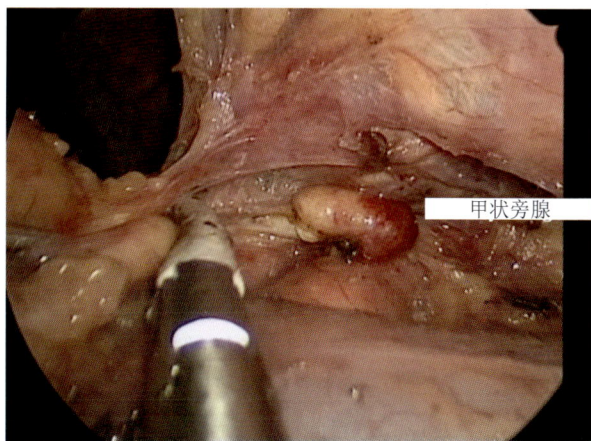

图F6-8　甲状旁腺视图
患者既往进行了甲状腺切除术，在左无名静脉上方切断最上端的纤维粘连后可见甲状旁腺。

扫码观看手术操作视频
http://www.asvide.com/articles/1754

图F6-9 VATS胸腺切除术用于此前行甲状腺切除术患者的重症肌无力治疗[25]

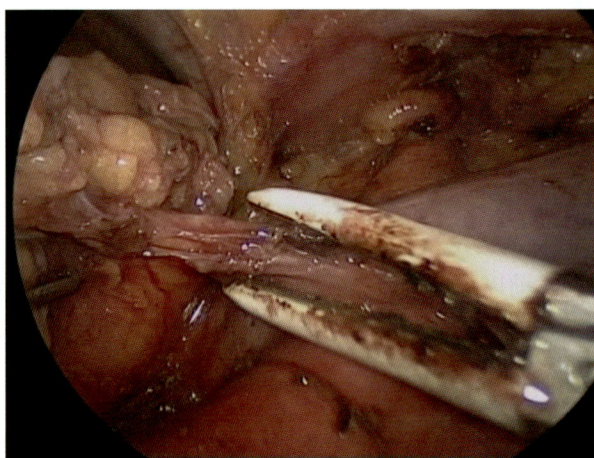

图F6-10 解剖胸腺静脉，用能量器械打断它们

决定是否转为开放手术。

对于非胸腺瘤性MG接受VATS胸腺切除术的患者，单腔管气管插管就足够了，因为二氧化碳注入将使肺远离前纵隔。另外，胸腺瘤可能浸润肺叶，因此在进行胸腺瘤的VATS胸腺切除术时，不建议放置双腔管。

在所有情况下，患者体位和套管的位置对于促进手术操作和最大程度地缩短手术时间至关重要。

在手术中，用于组织处理和密封的腹腔镜能量装置都是有用的。我们偏爱诸如马里兰抓钳之类的超声设备，因为这些设备在手术区域产生的烟雾较少，并且不太容易在神经附近造成热损伤。

解剖左心膈角脂肪时，因为心脏向摄像机鼓出（图F6-12），如果可以忍

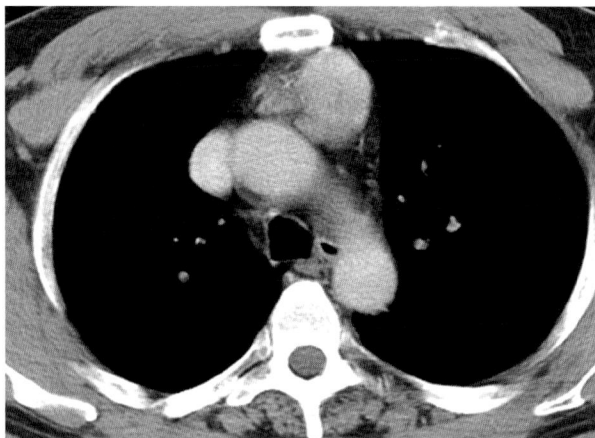

图F6-11　胸部的CT扫描

5 cm的胸腺瘤与主动脉弓具有良好的劈裂平面，并成功地通过VATS完成手术。

扫码观看手术操作视频

http://www.asvide.com/articles/1755

图F6-12　MG患者胸腺瘤的左侧VATS[26]

受，可以在短时间内暂时将胸膜内压力增加到10~12 mmHg，以帮助操作。

九、补充说明

对于非胸腺瘤的MG患者，可能不需要双侧切除整个纵隔脂肪，因此，对此类患者完全跳过了右侧阶段，从而节省了时间和精力。尽管对于小胸腺瘤是否有必要系统性地切除整个胸腺有争议，但MG患者将始终需要进行最大的胸腺切除术，因此应培训外科医生。2016年有报道称仅进行胸腺切除术即可提高局部复发率[16,27]。尽管VATS胸腺切除术对有经验的医生来说是安全的手术方法，但是当存在严重血管损伤的风险时，外科医生必须做好转换为开放手术的准备，并且具备处理在VATS手术中发生大出血的能力。文献和我们中心表明中转率为6%~8%。在我们中心的VATS胸腺切除术病例中，所有中转（5/61例患者）均归因于肿瘤学限制。

十、结论

随着时间的推移，VATS胸腺切除术已经成为一种省时、有效且耐受性良好的手术，中转率低，并发症少。对于非胸腺型MG和早期胸腺瘤，由于无需借助传统的经胸骨最大胸腺切除术即可可靠获得足够的切缘和纵隔脂肪清除率，且不伴有潜在并发症，因此可能是一种合适的手术方式。

声明

本文作者宣称无任何利益冲突。

知情同意：从患者那里获得书面知情同意，以发表本手稿和任何附带的图像。

参考文献

[1] Engels EA, Pfeiffer RM. Malignant thymoma in the United States: demographic patterns in incidence and associations with subsequent malignancies[J]. Int J Cancer, 2003, 105(4): 546-551.

[2] Kondo K, Monden Y. Thymoma and myasthenia gravis: a clinical study of 1,089 patients from Japan[J]. Ann Thorac Surg, 2005, 79(1): 219-224.

[3] Ruffini E, Detterbeck F, Van Raemdonck D, et al. Tumours of the thymus: a cohort study of prognostic factors from the European Society of Thoracic Surgeons database[J]. Eur J Cardiothorac Surg, 2014, 46(3): 361-368.

[4] Detterbeck F, Youssef S, Ruffini E, et al. A review of prognostic factors in thymic malignancies[J]. J Thorac Oncol, 2011, 6(7 Suppl 3): S1698-S1704.

[5] Margaritora S, Cesario A, Cusumano G, et al. Thirty-five-year follow-up analysis of clinical and pathologic outcomes of thymoma surgery[J]. Ann Thorac Surg, 2010, 89(1): 245-252.

[6] Fang W, Yao X, Antonicelli A, et al. Comparison of surgical approach and extent of resection for Masaoka-Koga Stage I and II thymic tumours in Europe, North America and Asia: an International Thymic Malignancy Interest Group retrospective database analysis[J]. Eur J Cardiothorac Surg, 2017, 52(1): 26-32.

[7] Jaretzki A 3rd, Wolff M. "Maximal" thymectomy for myasthenia gravis. Surgical anatomy and operative technique[J]. J Thorac Cardiovasc Surg, 1988, 96(5): 711-716.

[8] Sakamaki Y, Oda T, Kanazawa G, et al. Intermediate-term oncologic outcomes after video-assisted thoracoscopic thymectomy for early-stage thymoma[J]. J Thorac Cardiovasc Surg, 2014, 148(4): 1230-1237. e1.

[9] Liu TJ, Lin MW, Hsieh MS, et al. Video-assisted thoracoscopic surgical thymectomy to

treat early thymoma: a comparison with the conventional transsternal approach[J]. Ann Surg Oncol, 2014, 21(1): 322-328.

[10] Manoly I, Whistance RN, Sreekumar R, et al. Early and mid-term outcomes of trans-sternal and video-assisted thoracoscopic surgery for thymoma[J]. Eur J Cardiothorac Surg, 2014, 45(6): e187-e193.

[11] Ye B, Tantai JC, Ge XX, et al. Surgical techniques for early-stage thymoma: video-assisted thoracoscopic thymectomy versus transsternal thymectomy[J]. J Thorac Cardiovasc Surg, 2014, 147(5): 1599-1603.

[12] Zhao Y, Shi J, Fan L, et al. Surgical treatment of thymoma: an 11-year experience with 761 patients[J]. Eur J Cardiothorac Surg, 2016, 49(4): 1144-1149.

[13] Yu L, Zhang XJ, Ma S, et al. Thoracoscopic thymectomy for myasthenia gravis with and without thymoma: a single-center experience[J]. Ann Thorac Surg, 2012, 93(1): 240-244.

[14] Siwachat S, Tantraworasin A, Lapisatepun W, et al. Comparative clinical outcomes after thymectomy for myasthenia gravis: Thoracoscopic versus trans-sternal approach[J]. Asian J Surg, 2018, 41(1): 77-85.

[15] Nakagawa K, Yokoi K, Nakajima J, et al. Is Thymomectomy Alone Appropriate for Stage I (T1N0M0) Thymoma? Results of a Propensity-Score Analysis[J]. Ann Thorac Surg, 2016, 101(2): 520-526.

[16] Yang Y, Dong J, Huang Y. Thoracoscopic thymectomy Vs. open thymectomy for the treatment of thymoma. A meta-analysis[J]. Eur J Surg Oncol, 2016, 42(11): 1720-1728.

[17] Friedant AJ, Handorf EA, Su S, et al. Minimally invasive thymectomy versus open thymectomy fot thymic malignancies: systematic review and meta-analysis[J]. J Thorac Oncol, 2016, 11(1): 30-38.

[18] Shelly S, Agmon-Levin N, Altman A, et al. Thymoma and autoimmunity[J]. Cell Mol Immunol, 2011, 8(3): 199-202.

[19] Nakajima J, Okumura M, Yano M, et al. Myasthenia gravis with thymic epithelial tumour: a retrospective analysis of a Japanese database[J]. Eur J Cardiothorac Surg, 2016, 49(5): 1510-1515.

[20] Wolfe GI, Kaminski HJ, Sonnett JR, et al. Randomized Trial of Thymectomy in Myasthenia Gravis[J]. J Thorac Dis, 2016, 8(12): E1782-E1783.

[21] Suda T, Kaneda S, Hachimaru A, et al. Thymectomy via a subxiphoid approach: single-port and robot-assisted[J]. J Thorac Dis, 2016, 8(Suppl 3): S265-S271.

[22] Xie X, Gan X, Chen B, et al. Left- and right-sided video-assisted thoracoscopic thymectomy exhibit similar effects on myasthenia gravis[J]. J Thorac Dis, 2016, 8(1): 124-132.

[23] Calhoun RF, Ritter JH, Guthrie TJ, et al. Results of Transcervical Thymectomy for Myasthenia Gravis in 100 Consecutive Patients[J]. Ann Surg, 1999, 230(4): 555-559, discussion 559-561.

[24] Hayes SA, Huang J, Plodkowski AJ, et al. Preoperative computed tomography findings predict surgical resectability of thymoma[J]. J Thorac Oncol, 2014, 9(7): 1023-1030.

[25] Infante M, Benato C, Giovannetti R, et al. VATS thymectomy for myasthenia gravis in a patient with previous thyroidectomy[Z/OL]. (2017-10-26). http://www.asvide.com/articles/1754.

[26] Infante M, Benato C, Giovannetti R, et al. Left-sided VATS for thymoma in a patient without

myasthenia gravis[Z/OL]. (2017-10-26). http://www.asvide.com/articles/1755.

[27] Gu Z, Fu J, Shen Y, et al. Thymectomy versus tumor resection for early-stage thymic malignancies: a Chinese Alliance for Research in Thymomas retrospective database analysis[J]. J Thorac Dis, 2016, 8(4): 680-686.

（吴昊 译）

doi: 10.21037/jovs.2017.09.01

Cite this article as: Infante M, Benato C, Giovannetti R, Bonadiman C, Canneto B, Falezza G, Lonardoni A, Gandini P. VATS thymectomy for early stage thymoma and myasthenia gravis: combined right-sided uniportal and left-sided three-portal approach. J Vis Surg 2017;3:144.

附录七 胸腺切除术治疗重症肌无力：未来的方向在哪里？

Marc de Perrot, Laura Donahoe

Division of Thoracic Surgery, Toronto General Hospital, University Health Network, University of Toronto, Toronto, Canada
Correspondence to: Marc de Perrot, MD, MSc. Division of Thoracic Surgery, Toronto General Hospital, 9N-961, 200 Elizabeth Street, Toronto, Ontario M5G 2C4, Canada. Email: marc.deperrot@uhn.ca.

View this article at: http://dx.doi.org/10.21037/jtd.2017.02.32

    行胸腺切除术治疗重症肌无力（MG）最早源于1936年，当时Alfred Blalock观察到一名年轻女子因胸腺囊性肿瘤行胸腺切除术后，MG症状得到缓解。在过去的80年里，大量的回顾性研究表明，胸腺切除术对于非胸腺瘤引起的MG仍有潜在的效果。然而，因为缺乏随机试验，胸腺切除术在非胸腺性MG的疗效仍引起争议。

    2016年8月11日，在《新英格兰医学杂志》上[1]，Wolfe及其同事报道了第一个评估胸腺切除术对MG疗效的随机试验结果——*the Thymectomy Trial in Non-Thymomatous Myasthenia Gravis Patients Receiving Prednisone erapy*（MGTX）。这是一项国际性随机单盲的试验，比较了胸腺切除术联合泼尼松与单独应用泼尼松的疗效。2006—2012年，该试验在36个地点招募了126名患者。两个主要观察的终点是时间加权的重症肌无力定量评分（QMG）和泼尼松平均需要量。此外，在胸腺切除术组几乎没有患者需要额外的免疫抑制硫唑嘌呤治疗，且免疫抑制的并发症发生率也明显降低。有趣的是，胸腺切除术的益处最主要体现在术后6~12个月，表现为泼尼松平均需求剂量迅速下降，同时重症肌无力定量评分进入稳定阶段。相比之下，单独使用泼尼松组的患者，在临床试验6~9个月后，表现出更差的QMG，而且对泼尼松的需求量没有下降。随访1年后，两组之间的改善率相差不大，均对泼尼松的需求大幅下降。

该试验对完全缓解率和完全停用泼尼松的患者数量没有报道。因此，无法确定完全缓解的结果。在12、24、36个月时进行MG观察，发现在胸腺切除组，67%的患者在12个月时有最轻的症状，且能一直保持下去。而单独使用泼尼松组，1年的缓解率仅为37%，3年后增加到47%。受限于纳入数量，亚组分析无法进行。

上述MGTX试验证明了胸腺切除术对MG的治疗有效性。然而，在手术患者的选择、手术时机、手术方式和手术范围上仍存在疑问。

该临床试验中大多数接受胸腺切除术的患者，女性（76%）的年龄中位数为32岁，平均病程为1.1年。此外，所有的患者血清乙酰胆碱受体抗体（AChR-Ab）的水平需要高于1.0 nmol/L。在非胸腺性MG患者中，AChR-Ab阳性和发病时间较短的患者可以一直持续从胸腺切除术中获得较大受益[2-4]。但是，对于晚期MG患者，胸腺切除术仍然不明确是否有效。传统观点认为，女性患者行胸腺切除术后效果更好，不过这一观点目前受到质疑，因为多项研究表明性别的影响并没有统计学意义[5-6]。抗体的亚组分析结果可能更支持传统观点，他们发现抗肌肉特异性酪氨酸激酶（anti-MuSK）阳性通常更多见于女性[7]。

在过去的15年中，已发现新的影响神经肌肉接头的自身免疫抗体，其中最突出的是抗MuSK抗体[7]。基于抗体的靶点和同位点，也已发现了不同的致病机制。这些基于抗体类型的研究带来了新的分类，对MG的诊断、治疗和预后都产生了影响。对于早期AChR-Ab相关的MG，其免疫耐受的破坏确实与胸腺有关（该胸腺瘤切除术试验证实了这一观点），然而胸腺在发育中对其他肌无力抗体，例如MuSK抗体的作用不清楚，越来越多的证据表明胸腺切除术对抗MuSK的MG患者无益[4]。将来可能会更好地了解疾病的不同亚型，细化患者的手术选择。胸腺切除术可能仅限于具有AChR-Ab的患者，而其余患者可能会受益于其他靶向治疗，如利妥昔单抗，已显示有望在抗MuSK阳性患者的治疗中发挥作用[8]。

该试验中，胸腺切除术必须通过完全正中胸骨切开术全部切除，解剖上可能包含宏观和（或）微观胸腺的纵隔组织。切除范围必须包括两纵隔胸膜底端和心包上两边尖端的胸腺组织。在过去的十年中，在非胸腺瘤引起的MG患者中，已经从开放手术转向腔镜手术及机器人手术。微创手术可以经颈上或经剑突下切开，单边或双边电视辅助或机器人辅助胸外科手术。如考虑获益，及对比微创和开放手术的结果[9-13]，没人会做微创和开放胸腺瘤手术的随机对照研究，未来微创的手术方法将越来越受欢迎[14]。

胸腺切除术的范围仍然是一个有争议的话题。尽管频繁有囊外胸腺组织详细报道[15]，这些异位胸腺灶的可及性及其功能和影响结果尚不清楚。异位胸腺多见于患有萎缩性胸腺的患者，即使切除颈部和纵隔上所有可能的异位胸腺灶[16-17]，这类患者的预后也较差。鉴于异位胸腺病灶通常是孤立的一个或两个部位，最常见于前纵隔脂肪中，无论采用哪种手术方式，都要行胸腺扩大切除术，包括位于心包、胸膜和隔膜的脂肪，手术安全。扩大手术包括切除心包表面、主肺窗口、主动脉沟和甲状腺周边的胸腺组织，可能会导致膈神经或喉返神经损伤，目前仅有少量的证据表明可以常规开展，需要进行随机对照试验来解决这个问题。正电子发射断层扫描（PET）可以通过胸腺标准化摄取值去发现异位存在的胸腺组织，但需要进一步研究以确定该测试对MG患者的临床效用[18]。

总之，MGTX临床试验最终证实胸腺切除术是治疗MG的重要手段，对AChR-Ab阳性的年轻女性患者而言更是如此。未来，我们提高对MG及其与胸腺的关系的认识，肯定有助于优化胸腺切除术患者的选择。胸腺扩大切除术可否作为MG新的外科治疗方式，仍然是个悬而未决的问题。

声明

本文作者宣称无任何利益冲突。

参考文献

[1] Wolfe GI，Kaminski HJ，Aban IB，et al. Randomized Trial of Thymectomy in Myasthenia Gravis[J]. N Engl J Med，2016，375(6)：511-522.

[2] Venuta F，Rendina EA，De Giacomo T，et al. Thymectomy for myasthenia gravis：a 27-year experience[J]. Eur J Cardiothorac Surg，1999，15(5)：621-624，discussion 624-625.

[3] Maggi G，Casadio C，Cavallo A，et al. Thymectomy in myasthenia gravis. Results of 662 cases operated upon in 15 years[J]. Eur J Cardiothorac Surg，1989，3(6)：504-509，discussion 510-511.

[4] Ponseti JM，Caritg N，Gamez J，et al. A comparison of long-term post-thymectomy outcome of anti-AChR-positive，anti-AChR-negative and anti-MuSK-positive patients with non-thymomatous myasthenia gravis[J]. Expert Opin Biol Ther，2009，9(1)：1-8.

[5] Bachmann K，Burkhardt D，Schreiter I，et al. Thymectomy is more effective than conservative treatment for myasthenia gravis regarding outcome and clinical improvement[J]. Surgery，2009，145(4)：392-398.

[6] Luo Y，Pan DJ，Chen FF，et al. Effectiveness of thymectomy in non-thymomatous myasthenia gravis：a systematic review[J]. J Huazhong Univ Sci Technolog Med Sci，2014，34(6)：942-949.

[7] Binks S，Vincent A，Palace J. Myasthenia gravis：a clinical-immunological update[J]. J Neurol，2016，263(4)：826-834.

[8] Keung B，Robeson KR，DiCapua DB，et al. Long-term benefit of rituximab in MuSK

autoantibody myasthenia gravis patients[J]. J Neurol Neurosurg Psychiatry, 2013, 84(12): 1407-1409.

[9]   Siwachat S, Tantraworasin A, Lapisatepun W, et al. Comparative clinical outcomes after thymectomy for myasthenia gravis: Thoracoscopic versus trans-sternal approach[J]. Asian J Surg, 2018, 41(1): 77-85.

[10]   Liu CW, Luo M, Mei JD, et al. Perioperative and long-term outcome of thymectomy for myasthenia gravis: comparison of surgical approaches and prognostic analysis[J]. Chin Med J (Engl), 2013, 126(1): 34-40.

[11]   Meyer DM, Herbert MA, Sobhani NC, et al. Comparative clinical outcomes of thymectomy for myasthenia gravis performed by extended transsternal and minimally invasive approaches[J]. Ann Thorac Surg, 2009, 87(2): 385-390, discussion 390-391.

[12]   Zahid I, Sharif S, Routledge T, et al. Video-assisted thoracoscopic surgery or transsternal thymectomy in the treatment of myasthenia gravis?[J]. Interact Cardiovasc Thorac Surg, 2011, 12(1): 40-46.

[13]   Lin MW, Chang YL, Huang PM, et al. Thymectomy for non-thymomatous myasthenia gravis: a comparison of surgical methods and analysis of prognostic factors[J]. Eur J Cardiothorac Surg, 2010, 37(1): 7-12.

[14]   Orsini B, Santelmo N, Pages PB, et al. Comparative study for surgical management of thymectomy for non-thymomatous myasthenia gravis from the French national database EPITHOR[J]. Eur J Cardiothorac Surg, 2016, 50(3): 418-422.

[15]   Klimek-Piotrowska W, Mizia E, Kuzdzał J, et al. Ectopic thymic tissue in the mediastinum: limitations for the operative treatment of myasthenia gravis[J]. Eur J Cardiothorac Surg, 2012, 42(1): 61-65.

[16]   Ponseti JM, Gamez J, Vilallonga R, et al. Influence of ectopic thymic tissue on clinical outcome following extended thymectomy in generalized seropositive nonthymomatous myasthenia gravis[J]. Eur J Cardiothorac Surg, 2008, 34(5): 1062-1067.

[17]   Ambrogi V, Mineo TC. Active ectopic thymus predicts poor outcome after thymectomy in class III myasthenia gravis[J]. J Thorac Cardiovasc Surg, 2012, 143(3): 601-606.

[18]   Mineo TC, Ambrogi V, Schillaci O. May positron emission tomography reveal ectopic or active thymus in preoperative evaluation of non-thymomatous myasthenia gravis?[J]. J Cardiothorac Surg, 2014, 9: 146.

（胡耶基 译）

Cite this article as: de Perrot M, Donahoe L. Thymectomy for myasthenia gravis: what's next? J Thorac Dis 2017;9(2):237-239. doi: 10.21037/jtd.2017.02.32

附录八　Masaoka Ⅲ期胸腺上皮性肿瘤的电视胸腔镜术式与开放术式对比

Liru Chen[1], Chen Xie[2], Qing Lin[1], Quan Xu[1], Yangchun Liu[1], Ye Zhang[1], Wengen Gao[1], Jianjun Xu[3]

[1]Department of Cardio-thoracic Surgery, [2]Department of Neurology, Jiangxi Provincial People's Hospital Affiliated to Nanchang University, Nanchang 330006, China; [3]Department of Cardio-thoracic Surgery, the Second Affiliated Hospital of Nanchang University, Nanchang 330006, China

Correspondence to: Quan Xu. Department of Cardio-thoracic Surgery, Jiangxi Provincial People's Hospital Affiliated to Nanchang University, No. 92 Aiguo Road, Nanchang 330006, China. Email: xuquan7210@163.com.

背景：Masaoka Ⅲ期胸腺上皮性肿瘤（TETs）的治疗方法多种多样，主要是因为病变浸润到邻近器官、主要血管结构，且侵犯周围器官组织的范围、程度和方式各不相同。手术治疗是该阶段患者的主要治疗方法。然而，对于微创或开放式手术，当前的争议仍然很大。本研究的目的是探讨微创切除在治疗Ⅲ期TETs中的可行性和适应证。

方法：对26例接受手术治疗的Masaoka Ⅲ期TETs患者进行了研究。其中，A组8例行胸腔镜切除，B组中18例患者，包括1例腔镜转开放的患者，接受了半胸骨切开术或全胸骨切开术。将两组患者的病情特征、肿瘤和围手术期进行比较。

结果：两组患者的特征、WHO分类及并发症无明显差异（$P>0.05$），但B组的肿瘤明显大于A组（$P<0.05$）。与A组相比，B组病变侵犯上腔静脉和膈神经的频率更高（$P<0.05$）。两组的左无名静脉、心包和肺受累之间无显著差异（$P>0.05$）。肿瘤大小、上腔静脉受累和膈神经受累是确定Masaoka Ⅲ期胸腺肿瘤微创手术的重要因素（$P<0.05$）。

结论：对于Masaoka Ⅲ期胸腺肿瘤而言，其所累及的邻近器官种类是成功进行微创肿瘤切除的重要因素。肿瘤大小、侵犯神经和上腔静脉受累是阻碍成功进行电视胸腔镜（VATS）切除的重要因素。因此，微创切除术可用于治疗部分经过筛选的Masaoka Ⅲ期胸腺肿瘤患者。

关键词：Masaoka分期；微创手术；胸腺上皮性肿瘤；电视胸腔镜（VATS）

View this article at: http://dx.doi.org/10.21037/tcr.2019.06.02

一、引言

尽管TETs很少见，但却是前纵隔中最常见的肿瘤[1]。目前，胸腺肿瘤的治疗主要基于Masaoka-Koga分期系统（表F8-1）[2]。Ⅰ、Ⅱ期的大多数肿瘤都可以通过微创手术成功并完全切除[3-4]。但是，对于Ⅲ期胸腺肿瘤患者，治疗方法复杂多样，包括手术、放疗、靶向治疗及免疫治疗等[5-8]。一般而言，手术治疗是可切除病变的首选方案，因为大量研究表明，肿瘤的完全切除是胸腺肿瘤最重要的预后因素[5,9-10]。随着微创手术的发展，医生已使用VATS[10]，甚至是机器人VATS[11]来清除Ⅲ期胸腺肿瘤。但是，目前开放转换率很高。此外，对于微创手术的Ⅲ期胸腺肿瘤的入选手术治疗的标准仍未达成共识，对微创手术的最佳方法也尚无共识。

在此，本研究旨在研究Ⅲ期胸腺肿瘤微创切除的可行性，并探讨Ⅲ期胸腺肿瘤微创切除的手术指征。

二、方法

（一）材料和方法

回顾性分析2015年7月—2018年12月在江西省人民医院胸外科接受手术切除的Masaoka Ⅲ期胸腺肿瘤患者的记录数据。医院的机构审查委员会批准了这项研究。术前咨询了所有患者的授权亲属，以告知疾病信息、外科手术的利弊，以及手术期间与之后的风险和可能的并发症，所有患者均获得知情同意。没有Osserman Ⅲ型或更高水平[12]的重症肌无力（MG）的患者在手术前

表F8-1　Masaoka-Koga 分期系统

分期	描述
Ⅰ期	肿瘤明显位于包膜内以及显微镜下观察肿瘤并未突破包膜
Ⅱa期	显微镜下肿瘤突破包膜
Ⅱb期	肉眼可见肿瘤侵犯胸腺或纵隔脂肪组织或与心包及纵隔胸膜组织粘连紧密但尚未突破心包及纵隔胸膜
Ⅲ期	肿瘤侵犯周围脏器（心包、大血管或肺）
Ⅳa期	胸膜或心包播散
Ⅳb期	淋巴或血运转移

1个月内需要进行对比增强的胸部X线断层扫描（CT）。合并有Osserman Ⅲ型或更高水平的MG患者未进行对比增强的胸部CT，但需要进行胸部磁共振成像（MRI）。因此，可以更准确地评估邻近器官受累的细节，尤其是大血管的浸润。

（二）患者特征

26例胸腺肿瘤患者行VATS或开放入路手术切除，A组8例，B组18例。如手术技术小节所述，A组8例完成了VATS完全切除术，其中6例患者接受了剑突下VATS手术，2例患者接受了剑突下联合右侧VATS切除术。B组18例行开胸手术的患者进行了半胸骨切开术或全胸骨切开术，其中1例患者因肿瘤侵犯了左无名静脉和上腔静脉的交点而进行了开放转换。

（三）手术技术

A组行全VATS切除术，其中6例剑突下VATS和2例剑突下联合右侧VATS；B组患者进行了半胸骨切开术或全胸骨切开术。手术技术描述如下。

剑突下VATS切除：单腔气管插管并全身麻醉，取仰卧位，双腿分开，并抬高背部。剑突下切开2~3 cm的切口，钝性分离剑突下方的组织。左肋弓和右肋弓下分别切2个0.5~1 cm的切口，左一个用于分离钳子，右一个用于超声刀。将胸腔镜置于剑突下切口，并将二氧化碳充入纵隔。然后在两侧切开胸膜，探查胸腔，并评估肺或肺门血管的浸润；从沿心包膜下剑突切口处分离脂肪组织和胸腺，并仔细注意心包膜、双侧神经、上腔静脉和无名静脉的浸润。如果根据VATS评估无法切除或没有明确的切缘（R1切除），则将其转换为开放手术。如果经VATS评估可侵犯的心包、肺组织和无名静脉可切除，则可用超声刀将心包切除，并切除侵犯的心包，胸腔镜缝合装置可轻松实现肺和无名静脉缝合。

剑突下右侧VATS切除术：在上述剑突下VATS的基础上增加以下手术程序。患者取仰卧位，并填充右胸。观察孔、主操作孔和辅助操作孔分别放置在腋中线的第7肋间隙，腋线的第4肋间隙和锁骨中线的第5肋间隙中。右侧VATS主要用于辅助切开侵犯的心包，分离肿瘤和侵犯的肺叶。

半胸骨切开术或全胸骨切开术：患者仰卧位。全麻单腔气管插管，将胸骨从上端向下半部分或完整的胸骨端分开。解剖双侧纵隔胸膜，去除膈神经两侧的纵隔脂肪。评估胸腺肿瘤、主动脉、肺干、肺门血管、无名静脉、上腔静脉和心包。直接清除侵入的神经、无名静脉和心包。保留上腔静脉，当侵袭不到SVC壁的1/3时，仔细解剖并缝合侵袭壁，或者当侵袭超过SVC壁的1/3时，用PTFE移植物去除并重建。

术前对CT和MRI评估对于确保实现根治性切除（即R0切除）具有重要意义。不管患者是否患有MG，均应整块切除纵隔脂肪组织和双侧纵隔胸膜。不论是否切开肿瘤组织，标本总是放在塑料袋中取出。

（四）数据采集

本研究的目的是确定微创切除术在Masaoka Ⅲ期胸腺肿瘤治疗中的可行性和适应证。回顾性收集患者年龄、性别、伴发性疾病（如MG）、病理结果、肿瘤大小、切除的邻近器官类型、手术时间、术后住院时间、开放转换的原因以及并发症。3例患者接受了术前化疗，所有患者均接受了术后辅助化疗。所有患者均进行常规的术后随访。

（五）统计分析

使用Fisher精确检验、Pearson χ^2检验（分类变量）和Mann-Whitney U检验（连续变量）比较患者的特征。Pearson χ^2检验用于比较两组之间侵犯的邻近器官之间的差异，$P<0.05$被认为具有统计学意义。

三、结果

26例患者中，男14例（53.8%），女12例（46.2%），平均年龄47.2岁（25~77岁），胸腺瘤的平均大小为2±2.2 cm（2~12 cm）。术后平均住院时间（POS）为12.6±5.4 d（5~32 d）。A组中没有患者再次行VATS手术来治疗血肿或任何其他并发症。B组1例患者由于闭塞了剩余的上腔静脉而再次行手术，并且切除并重建了上腔静脉。根据WHO组织学分类，有1例患者为A型、1例患者为AB型、2例患者为B1型、8例患者为B2型、4例患者为B2/B3型、5例患者为B3型、5例患者为C型。MG患者14例（53.8%），其中8例在围手术期进行了血浆置换。此外，MG患者比无MG患者经历更长的POS（15.1±5.7 d与9.6±3.1 d，

$t=3.02$，$P=0.006$）。所有患者均获得完全切除。两组患者的特征见表F8-2。

回顾性比较影响Masaoka Ⅲ期胸腺肿瘤成功进行VATS切除的潜在因素，包括侵犯的邻近器官。Pearson的χ^2检验表明，肿瘤大小>6 cm、神经侵犯和上腔静脉受累是阻碍VATS切除成功的重要因素（表F8-3）。没有发生与手术相关的死亡。所有患者均完成了随访，A组平均随访8个月（范围为2~18个月），B组平均随访15个月（范围为3~36个月）（$P>0.05$）。所有患者均接受术后辅助化疗和常规随访。在脑部MRI、胸部和腹部CT扫描的随访中，无1例患者复发。由于MG危象的发作，有2例患者重新住院，经过血浆置换治疗并调整了溴吡斯的明、溴泼尼松和他克莫司等药物的治疗后，症状得到缓解和稳定，随后口服药物维持症状稳定。所有患者均未见肿瘤复发或转移。

表F8-2 患者资料

项目	腔镜组（$n=8$）	开放组（$n=18$）	P
年龄（$\bar{x}\pm s$ 岁）	55.5±16.5	43.6±13.5	0.063
性别（男/女）	4/4	10/8	0.793
MG（+/-）	4/4	10/8	0.793
术前治疗	0	3；VATS活检：1；新辅助：3	0.220
肿瘤大小（$\bar{x}\pm s$ cm）	5.2±1.4	6.7±2.4	0.125
POS（$\bar{x}\pm s$ d）	11±4.4	13.3±5.7	0.330

MG，重症肌无力；POS，术后住院天数。

表F8-3 影响Ⅲ期胸腺肿瘤微创切除的因素

因素	腔镜组（$n=8$）	开放组（$n=18$）	P
肿瘤大小（>6 cm/≤6 cm）	1/7	10/8	0.040
WHO分型（A~AB/B1~C）	2/6	0/18	0.027
受侵犯的器官（受侵犯的例数/总数）			
心包	5/8	16/18	0.115
肺	4/8	14/18	0.418
膈神经	0/8	7/18	0.039
无名静脉	3/8	8/18	0.741
上腔静脉	0/8	7/18	0.039

四、讨论

Masaoka Ⅲ期胸腺肿瘤是一种非常不同的疾病。该阶段胸腺肿瘤的治疗方法多种多样，可以与多种治疗选择相结合，即多学科治疗模式，如手术+辅助化疗、手术+辅助放疗、手术+辅助放化疗、新辅助化疗+手术、新辅助化疗+手术+辅助化疗、新辅助化疗+手术+辅助放疗、仅手术、仅化疗等。研究表明，这种综合治疗模型可以为患者带来更多益处，以改善总体生存率或无病生存率[8,13]。但是，可以发现手术在治疗Ⅲ期胸腺肿瘤中起着重要作用。研究表明，完全切除是Ⅲ期胸腺肿瘤最重要的预后因素[9,14]。因此，应在术前评估所有Ⅲ期胸腺肿瘤的可切除性。

Ⅲ期胸腺肿瘤的手术切除比Ⅰ期~Ⅱ期肿瘤更为复杂和困难。Ⅲ期肿瘤易侵入周围器官，包括进入和离开心脏的肺、心包和大血管。同时，肿瘤往往表现为侵袭性生长，侵袭性高，增加了完全切除的难度。因此，术前评估非常重要，尤其是肿瘤与邻近器官之间的关系，以确定器官浸润以及受累程度。在江西省人民医院，患有胸腺肿瘤并发Osserman Ⅲ型或更高水平的MG的患者需要在手术前1个月内做对比增强胸部CT。对于接受新辅助治疗的患者，在最后一次新辅助治疗后需要做增强CT。对于Osserman Ⅲ型或更高的MG患者，放弃增强CT，而需要胸部MRI检查以评估肿瘤与周围器官之间的关系[11]。

如果Ⅲ期胸腺肿瘤评估为可切除，则通常首选手术。这些类型的肿瘤需要半胸骨切开术或全胸骨切开术方法。据报道，微创方法也可以获得成功[3,10-11]。但是，这些作者报道中的大多数Ⅲ期患者都需要进行开放式胸廓切开术，导致Ⅲ期胸腺肿瘤的VATS手术率较低。需要转换的原因主要是由于周围器官的浸润，在内镜下很难或不可能处理。研究表明，这些受影响的周围器官主要包括肺、上腔静脉、主动脉、肺干、心包、胸壁、神经等[8]，这些侵犯的器官通常需要整块切除。新辅助放疗和化疗可能导致周围组织纤维化，增加手术切除的难度。因此，接受新辅助治疗的患者采用了胸骨切开术。

Ⅲ期胸腺肿瘤的手术方法一直存在争议，对最佳手术方法尚无共识。迄今为止，大多数患者接受了胸骨切开术，这主要是由于微创胸腔镜技术不平衡和缺乏微创手术切除胸腺肿瘤共识。根据我们的经验，使用VATS方法时，>6 cm的肿瘤以及侵犯膈神经或上腔静脉的浸润是限制Ⅲ期胸腺肿瘤切除的主要因素。WHO分类对手术方式的选择没有明显影响。就肿瘤大小而言，曾经认为3 cm是微创胸腺切除术的边界[15]，后来是5 cm[10-11]。我们认为，随着VATS技术的发展，VATS切除的适应证正在扩大，并且在微创手术下可以切除更大的胸腺肿瘤。对于侵袭周围器官、膈神经、上腔静脉或主动脉的胸腺肿瘤，在手术过程中经常需要特别注意保留神经，或者需要进行血管重建，甚至需要在体外下切除病灶并重建血管循环，因此这些病变不适合微创手术。因此，我们建议，尽管侵袭了无名静脉、心包和部分肺组织，但是<6 cm的胸腺瘤可考虑用微创方式切除肿瘤并切除受侵袭的器官，无需重建无名静脉或修复心包。然而，侵袭上腔静脉或主动脉、肺干等的胸腺肿瘤太难通过完全切除术切除或需要血管重建，因此应归类为微创手术的禁忌证。

这项研究有其局限性。首先，病例数很少，并且没有纳入主动脉或肺干侵犯的病例，因为这些患者被认为不适合外科手术切除。其次，短期随访时间怀疑VATS切除术的有效性，因此需要进一步探讨微创手术方法的长期效果。

五、结论

我们比较了不同手术方式对Ⅲ期胸腺肿瘤的治疗，证明微创方法可用于治疗某些在有限范围内侵入无名静脉、心包和肺的MasaokaⅢ期胸腺肿瘤。但是，侵入上腔静脉和神经的患者不适合采用微创方法。同样地，对于那些肿瘤>6 cm的患者，不应考虑应用微创或应在术前仔细评估VATS手术治疗。但是，该研究缺乏大样本和长期随访，需要进行多中心研究以证明结果。

声明

本文作者宣称无任何利益冲突。

伦理声明：这项研究已获江西省人民医院的机构审查委员会批准（编号2014079）。

参考文献

[1]　Bhora FY, Chen DJ, Detterbeck FC, et al. The ITMIG/IASLC Thymic Epithelial Tumors Staging Project: A thymic epithelial tumors staging project: A proposed lymph node map for thymic epithelial tumors in the forthcoming 8th edition of the TNM classification of malignant tumors[J]. J Thorac Oncol, 2014, 9(9 Suppl 2): S88-S96.

[2]　Koga K, Matsuno Y, Noguchi M, et al. A review of 79 thymomas: Modification of staging system and reappraisal of conventional division into invasive and non-invasive thymoma[J]. Pathol Int, 1994, 44(5): 359-367.

[3]　Toker A. Standardized definitions and policies of minimally invasive thymoma resection[J]. Ann Cardiothorac Surg, 2015, 4(6): 535-539.

[4]　Toker A, Erus S, Ziyade S, et al. It is feasible to operate on pathological masaoka stage I and II thymoma patients with video-assisted thoracoscopy: Analysis of factors for a successful resection[J]. Surg Endosc, 2013, 27(5): 1555-1560.

[5]　Modh A, Rimner A, Allen PK, et al. Treatment modalities and outcomes in patients with advanced invasive thymoma or thymic carcinoma: A retrospective multicenter study[J]. Am J

Clin Oncol, 2016, 39(2): 120-125.

[6] Owen D, Chu B, Lehman AM, et al. Expression patterns, prognostic value, and intratumoral heterogeneity of PD-L1 and PD-1 in thymoma and thymic carcinoma[J]. J Thorac Oncol, 2018, 13(8): 1204-1212.

[7] Serpico D, Trama A, Haspinger E, et al. Available evidence and new biological perspectives on medical treatment of advanced thymic epithelial tumors[J]. Ann Oncol, 2015, 26(5): 838-847.

[8] Shintani Y, Inoue M, Kawamura T, et al. Multimodality treatment for advanced thymic carcinoma: Outcomes of induction therapy followed by surgical resection in 16 cases at a single institution[J]. Gen Thorac Cardiovasc Surg, 2015, 63(3): 159-163.

[9] Hamanaka K, Koyama T, Matsuoka S, et al. Analysis of surgical treatment of masaoka stage III-IV thymic epithelial tumors[J]. Gen Thorac Cardiovasc Surg, 2018, 66(12): 731-735.

[10] Odaka M, Tsukamoto Y, Shibasaki T, et al. Thoracoscopic thymectomy is a feasible and less invasive alternative for the surgical treatment of large thymomas[J]. Interact Cardiovasc Thorac Surg, 2017, 25(1): 103-108.

[11] Marulli G, Maessen J, Melfi F, et al. Multi-institutional european experience of robotic thymectomy for thymoma[J]. Ann Cardiothorac Surg, 2016, 5(1): 18-25.

[12] Jayam Trouth A, Dabi A, Solieman N, et al. Myasthenia Gravis: A Review[J]. Autoimmune Dis, 2012, 2012: 874680.

[13] Ried M, Marx A, Götz A, et al. State of the art: Diagnostic tools and innovative therapies for treatment of advanced thymoma and thymic carcinoma[J]. Eur J Cardiothorac Surg, 2016, 49(6): 1545-1552.

[14] Okuma Y, Horio H, Hosomi Y, et al. The potency of curative-intent treatment for advanced thymic carcinoma[J]. Lung Cancer, 2014, 84(2): 175-181.

[15] Marulli G, Rea F, Melfi F, et al. Robot-aided thoracoscopic thymectomy for early-stage thymoma: A multicenter European study[J]. J Thorac Cardiovasc Surg, 2012, 144(5): 1125-1130.

（陈立如　译）

Cite this article as: Chen L, Xie C, Lin Q, Xu Q, Liu Y, Zhang Y, Gao W, Xu J. Video-assisted thoracoscopy versus open approach in patients with Masaoka stage III thymic epithelial tumors. Transl Cancer Res 2019;8(3):962-967. doi: 10.21037/tcr.2019.06.02

附录九　机器人与开放、电视胸腔镜胸腺切除术对比的系统性回顾

Katie E. O'Sullivan[1], Usha S. Kreaden[2], April E. Hebert[2], Donna Eaton[1], Karen C. Redmond[1]

[1]Department of Thoracic Surgery, Mater Misericordiae University Hospital, Eccles St., Dublin, Ireland; [2]Clinical Affairs, Intuitive Surgical Inc., Sunnyvale, CA, USA
Correspondence to: Karen C. Redmond. Mater Misericordiae University Hospital, Eccles St., Dublin 7, Ireland. Email: karedmond@mater.ie.

背景：胸骨正中切开术是迄今为止胸腺切除术最常用的方法。近年来，电视胸腔镜手术（VATS）和机器人手术技术的发展使得微创手术成为可能。然而，先前的研究并没有将机器人与胸腔镜胸腺切除术进行比较。

方法：根据PRISMA指南，使用PubMed、Embase和Scopus数据库进行系统综述。纳入将机器人与胸腔镜或开放胸腺切除术治疗重症肌无力（MG）、前纵隔肿块或胸腺瘤进行了比较的原创研究，对死亡率、手术时间、出血量、输血量、住院时间、转归、术中及术后并发症发生率、阳性/阴性切缘率进行Meta分析。

结果：机器人胸腺切除术是开放胸腺切除术的有效替代方法，可减少出血[加权平均差（WMD）：−173.03，95%置信区间（95%CI）：−305.90，−40.17，*P*=0.01]，术后并发症少（OR值：0.37，95%CI：0.22，0.60，*P*<0.00001），住院时间短（WMD：−2.78，95%CI：−3.22，−2.33，*P*<0.00001），阳性切缘率较低（相对差异：−0.04，95%CI：−0.07，−0.01，*P*=0.01），但手术时间与开放手术无明显统计学意义（WMD：

6.73，95％CI：−21.20，34.66，P=0.64）。机器人胸腺切除术可与VATS方法相媲美；两者都有避免正中胸骨切开的优点。

结论：数据表明，机器人胸腺切除术优于开放手术，可与VATS方法相媲美，但需要长期的随访来进一步证实。

关键词：胸腺切除术；机器人；胸腔镜手术（VATS）；达芬奇

View this article at: http://dx.doi.org/10.21037/acs.2019.02.04

一、引言

近年来，手术技术的发展使得胸腺切除术的手术入路快速发展。胸腺切除术适用于切除前纵隔肿瘤，治疗重症肌无力。正中胸骨切开是应用最广泛的手术入路方法[1]。此外，有报道选择经颈部切口切除<4 cm的胸腺瘤[2]。然而，机器人和电视胸腔镜辅助手术平台得到改进，如二氧化碳注入和能量设备的应用，使胸腺切除术更加方便。

1993年开始出现胸腔镜胸腺切除术的初步报道，许多中心报道了单独应用该方法或联合经颈部切口的成功案例[3]。此外，还将这一术式用于儿童胸腺增生的治疗[4]。随后几年，越来越多的手术采用胸腔镜术式。研究表明，这一术式可降低术中失血，减少术后胸腔引流，与开放式手术相比，VATS术后住院时间更短[5]。

2000年初，机器人手术在胸外科领域首次报道，特别是在胸腺切除术中的应用。Ashton等[6]首次报道了达芬奇机器人系统在28岁重症肌无力患者胸腺切除术中的成功应用。他们使用了右胸的四孔技术，接着是对侧的一组对称切口，并使用一个孔来完成左侧解剖。从此，微创技术的应用范围不断扩大，首先是对良性胸腺病变的应用，而对恶性胸腺肿瘤的应用较慢，原因是对肿瘤操作包膜破裂和不完整切除的担忧[7-8]。据报道，机器人器械具有更高的灵活性，在狭窄的胸骨后解剖空间中具有优势[9]。

2011年，国际胸腺恶性肿瘤兴趣小组发表了《胸腺微创切除9条原则》[10]。在文章中，有人认为膈神经和主要血管的解剖不应该用微创方法进行，因为可能导致不好的结果。因此，审视胸腺切除术的现状是很重要的。

目前为止，还没有研究将开放胸腺切除术与机器人胸腺切除术进行比较。我们进行了系统性回顾性研究和Meta分析，比较开放胸腺切除术与机器人胸腺切除术和胸腔镜胸腺切除术。

二、方法

（一）文献检索策略

根据PRISMA指南[11]，采用双管齐下的方法进行系统性回顾。使用PubMed、Scopus和Embase数据库进行每月1次的通用机器人检索以及1次胸腺切除术特定检索，以查找本次临床评估的相关文献。按月进行的机器人通用搜索如下：robotic[All Fields] OR robot assist[All Fields] OR robotically assisted[All Fields] OR robot-assist[All Fields] OR da vinci[All Fields] OR "davinci"[All Fields] OR intuitive surgical[All Fields] OR（"robotic"[All Fields] AND "surgery"[all fields]）。一次性的胸腺切除术除包括上面列出的搜索字符串以外，还作如下补充：AND (thymectomy OR thymoma OR thymic OR thymus OR "myasthenia gravis"）。从上述搜索返回的所有引用都导出到一个文献库中。删除了重复的文献，3位作者（KEOS，AEH，USK）对标题和摘要进行了审查，以便纳入文献库。

（二）结果统计分类

（1）主要结果：短期（30 d）死亡率。

（2）次要结果：手术时间、估计失血（EBL）、输血率、中转率、术中并发症和术后并发症、住院时间（LOS）和阳性/阴性切缘率。

（三）纳入和排除标准

文献检索于2018年7月2日进行。入选标准如下：① 描述了机器人辅助成人胸腺切除术的英语期刊文章；②关于机器人与VATS或开放胸腺切除术比较的一手文章。排除标准如下：①不是英文文章；②不是在期刊上发表的文章（文摘、图书、图书中的章节）；③不是关于成年人达芬奇胸腺切除术的文章；④是未发表在同行评议杂志上的卫生技术评估；⑤研究综述；⑥文献缺乏对照组；⑦使用了替代技术或方法（即单孔、手助技术）；⑧没有按研究组或手术方法进行分层分析；⑨研究未提供至少一项与研究结果相关的定量结果；⑩研究包括冗余的患者群体和类似的结论。

（四）数据提取和文献评读：风险评估

3位审稿人（KEOS，AEH，USK）分别将数据提取到一个预定义的Excel表格中。我们记录了试验设计、主要和次要结果的细节。3位作者独立评估并纳入研究，使用修正版的Cochrane手册的非随机研究偏倚风险工具，对选择、实施、检出、失访、报告或其他（学习曲线、利益冲突）偏倚的存在进行评估。低风险判断的总结标准包括如下几项：①选择偏倚，队列是同时代的和有可比的，匹配患者特征，或调整了混杂因素；②实施偏倚，队列在手术和（或）医院特征上进行匹配，如手术技术、护理路径和随访时间，以使其合理组合，或处理差异；③检出偏倚，数据采集和录入由经过培训的人员进行标准化/执行，并提供了相关结果的精确定义；④失访偏倚，没有数据丢失，或者数据丢失不是问题，没有（或少数）患者没有随访，随访时间相当且充分；⑤报告偏倚，所有预先指定的感兴趣的结果均以预先指定的方式进行报道，而不考虑显著性，且完整到足以纳入Meta分析；⑥其他偏倚，没有资金或行业利益冲突是一个问题，作者考虑了外科医生和（或）医院的经验/数量，没有其他明显的偏见。所有的分歧都通过讨论解决了。

（五）统计分析

当至少2篇论文报道了一个足够详细的感兴趣的结果时，就会进行合并分析[两个队列的数据均被报道，连续变量的方差的点估计，二分变量的总和（n）、事件（n）或百分比（%）]。对于连续变量，使用逆方差法计算加权平均差和95%置信区间（WMD，95%CI）。对于二分类变量，使用Mantel-Haenszel（M-H）法计算比值比的95%置信区间（OR，95%CI），除非至少有两篇论文报道了两个队列的零事件。在这种情况下，计算风险差（RD，95%CI）。异质性有统计学意义时（Chi^2 $P<0.05$，I$^2>50\%$）采用随机效应模型，异质性无统计学意义时采用固定效应模型。在所有病例中，$P<0.05$表示差异有统计学意义。所有的分析、森林图和漏斗图都是使用Review Manager完成（5.3版，哥本哈根，北欧Cochrane中心·Cochrane协作网，2014）。在可能的情况下，使用Review Manager计算器转换未报道为平均值和标准差的连续数据。

三、结果

（一）证据数量

在PubMed（$n=176$）、Scopus（$n=222$）、Embase（$n=307$）和通用机器人搜索（$n=31$）中应用搜索词后（图F9-1），共返回736个结果。初步筛选结果时排除了474项研究，然后对28项研究进行了纳入资格评估。其中，Suda等[12]开展的1项研究将使用传统腹腔镜的单孔胸腺切除术与多孔机器人胸腺切除术进行了比较，该研究被排除，因为在腹腔镜手术组使用替代技术是腹腔镜手术与机器人手术比较的混杂因素。6项研究[13-18]的结果因为没有根据手术方法分层被排除在外；1项研究[19]因为胸腺切除术数据与其他手术的数据分析混合在一起而被排除在外；2项研究[20-21]因为没有报告任何我们感兴趣的结果被排除在外。最终共有18项研究[22-39]有待进一步分析，报道了

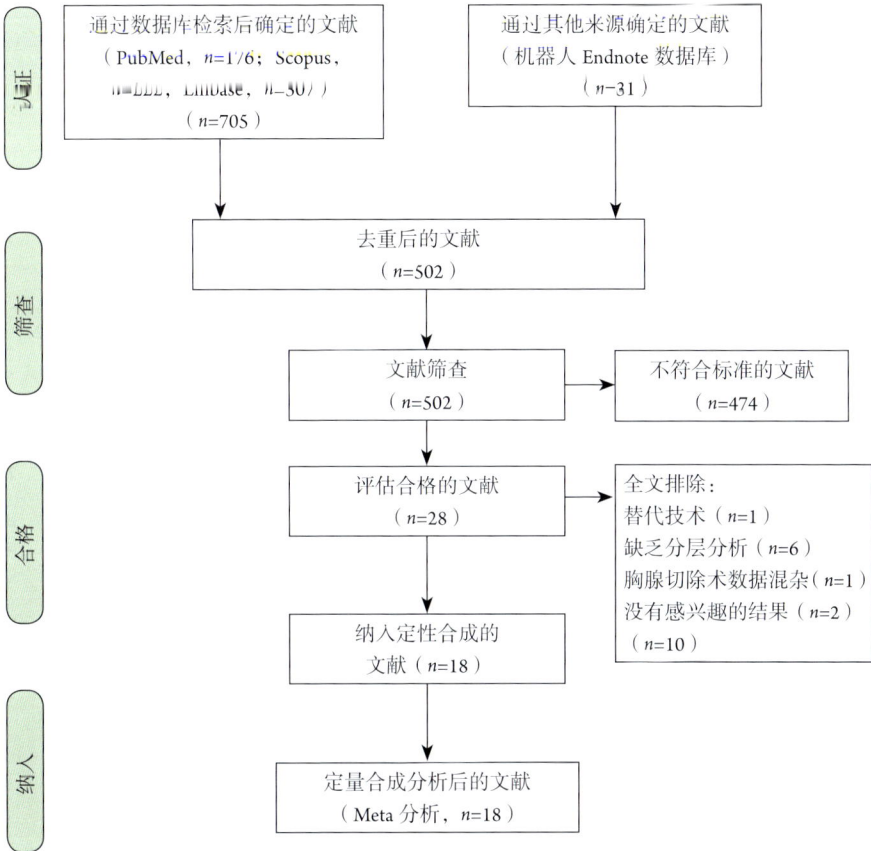

图F9-1 PRISMA 检索流程图

776例机器人、566例胸腔镜和2 872例开放病例（表F9-1）。为了便于分析，分成机器人胸腺切除术和开放胸腺切除术的对比研究，以及机器人胸腺切除术和胸腔镜胸腺切除术的对比研究。

（二）证据质量：偏倚风险

偏倚风险评估见图F9-2。所有研究均为非随机，而且大多数是回顾性的，所以比随机对照试验（RCT）有更高的偏倚风险。有几项研究由于历史对照[24,32,34,36-37]、患者选择标准的差异[22,33]或组间患者特征的差异[23]而具有较高的选择偏倚风险。对感兴趣的结果进行倾向评分匹配的研究被认为存在低选择偏倚风险[25,27-30,35]，Qian L等[31]和Ye B等人的论文便是如此[39]，因为有同期对照、选择标准相同，并且患者特征没有差异。由于缺乏关于外科技术和护理途径的

表F9-1　研究特征

作者	研究设计	研究时期	研究组	病例数	手术方式	病理结果	胸腺瘤病理分型（n）或MGFA分型（n）	年龄，平均数±SD或中位数（范围）	性别（男）	随访时间
Balduyck[22]	PC	2004—2008年	R	14	左侧或右侧多孔胸腔镜手术	AMM	A: 1, B1: 2, B2: 1, AB: 1	49（18~63）	4	34个月
			O	22	正中开胸术		A: 1, B1: 2, B2: 5, B3: 1, AB: 3	56（23~84）	12	50个月
Burt[23]	ITMIG-DB	1997—2012年	R	146	NR	胸腺瘤	MI: I: 199, II: 186, III: MI: 27, IV: 12	MI: 52（15~85）	MI: 207	
			VATS	315	NR		–	–	–	NR
			O	2 053	经胸骨或右侧开胸术		I: 669, II: 654, III: 344, IV: 130	54（8~88）	1 032	
Cakar[24]	RC	1996—2006年	R	9	4孔	MG（一些合并胸腺瘤）	A: 2, B2: 1, AB: 1	NR	NR	R: 13±10个月
			O	10	正中开胸术		A: 2, B2: 1			O: 74±23个月
Casiraghi[25]	RC-PM	1998—2017年	R	24*	3孔	胸腺瘤	I: 8, IIA: 10, IIB: 6*	62±11*	10*	1.3年
			O	24*	经胸骨或侧方开胸术		I: 9, IIA: 10, IIB: 5*	59±11*	7*	6.1年
Jun[26]	RC	2010—2012年	R	55	左侧或右侧3孔胸腔镜手术	胸腺瘤, MG, 其他	R: B1: 4, B2: 6, B3: 4, AB: 3,	41	25	
			VATS	60	NR		B1/B2: 1, B2/B3: 1, B1/B2/B3: 1, SCC: 1	43	NR	NR
Kamel[27]	RPC-PM	2012—2016年	R	70	左侧或右侧3孔或4孔胸腔镜手术	AMM, MG	I/II: 17, III/IVA: 5*	52（34~61）	23	30天
			R	22*	-	-		58（50~67）*	8*	
			VATS	7	NR	-		55（28~64）	5	
			O	12/22*	经胸骨手术		I/II: 15, III/IVA: 7*	59（51~72）*	9*	

续表F9-1

作者	研究设计	研究时期	研究组	病例数	手术方式	病理结果	胸腺瘤病理分型（n）或MGFA分型（n）	年龄，平均数±SD或中位数（范围）	性别（男）	随访时间
Kang[28]	RC-PM	2006—2015年	R	100*	左侧或右侧2孔或3孔	AMM	I：19，II：21，III：4，IV：2	52±14*	48*	36个月
			O	100*	经胸骨手术		I：22，II：28，III：3，IV：3	52±13*	51*	
Kneurtz[29]	RC-PM	2004—2016年	R	20	3孔+辅助切口	胸腺瘤	I：5，II：9，III：5，IVA：1	59（47-65）**	5	24个月
			O	34	经胸骨手术		I：11，II：9，III：9，IVA：3	61（47-73）**	14	
Marulli[30]	RC-PM	1982—2017年	R	41*	左侧或右侧多孔	胸腺瘤	I：8，II：33*	58±11*	18*	28个月（18-61）*，**
			O	41*	正中开胸术		I：9，II：32*	58±10*	19*	88个月（62-116）*，**
Qian[31]	RC	2009—2014年	R	51	左侧或右侧3孔	胸腺瘤	I：19，IIA：21，IIB：11	49±13	21	421±469天
			VATS	35	左侧或右侧3孔		I：10，IIA：14，IIB：11	50±13	19	701±382天
			O	37	正中开胸术		I：10，IIA：12，IIB：15	47±14	15	818±592天
Renaud[32]	RC	1998—2010年	R	6	左侧3孔	MG	MGFA：I：1，II：1，III：4	40（27-57）	1	12个月
			O	15	正中开胸术		I：0，II：6，III：13，IV：2	28（6-46）	6	
Rowse[33]	RPC	1995—2015年	R	11	左侧或右侧2孔或3孔	胸腺瘤，MG，其他	R/VATS：I：18，IIA：9	52（23-74）	6	18个月
			VATS	45	左侧或右侧2孔或3孔			50（23-87）	19	
Ruckert[34]	RPC	1994—2006年	R	74	左侧或右侧3孔	MG	MGFA：I：4，II：25，III：35，IV：10	39（7-75）	32	42个月
			VATS	79	左侧或右侧3孔		I：3，II：26，III：34，IV：15，V：1	37（11-74）	23	

续表F9-1

作者	研究设计	研究时期	研究组	病例数	手术方式	病理结果	胸腺瘤病理分型（n）分型	胸腺瘤病理分型（n）或MGFA分型	年龄，平均数±SD或中位数（范围）	性别（男）	随访时间
Seong[35]	RC-PM	2008—2012年	R	34*	左侧或右侧2孔或3孔	AMM	NR		54±2*	15*	1.1±0.2年
			O	34*	正中开胸术	AMM			52±2*	18*	1.8±0.2年
Weksler[36]	RC	2001—2010年	R	15	左侧或右侧3孔	AMM	I：3，II：7，III：0		57±16	7	30天
			O	35	经胸骨手术		I：3，II：6，III：2		51±18	18	
Wilshire[37]	RPC	2004—2014年	R	23	左侧或右侧3孔	胸腺瘤	I：9，II：13，III：1		58（50-67）**	11	12个月（8-34）**
			O	17	经胸骨手术		I：7，II：8，III：2		59（52-69）**	12	83个月（22-94）**
Ye 2013[39]	RC	2009—2012年	R	21	左侧或右侧3孔	胸腺瘤	I：21		53±8	9	17个月（6-48）
			VATS	25	左侧或右侧3孔		I：25		53±5	13	25个月（6-48）
Ye 2014[38]	RC	2009—2012年	R	23	左侧或右侧3孔	胸腺瘤	I：21，II：2		52±7	11	17个月（1-48）
			O	51	经胸骨手术		I：43，II：8		50±13	31	18个月（1-48）

PC，前瞻性队列研究；ITMIG-DB，国际胸腺肿瘤协作组组织数据库；RC，回顾性队列研究；RPC，对前瞻性收集的机构数据库的回顾性研究；PM，倾向匹配；R，回顾性；O，开放手术；AMM，前纵隔肿瘤；MG，重症肌无力；NR，无记录；NA，无描述。WHO胸腺瘤分型用A，B1，B2，B3，AB表示。分期写在前面。分型和美国重症肌无力组织（MGFA）分型用罗马数字表示（如I，II，III，IV）。匹配用数据用*标记。Casiraghi匹配：肿瘤大小和分期。Kamell匹配：年龄（≥52岁 vs <52岁"整个队列列的中位年龄"），性别，肿瘤大小（≤5 cm vs ≥5 cm），Masaoka-Koga分期（I/II vs III/IV）。Kang匹配：年龄，性别，临床分期，Charlson-Deyo合并症指数，细胞类型和联合的方法。Kneurtz匹配：年龄，性别，肿瘤大小和Masaoka分期（I，II，III/IV）组。WHO组织学分型（B3/C vs 其他）。Kang匹配：年龄，性别，肿瘤大小，WHO组织学分型，Masaoka分期，肿瘤直径和MG，其他器官/组织切除利病理学分型。Seong匹配：年龄，肿瘤大小，性别，MG，其他器官/组织切除利病理学分型。**，四分位距。
Marulli匹配：手术时年龄，性别，肿瘤直径利MG，肿瘤大小，WHO组织学分型，Seong匹配：年龄，肿瘤时年龄……

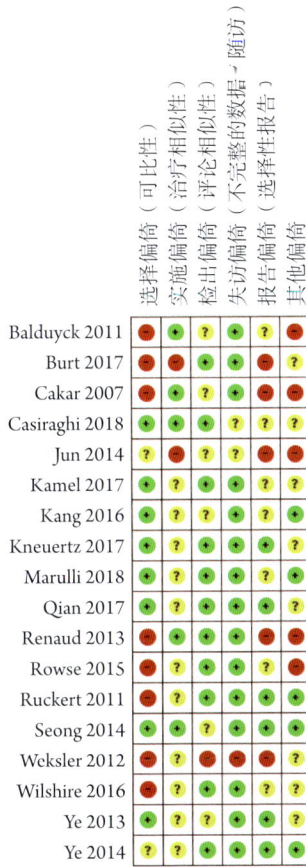

图F9-2　偏倚风险评估

按照图例显示高（带减号红圈）、低（带加号绿圈）和不明确（带问号黄圈）的差异，根据不同第一作者、出版年列出每篇论文的偏倚风险：选择偏倚（可比较的不同组在基线特征上的系统性差异）、实施偏倚（组间提供的治疗间的系统性差异）、检出偏倚（组间在结果如何确定方面的系统差异）、失访偏倚（组间在从研究中退出、样本的完整性、随访或数据的完整性方面的系统差异）、报告偏倚（已报告和未报告结果之间的系统差异，选择性报告结果）、其他偏倚（学习曲线、利益冲突、资金）。低风险确定的总结标准如下。选择偏倚：队列是同时期的和可比的，患者特征是匹配的，或调整了混杂因素。实施偏倚：队列在手术和（或）医院特征上进行匹配，如手术技术、护理路径和随访时间，以使它们的组合合理，或处理差异。检出偏倚：数据采集和录入由经过培训的人员标准化，并提供相关结果的精确定义。失访偏倚：没有数据丢失，或者数据丢失不是问题，没有（或很少）患者丢失随访，随访时间相当且充分。报告偏倚：所有预先指定的利益结果和Meta分析均以预先指定的方式报告，无论其意义和完整程度如何，均足以纳入Meta分析。其他偏倚：没有资金或行业利益冲突是一个问题，作者考虑了外科医生和（或）医院的经验/数量。没有其他明显的偏倚。

信息，大多数研究被评为未知或高执行偏倚风险。描述相似的手术和术后护理路径的研究[22,24,35]，使用相同的手术团队[32]，或特别提到无论手术方式如何，手术决策都是标准化的[25]研究被认为存在低执行偏倚风险。Weksler等[36]的论文被评估为有较高的检出偏倚风险，因为作者特别提到未能获得胸骨正中切开组准确的手术时间，并且没有报道每组相同的结果。因为缺乏信息，所有其他研究都被评为风险不确定[22,24,26,28,35,39]，或由于前瞻性收集的数据[27,33-34,37]、数据输入到注册表[23]、提供的结果的精确定义[25,29-30,38]，或由于任何定义的缺失都不太可能影响结果[31-32]，被列为低检出偏倚风险。Weksler等[36]的研究也被评估为存在高失访偏倚风险，因为干预类型可能导致数据不完整。由于充分的随访以及组间很少或同等数量的患者丢失/数据丢失，所有其他研究被评估为围手术期预后风险不明确或低失访偏倚风险。5项研究被评估为高报告偏倚风险。除了不匹配的切缘率，Bur等[23]的研究没有单独列出机器人组的数据。许多研究中[24,26,32,36]让人感兴趣的结果报道不完整（例如，缺失一个变量分析），因此不能被纳入Meta分析。包括机器人学习曲线[22,24,32-33]在内的研究被认为存在较高的其他偏倚风险。使用漏斗图（图F9-3）评估至少包含10项研究的所有分析的发表偏倚，4项研究均显示对称性，2项研究无发表偏倚。

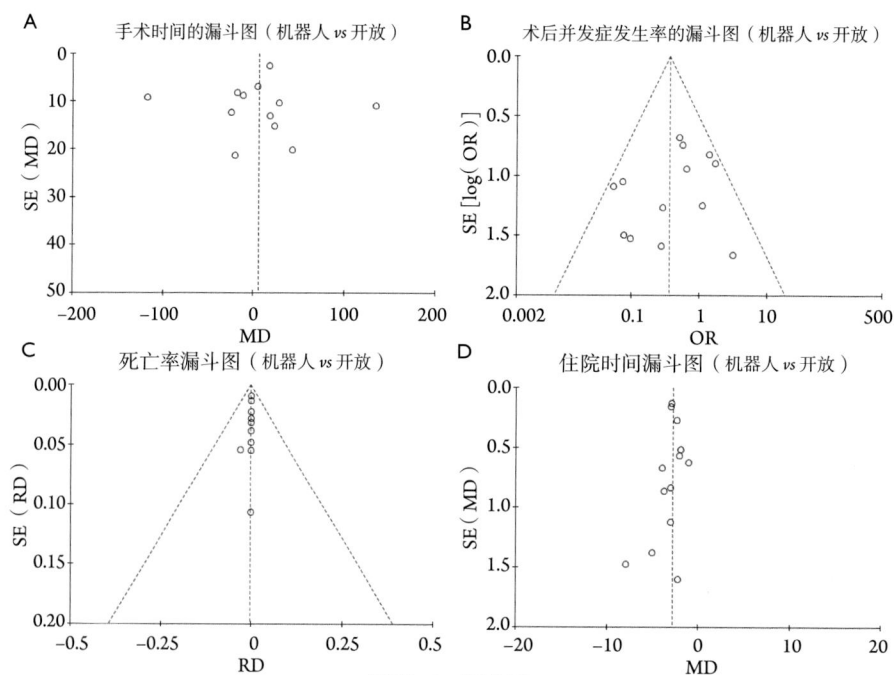

图F9-3　漏斗图

图表显示至少10个研究的结果，（A）包括机器人手术对比开放手术的手术时间对比；（B）术后并发症发生率对比；（C）死亡率对比；（D）住院时间对比。

（三）主要和次要终点的评估（表F9-1）

1. 机器人胸腺切除术和开放胸腺切除术（图F9-3～图F9-4，表F9-2）

共有14篇文献[22-25,27-32,35-38]比较了机器人方法和开放方法，其中包括3 487例患者（机器人方法615例和开放方法2 872例），显示机器人胸腺切除术与开放手术的手术时间相当，具有显著的异质性（P<0.00001），可能是由于不同研究对手术时间的定义不同。8项关于术中失血量的研究报道[27-29,31-32,36-37,39]，显示机器人组的失血量显著降低（P<0.00001），只有1项关于输血的研究报

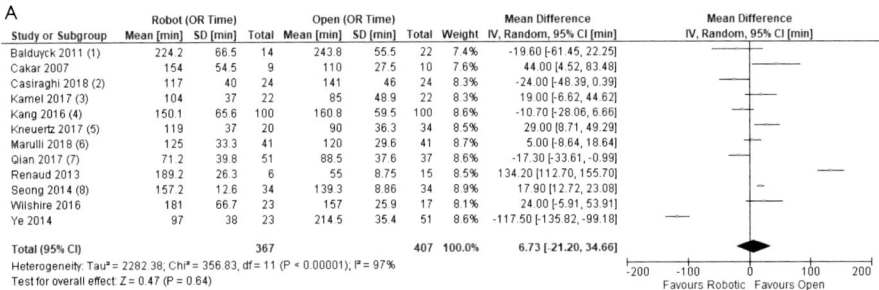

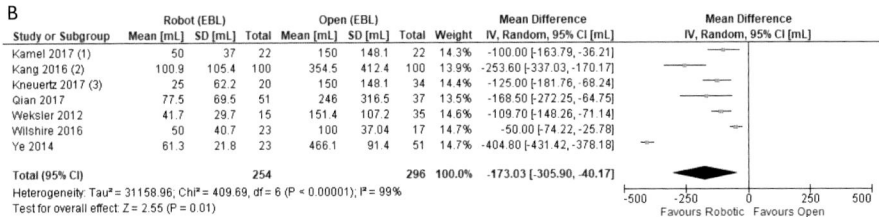

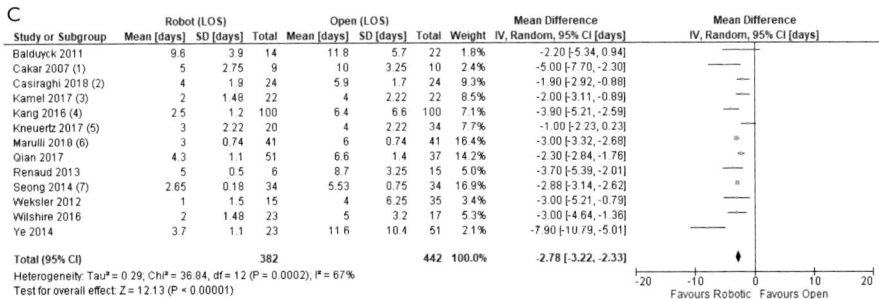

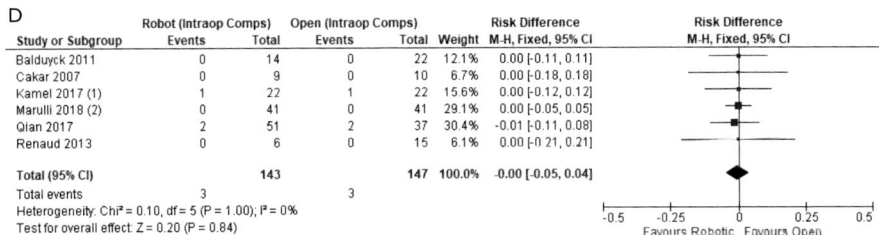

A

Study or Subgroup	Robot (OR Time) Mean [min]	SD [min]	Total	Open (OR Time) Mean [min]	SD [min]	Total	Weight	Mean Difference IV, Random, 95% CI [min]
Balduyck 2011 (1)	224.2	66.5	14	243.8	55.5	22	7.4%	-19.60 [-61.45, 22.25]
Cakar 2007	154	54.5	9	110	27.5	10	7.6%	44.00 [4.52, 83.48]
Casiraghi 2018 (2)	117	40	24	141	46	24	8.3%	-24.00 [-48.39, 0.39]
Kamel 2017 (3)	104	37	22	85	48.9	22	8.3%	19.00 [-6.62, 44.62]
Kang 2016 (4)	150.1	65.6	100	160.8	59.5	100	8.6%	-10.70 [-28.06, 6.66]
Kneuertz 2017 (5)	119	37	20	90	36.3	34	8.5%	29.00 [8.71, 49.29]
Marulli 2018 (6)	125	33.3	41	120	29.6	41	8.7%	5.00 [-8.64, 18.64]
Qian 2017 (7)	71.2	39.8	51	88.5	37.6	37	8.6%	-17.30 [-33.61, -0.99]
Renaud 2013	189.2	26.3	6	55	8.75	15	8.5%	134.20 [112.70, 155.70]
Seong 2014 (8)	157.2	12.6	34	139.3	8.86	34	8.9%	17.90 [12.72, 23.08]
Wilshire 2016	181	66.7	23	157	25.9	17	8.1%	24.00 [-5.91, 53.91]
Ye 2014	97	38	23	214.5	35.4	51	8.6%	-117.50 [-135.82, -99.18]
Total (95% CI)			367			407	100.0%	6.73 [-21.20, 34.66]

Heterogeneity: Tau² = 2282.38; Chi² = 356.83, df = 11 (P < 0.00001); I² = 97%
Test for overall effect: Z = 0.47 (P = 0.64)
Favours Robotic Favours Open

B

Study or Subgroup	Robot (EBL) Mean [mL]	SD [mL]	Total	Open (EBL) Mean [mL]	SD [mL]	Total	Weight	Mean Difference IV, Random, 95% CI [mL]
Kamel 2017 (1)	50	37	22	150	148.1	22	14.3%	-100.00 [-163.79, -36.21]
Kang 2016 (2)	100.9	105.4	100	354.5	412.4	100	13.9%	-253.60 [-337.03, -170.17]
Kneuertz 2017 (3)	25	62.2	20	150	148.1	34	14.4%	-125.00 [-181.76, -68.24]
Qian 2017	77.5	69.5	51	246	316.5	37	13.5%	-168.50 [-272.25, -64.75]
Weksler 2012	41.7	29.7	15	151.4	107.2	35	14.6%	-109.70 [-148.26, -71.14]
Wilshire 2016	50	40.7	23	100	37.04	17	14.7%	-50.00 [-74.22, -25.78]
Ye 2014	61.3	21.8	23	466.1	91.4	51	14.7%	-404.80 [-431.42, -378.18]
Total (95% CI)			254			296	100.0%	-173.03 [-305.90, -40.17]

Heterogeneity: Tau² = 31158.96; Chi² = 409.69, df = 6 (P < 0.00001); I² = 99%
Test for overall effect: Z = 2.55 (P = 0.01)
Favours Robotic Favours Open

C

Study or Subgroup	Robot (LOS) Mean [days]	SD [days]	Total	Open (LOS) Mean [days]	SD [days]	Total	Weight	Mean Difference IV, Random, 95% CI [days]
Balduyck 2011	9.6	3.9	14	11.8	5.7	22	1.8%	-2.20 [-5.34, 0.94]
Cakar 2007 (1)	5	2.75	9	10	3.25	10	2.4%	-5.00 [-7.70, -2.30]
Casiraghi 2018 (2)	4	1.9	24	5.9	1.7	24	9.3%	-1.90 [-2.92, -0.88]
Kamel 2017 (3)	2	1.48	22	4	2.22	22	8.5%	-2.00 [-3.11, -0.89]
Kang 2016 (4)	2.5	1.2	100	6.4	6.6	100	7.1%	-3.90 [-5.21, -2.59]
Kneuertz 2017 (5)	3	2.22	20	4	2.22	34	7.7%	-1.00 [-2.23, 0.23]
Marulli 2018 (6)	3	0.74	41	6	0.74	41	16.4%	-3.00 [-3.32, -2.68]
Qian 2017	4.3	1.1	51	6.6	1.4	37	14.2%	-2.30 [-2.84, -1.76]
Renaud 2013	5	0.5	6	8.7	3.25	15	5.0%	-3.70 [-5.39, -2.01]
Seong 2014 (7)	2.65	0.18	34	5.53	0.75	34	16.9%	-2.88 [-3.14, -2.62]
Weksler 2012	1	1.5	15	4	6.25	35	3.4%	-3.00 [-5.21, -0.79]
Wilshire 2016	2	1.48	23	5	3.2	17	5.3%	-3.00 [-4.64, -1.36]
Ye 2014	3.7	1.1	23	11.6	10.4	51	2.1%	-7.90 [-10.79, -5.01]
Total (95% CI)			382			442	100.0%	-2.78 [-3.22, -2.33]

Heterogeneity: Tau² = 0.29; Chi² = 36.84, df = 12 (P = 0.0002); I² = 67%
Test for overall effect: Z = 12.13 (P < 0.00001)
Favours Robotic Favours Open

D

Study or Subgroup	Robot (Intraop Comps) Events	Total	Open (Intraop Comps) Events	Total	Weight	Risk Difference M-H, Fixed, 95% CI
Balduyck 2011	0	14	0	22	12.1%	0.00 [-0.11, 0.11]
Cakar 2007	0	9	0	10	6.7%	0.00 [-0.18, 0.18]
Kamel 2017 (1)	1	22	1	22	15.6%	0.00 [-0.12, 0.12]
Marulli 2018 (2)	0	41	0	41	29.1%	0.00 [-0.05, 0.05]
Qian 2017	2	51	2	37	30.4%	-0.01 [-0.11, 0.08]
Renaud 2013	0	6	0	15	6.1%	0.00 [-0.21, 0.21]
Total (95% CI)		143		147	100.0%	-0.00 [-0.05, 0.04]
Total events	3		3			

Heterogeneity: Chi² = 0.10, df = 5 (P = 1.00); I² = 0%
Test for overall effect: Z = 0.20 (P = 0.84)
Favours Robotic Favours Open

E

Study or Subgroup	Robot (Postop Comps) Events	Total	Open (Postop comps) Events	Total	Weight	Odds Ratio M-H, Fixed, 95% CI
Balduyck 2011	3	14	3	22	3.2%	1.73 [0.30, 10.08]
Cakar 2007	1	9	3	10	4.4%	0.29 [0.02, 3.48]
Casiraghi 2018 (1)	4	24	3	24	4.4%	1.40 [0.28, 7.06]
Kamel 2017 (2)	1	22	0	22	0.8%	3.14 [0.12, 81.35]
Kang 2016 (3)	1	100	12	100	20.9%	0.07 [0.01, 0.58]
Kneuertz 2017 (4)	3	20	8	34	8.9%	0.57 [0.13, 2.47]
Marulli 2018 (5)	2	41	3	41	5.0%	0.65 [0.10, 4.11]
Qian 2017	0	51	3	37	7.0%	0.10 [0.00, 1.91]
Renaud 2013	0	6	3	15	3.5%	0.27 [0.01, 6.17]
Seong 2014 (6)	0	34	5	34	9.5%	0.08 [0.00, 1.47]
Weksler 2012 (7)	1	15	20	35	19.7%	0.05 [0.01, 0.45]
Wilshire 2016 (8)	6	23	7	17	10.5%	0.50 [0.13, 1.93]
Ye 2014	1	23	2	51	2.1%	1.11 [0.10, 12.94]
Total (95% CI)		382		442	100.0%	0.37 [0.22, 0.60]
Total events	23		72			

Heterogeneity: Chi² = 16.37, df = 12 (P = 0.17); I² = 27%
Test for overall effect: Z = 3.98 (P < 0.0001)

Favours Robotic Favours Open

F

Study or Subgroup	Robot (Mortality) Events	Total	Open (Mortality) Events	Total	Weight	Risk Difference M-H, Fixed, 95% CI
Balduyck 2011 (1)	0	14	0	22	4.6%	0.00 [-0.11, 0.11]
Kang 2016 (2)	0	100	0	100	26.8%	0.00 [-0.02, 0.02]
Kneuertz 2017 (3)	0	20	0	34	6.7%	0.00 [-0.08, 0.08]
Marulli 2018 (4)	0	56	0	108	19.7%	0.00 [-0.03, 0.03]
Qian 2017	0	51	0	37	11.5%	0.00 [-0.04, 0.04]
Renaud 2013	0	6	0	15	2.3%	0.00 [-0.21, 0.21]
Seong 2014 (5)	0	34	0	34	9.1%	0.00 [-0.06, 0.06]
Weksler 2012	0	15	1	35	5.6%	-0.03 [-0.14, 0.08]
Wilshire 2016	0	23	0	17	5.2%	0.00 [-0.10, 0.10]
Ye 2014	0	23	0	51	8.5%	0.00 [-0.06, 0.06]
Total (95% CI)		342		453	100.0%	-0.00 [-0.02, 0.02]
Total events	0		1			

Heterogeneity: Chi² = 0.30, df = 9 (P = 1.00); I² = 0%
Test for overall effect: Z = 0.18 (P = 0.86)

Favours Robotic Favours Open

G

Study or Subgroup	Robot (PSM) Events	Total	Open (PSM) Events	Total	Weight	Risk Difference M-H, Fixed, 95% CI
Burt 2017	12	146	280	2028	51.6%	-0.06 [-0.10, -0.01]
Cakar 2007	0	4	0	3	0.6%	0.00 [-0.42, 0.42]
Casiraghi 2018 (1)	0	24	0	24	4.5%	0.00 [-0.08, 0.08]
Kang 2016 (2)	0	100	2	100	19.0%	-0.02 [-0.05, 0.01]
Kneuertz 2017 (3)	2	20	5	34	4.8%	-0.05 [-0.22, 0.13]
Marulli 2018 (4)	0	41	0	41	7.8%	0.00 [-0.05, 0.05]
Weksler 2012	0	10	0	14	2.2%	0.00 [-0.15, 0.15]
Wilshire 2016	2	23	2	15	3.4%	-0.05 [-0.25, 0.16]
Ye 2014	0	23	0	51	6.0%	0.00 [-0.06, 0.06]
Total (95% CI)		391		2310	100.0%	-0.04 [-0.07, -0.01]
Total events	16		289			

Heterogeneity: Chi² = 6.38, df = 8 (P = 0.60); I² = 0%
Test for overall effect: Z = 2.50 (P = 0.01)

Favours Robotic Favours Open

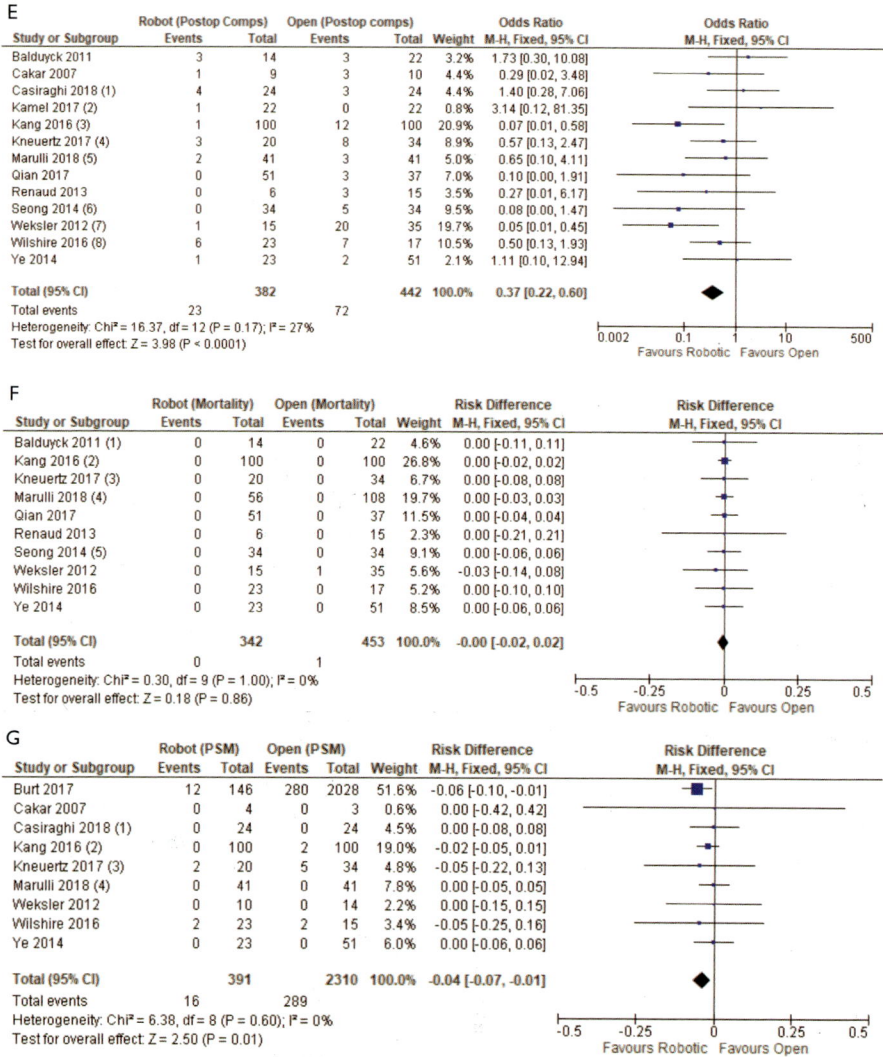

图F9-4　机器人胸腺切除术和开放胸腺切除术对比森林图

森林图显示了机器人和开放队列之间感兴趣结果的对比。（A）手术时间，为手术室内时间，（2-6，8）是匹配的，（7）不包括机器人设置时间。（B）对于估算失血量（EBL），（1-3）匹配。（C）住院时间（LOS），由于保险公司的压力较小，奥地利的（1）LOS延长，（2-7）是匹配的。（D）术中并发症，（E）（1-2）匹配。术后并发症，（1-6）匹配，（7）不明确并发症是否术后出现，（8）为围手术期并发症率。（F）死亡率，（1）为术中死亡率，（2-5）匹配。（G）阳性切缘率，（1-4）匹配，n是基于胸腺瘤的病例数。Study or Subgroup，研究或亚组；Robot，机器人手术；VATS，胸腔镜手术；OR time，缓解率时间；Mean Difference，平均差；Mean，平均值；total，总计；Events，事件；Weight，比重；Risk Difference，风险差；Heterogeneity，异质性；Test for overall effect，整体效果检验。

表F9-2　机器人胸腺切除术和开放胸腺切除术对比

作者	研究人数	手术时间（min）	失血量（mL）	BTx（%）	住院时间（d）	中转开放率（%）	术中并发症发生率（%）	术后并发症发生率（%）	住院期间或30 d死亡率（%）	≥0切除率（%）
Balduyck[22]	机器人手术14	224.2±66.5	N/A	N/A	9.6±3.9	7.1	0	21.4	0	N/A
	开放手术22	243.8±55.5	N/A	N/A	11.8±5.7	N/A	0	13.5	0	N/A
	P值	NS	N/A	N/A	NS	N/A	NS	NS	NS	N/A
Burt[23]	机器人手术146	N/A	N/A	N/A	N/A	N/A	N/A	N/A	N/A	92
	开放手术2 028	N/A	N/A	N/A	N/A	N/A	N/A	N/A	N/A	86
	P值	N/A	N/A	N/A	N/A	N/A	N/A	N/A	N/A	0.2
Cakar[24]	机器人手术9	154（94~312）	<50	N/A	5（4~15）	0	0	11	N/A	100
	开放手术10	110（42~152）	<50	N/A	10（10~23）	N/A	0	30	N/A	100
	P值	<0.05	ns	N/A	<0.05	N/A	NS	N/A	N/A	N/A
Casiraghi[25]	机器人手术24	117±40	N/A	—	4.0±1.9	0	N/A	16.7	N/A	100
	开放手术24	141±46	N/A	N/A	5.9±1.7	N/A	N/A	12.5	N/A	100
	P值	0.06	N/A	N/A	0.00009	N/A	N/A	NS	N/A	N/A
Kamel[27]	机器人手术70	102（77~125）	20（20~50）	N/A	3（2~4）	7.1	4.2	11	0	N/A
Unmatched	开放手术12	105（79~263）	125（38~550）	N/A	5（3~8）	N/A	17	0	N/A	N/A
	P值	N/A	N/A	N/A	N/A	N/A	N/A	N/A	N/A	N/A

续表F9-2

作者	研究数	手术时间（min）	失血量（mL）	BTx（%）	住院时间（d）	中转开放率（%）	术中并发症发生率（%）	术后并发症发生率（%）	住院期间或30 d死亡率（%）	R0切除率（%）
Kamel[27] Matched	机器人手术22	104（71~121）	50（20~70）	N/A	2（2~4）	0	4.5	4.5	0	N/A
	开放手术22	85（71~137）	150（100~300）	N/A	4（3~6）	N/A	4.5	0	N/A	N/A
	P值	0.79	<0.001	N/A	0.01	NS	NS	NS	N/A	N/A
Kang[28] Unmatched	机器人手术117	164.3±96.0	103.6±107.4	N/A	2（2~3）	0	N/A	1	0	100
	开放手术312	191±102.1	473.5±684.3	N/A	5（4~7）	N/A	N/A	14	0	95
	P值	0.01	<0.001	N/A	<0.001	N/A	N/A	<0.001	NS	0.03
Kang[28] Matched	机器人手术100	150.1±65.6	100.9±105.4	N/A	2.5±1.2	0	N/A	1	0	100
	开放手术100	160.8±59.5	354.5±412.4	N/A	6.4±6.6	N/A	N/A	12	0	98
	P值	0.23	<0.001	N/A	<0.001	N/A	N/A	0.002	NS	0.16
Kneurtz[29]	机器人手术20	119（92~142）	25（10~94）	N/A	3（2~5）	5	N/A	15	0	90
	开放手术34	90（75~124）	150（75~275）	N/A	4（3~6）	N/A	N/A	24	0	85
	P值	0.13	0.001	N/A	0.034	N/A	N/A	0.45	NS	NS
Marulli[30] Unmatched	机器人手术56	132.5（115~170）	≥50 mL in 5% ≥100 mL in 3% ≥200 mL in 3%	N/A	3（3~4）	3.5	0	4	0	100
	开放手术108	115（90~137）	≥50 mL in 19% ≥100 mL in 16% ≥200 mL in 10%	N/A	6（5~7）	N/A	0	15	0	100
	P值	<0.001	0.01、0.02、0.13	N/A	<0.001	N/A	NS	0.03	NS	N/A

续表F9-2

作者	研究数	手术时间（min）	失血量（mL）	BTx（%）	住院时间（d）	中转开放率（%）	术中并发症发生率（%）	术后并发症发生率（%）	住院期间或30d死亡率（%）	R0切除率（%）
Marulli[30] Matched	机器人手术 41	125（115~160）	≥50 mL in 7%	N/A	3（3~4）	2.4	0	5	0	100
	开放手术 41	120（95~135）	≥50 mL in 22%	N/A	6（5~6）	N/A	0	7	0	100
	P值	NS	NS	N/A	0.04	N/A	NS	NS	NS	N/A
Qian[31]	机器人手术 51	71.2±39.8	77.5±69.5	N/A	4.3±1.1	0	3.9	0	0	N/A
	开放手术 37	88.5±37.6	246±316.5	N/A	6.6±1.4	N/A	5.4	8.1	0	N/A
	P值	NS	N/A	N/A	<0.001	N/A	N/A	N/A	N/A	N/A
Renaud[32]	机器人手术 6	189（135~240）	<10	N/A	5（4~6）	0	0	0	0	N/A
	开放手术 15	55（45~80）	24.6（10~200）	N/A	8.7（3~16）	N/A	0	20	0	N/A
	P值	<0.001	NS	N/A	0.02	N/A	NS	NS	NS	N/A
Seong[35]	机器人手术 34	157.2±12.6	N/A	N/A	2.6±0.2	0	N/A	0	0	N/A
	开放手术 34	139.3±8.86	N/A	N/A	5.5±0.7	N/A	N/A	14.7	0	N/A
	P值	NS	N/A	N/A	0.001	NS	N/A	NS	NS	N/A
Weksler[36]	机器人手术 15	130±23	41.7±29.7	N/A	1（1~7）	0	0	6.6	0	100
	开放手术 35	N/A	151.4±107.2	N/A	4（2~27）	N/A	0	57	2.8	100
	P值	N/A	0.001	N/A	0.002	N/A	ns	0.001	N/A	N/A
Wilshire[37]	机器人手术 23	181（142~232）	50（45~100）	N/A	2（1~3）	4	N/A	26	0	100
	开放手术 17	157（136~171）	100（100~150）	N/A	5（4~8）	N/A	N/A	41	0	100
	P值	NS	0.001	N/A	<0.001	N/A	N/A	NS	NS	N/A
Ye[38]	机器人手术 23	97±38	61.3±21.8	0	3.7±1.1	0	N/A	4.3	0	100
	开放手术 51	214.5±35.4	466.1±91.4	0	11.6±10.4	N/A	N/A	3.9	0	100
	P值	<0.01	<0.01	NS	<0.01	N/A	N/A	NS	NS	N/A

BTx，输血；NS，无意义；N/A，无描述；连续数据以平均值或中位数表示。

道[38]。13篇文献报道了住院时间[22,24-25,27-32,35-38]。分析显示机器人组的住院时间明显缩短，具有显著的异质性（*P*=0.0002），所有研究都报道机器人组的住院时间更短。6项研究报道了术中并发症[22,24,27,30-32]，分析显示组间无统计学差异（*P*=1.0）。13项研究报道了术后并发症[22,24-25,27-32,35-38]，分析显示机器人组的术后并发症发生率显著降低，但异质性低（*P*=0.17）。10项研究报道了死亡率[22,28-32,35-38]，分析显示组间结果相当，无异质性（*P*=1.0）。只有1项研究报道了开放手术出现了患者死亡[36]。没有任何机器人手术患者死亡。有9项研究报道了切缘状态[23-25,28-30,36-38]，机器人组的阳性切缘率显著下降，但异质性低（*P*=0.6）。

2. 机器人胸腺切除术与胸腔镜胸腺切除术

机器人胸腺切除术与胸腔镜胸腺切除术对比见图F9-5、表F9-3。7篇文献[23,26-27,31-33,34,39]纳入994例患者（机器人428例，VATS 566例）。6项研究报道了手术时间[26-27,31,33-34,39]，汇总分析显示组间差异无统计学意义（*P*=0.37）。4项研究[27,31,33,39]报道了出血量，Meta分析显示组间差异无统计学意义（*P*=0.64）。输血仅在2项研究[33,39]中有报道，组间差异无统计学意义（*P*=0.60）。5项研究[26-27,31-33,39]报道了住院时间，汇总分析显示组间差异无统计学意义（*P*=0.26）。在4项研究[31,33-34,39]中，两组患者都报道了中转开放手术。Meta分析显示，机器人组和VATS组之间差异无统计学意义（*P*=0.73）。报道两组术中并发症发生率的3项研究[27,31,33]的汇总分析差异无统计学意义（*P*=0.66），5项研究[26,31,33-34,39]报道了术后并发症发生率，汇总分析显示差异无统计学意义（*P*=0.71），6项研究[26-27,31,33-34,39]均未报道机器人组或VATS组的死亡。3项研究[31,33-34]报道了两组的死亡率，并纳入了汇总分析。3项研究[23,33,39]报道了两组的阳性切缘率，汇总分析显示机器人组和VATS组差异无统计学意义（*P*=0.3）。

四、讨论

（一）主要研究结果

我们对18篇比较机器人胸腺切除术与胸腔镜手术或开放胸腺切除术的文献资料进行了系统的回顾和Meta分析，发现与开放胸腺切除术相比，机器人手术显著减少了出血、术后并发症发生率、住院时间和阳性切缘率。机器人手术在所有结果上与胸腔镜手术相当。

（二）与以前的系统回顾比较

据我们所知，已有5篇关于机器人胸腺切除术与VATS或开放胸腺切除术比较的系统综述。没有作者将机器人与VATS[40-42]和开放手术[7,42-43]同时进行比

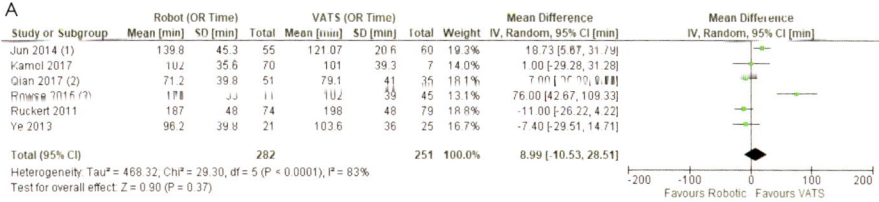

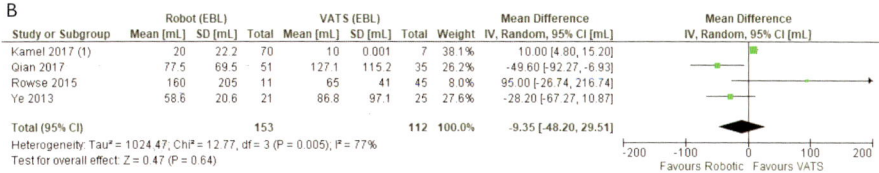

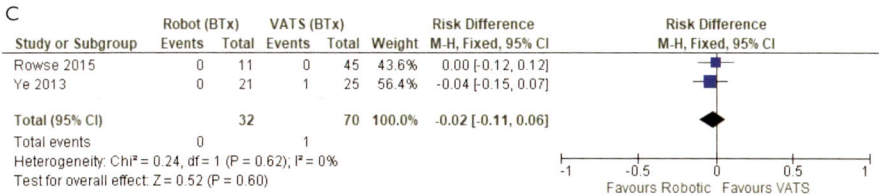

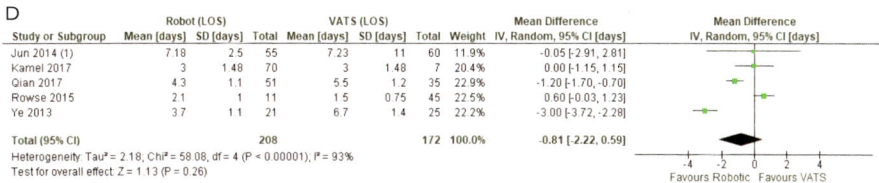

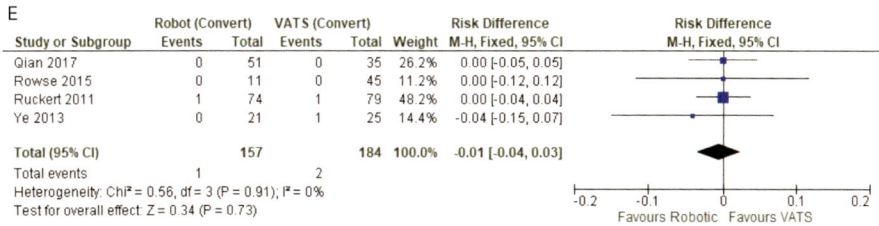

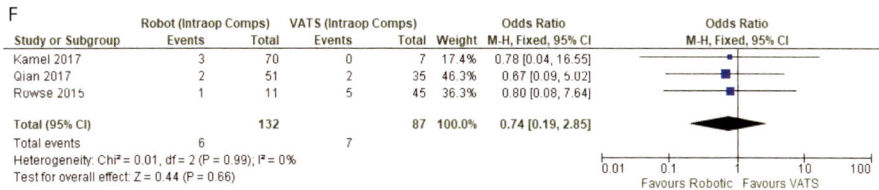

G

Study or Subgroup	Robot (Postop Comps) Events	Total	VATS (Postop Comps) Events	Total	Weight	Odds Ratio M-H, Fixed, 95% CI
Jun 2014	6	55	4	60	39.4%	1.71 [0.46, 6.43]
Qian 2017	0	51	0	35		Not estimable
Rowse 2015	1	11	7	45	28.9%	0.54 [0.06, 4.94]
Ruckert 2011	2	74	2	79	21.7%	1.07 [0.15, 7.79]
Ye 2013	1	21	1	25	10.0%	1.20 [0.07, 20.43]
Total (95% CI)		212		244	100.0%	1.18 [0.48, 2.91]
Total events	10		14			

Heterogeneity: Chi² = 0.79, df = 3 (P = 0.85); I² = 0%
Test for overall effect: Z = 0.37 (P = 0.71)

Odds Ratio M-H, Fixed, 95% CI — Favours Robotic Favours VATS

H

Study or Subgroup	Robot (Mortality) Events	Total	VATS (Mortality) Events	Total	Weight	Risk Difference M-H, Fixed, 95% CI
Qian 2017	0	51	0	35	30.6%	0.00 [-0.05, 0.05]
Rowse 2015	0	11	0	45	13.0%	0.00 [-0.12, 0.12]
Ruckert 2011	0	74	0	79	56.4%	0.00 [-0.03, 0.03]
Total (95% CI)		136		159	100.0%	0.00 [-0.03, 0.03]
Total events	0		0			

Heterogeneity: Chi² = 0.00, df = 2 (P = 1.00); I² = 0%
Test for overall effect: Z = 0.00 (P = 1.00)

Risk Difference M-H, Fixed, 95% CI — Favours Robotic Favours VATS

I

Study or Subgroup	Robot (PSM) Events	Total	VATS (PSM) Events	Total	Weight	Risk Difference M-H, Fixed, 95% CI
Burt 2017	12	146	17	315	83.1%	0.03 [-0.02, 0.08]
Rowse 2015	0	11	0	45	7.4%	0.00 [-0.12, 0.12]
Ye 2013	0	21	0	25	9.5%	0.00 [-0.08, 0.08]
Total (95% CI)		178		385	100.0%	0.02 [-0.02, 0.07]
Total events	12		17			

Heterogeneity: Chi² = 0.51, df = 2 (P = 0.78); I² = 0%
Test for overall effect: Z = 1.04 (P = 0.30)

Risk Difference M-H, Fixed, 95% CI — Favours Robotic Favours VATS

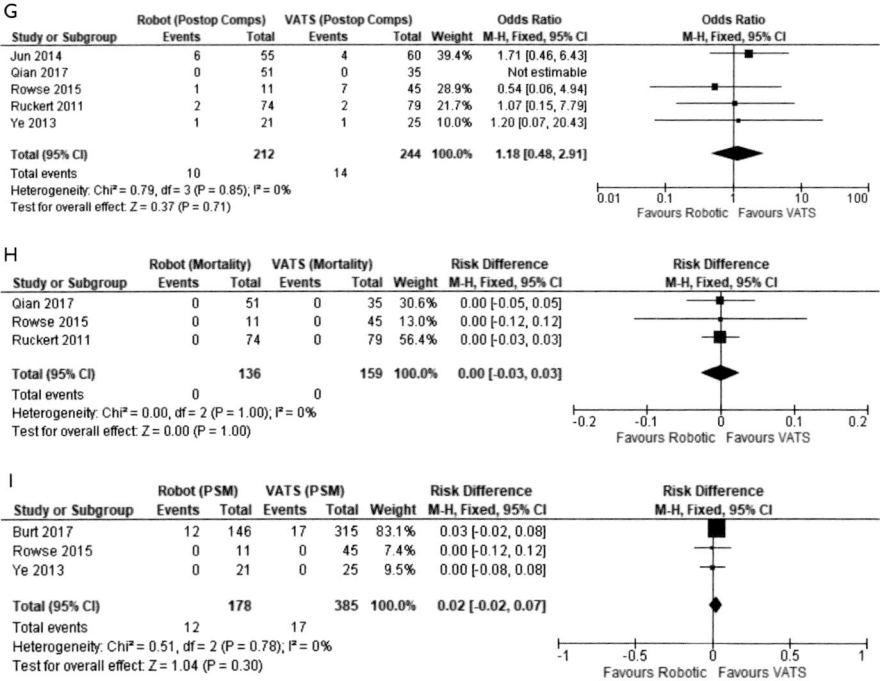

图F9-5 机器人胸腺切除术与胸腔镜胸腺切除术对比森林图

森林图显示了机器人和胸腔镜队列之间感兴趣结果的对比。（A）手术时间，（1）包括机器人设置时间，（2）不包括机器人设置时间，（3）作者在20年内仅完成了11个机器人病例。（B）出血量，（1）被报道为中位数（四分位范围），标准差为零，估计为0.001，以便计算平均值和95%置信区间。（C）两项研究报道了输血情况。（D）住院时间，（1）标准差由图F9-4外推。（E）中转开放手术，只有报道机器人手术率和腔镜手术率的论文被纳入分析。（F）术中并发症。（G）术后并发症。（H）死亡率。（I）手术阳性切缘率。Study or Subgroup，研究或亚组；Robot，机器人手术；VATS，胸腔镜手术；OR time 缓解率时间；Mean Difference，平均差；Mean，平均值；total，总计；Events，事件；Weight，比重；Risk Difference，风险差；Heterogeneity，异质性；Test for overall effect，整体效果检验。

较，也没有作者包括我们分析中包含的所有论文。Giuoutsos等[42]的论文是一篇描述性叙述。作者的结论是机器人手术已被证明是可行和安全的，由于住院时间较短，比开放手术更便宜。但机器人系统的购买成本比胸腔镜更高。Friedant等[7]将机器人组和VATS组与开放手术组进行比较，发现微创组的出血量减少，住院时间缩短。Buentzel等有2篇系统的评论，1篇比较了机器人组和VATS组[40]，另1篇比较了机器人组和开放组[43]，作者报道了手术时间、出血量和术后并发症的差异，但与开放胸腺切除术相比，机器人手术的住院时间明显缩短。

表F9-3　机器人胸腺切除术与胸腔镜胸腺切除术对比

作者	研究数	手术时间（min）	失血量（mL）	BTx（%）	住院时间（d）	中转开放率（%）	术中并发症发生率（%）	术后并发症发生率（%）	住院期间或30 d死亡率（%）	R0切除率（%）
Burt[23]	机器人手术 146	N/A	N/A	N/A	N/A	N/A	N/A	N/A	N/A	92
	VATS 315	N/A	N/A	N/A	N/A	N/A	N/A	N/A	N/A	95
	P值	N/A	N/A	N/A	N/A	N/A	N/A	N/A	N/A	0.2
Jun[26]	机器人手术 55	139.8±45	N/A	N/A	7.18（4~14）	0	0	10.9	0	N/A
	VATS 60	121±20.5	N/A	N/A	7.23	N/A	N/A	6.7	N/A	N/A
	P值	<0.05	N/A	N/A	NS	N/A	N/A	NS	NS	N/A
Kamel[27] Unmatched	机器人手术 70	102（77~125）	20（20~50）	N/A	3（2~4）	7.1	4	N/A	0	3
	VATS 7	101（59~112）	10（10~10）	N/A	3（2~4）	N/A	0	N/A	N/A	N/A
	P值	N/A	N/A	N/A	N/A	N/A	N/A	N/A	N/A	N/A
Qian[31]	机器人手术 51	71.2±39.8	77.5±69.5	N/A	4.3±1.1	0	3.9	0	0	N/A
	VATS 35	79.1±41.0	127±115.2	N/A	5.5±1.2	0	5.7	0	0	N/A
	P值	NS	NS	N/A	<0.001	NS	NS	NS	NS	N/A
Rowse[33]	机器人手术 11	178±53	160±205	0	2.1（1~5）	0	9	9	0	100
	VATS 45	102±39	65±41	0	1.5（1~4）	0	11	15.6	0	100
	P值	0.001	0.042	NS	0.05	NS	N/A	N/A	NS	N/A

续表F9-3

作者	研究数	手术时间（min）	失血量（mL）	BTx（%）	住院时间（d）	中转开放率（%）	术中并发症发生率（%）	术后并发症发生率（%）	住院期间或30 d死亡率（%）	R0 切除率（%）
Ruckert[34]	机器人手术 74	187±48	N/A	N/A	N/A	1.4	N/A	2.7	0	N/A
	VATS 79	198±48	N/A	N/A	N/A	1.3	N/A	2.5	0	N/A
	P值	N/A	N/A	N/A	N/A	N/A	N/A	NS	NS	N/A
Ye[39]	机器人手术 21	96.2±39.8	58.6±20.6	0	3.7±1.1	0	N/A	4.7	0	100
	VATS 25	103.6±36	86.8±97.1	4	6.7±1.4	4	N/A	4	N/A	100
	P值	NS	NS	N/A	<0.01	N/A	NS	N/A	NS	N/A

BTx，输血；NS，无意义；N/A，无描述；连续数据以平均值或中位数表示。

1. 机器人胸腺切除术和开放胸腺切除术

迄今为止，文献报道机器人组中的手术时间更长。这一趋势同样反映在其他专业的机器人研究上[44]。这可能是因为机器人手术需要更复杂的装置，但也被证明是使用新技术时不可避免的学习曲线造成的结果。我们发现机器人组和开放组在手术时间上无统计学差异，但存在高度异质性。不同的研究对手术持续时间的定义存在不一致的地方，一些作者选择包括机器人设置和麻醉时间，一些作者选择报道切皮和缝皮之间的持续时间。

Kamel等[27]报道机器人的学习曲线为15~20例，并且与早期的机器人手术经验相比，后期手术时间显著减少。这也可能影响我们观察到的异质性。Cerfolio等回顾了开展胸外科机器人手术的经验，提出这需要对整个手术室的工作人员进行培训，并在套管放置、使用适当的仪器和使用正确的机器人手臂方面进行深入的学习，以克服最初阶段的学习障碍[45]。为了进一步支持这一观点，Ro等还描述了在机器人胸腺切除术中，与早期和后期手术经验相比，手术经验的改善显著减少了手术空间和手术时间[46]。因此，随着机器人手术经验的增加，整体手术时间可能会继续减少。但是，应当将手术时间进行适当的标准化，以便能够比较。

机器人组的出血量较低，接受机器人胸腺切除术的患者住院时间明显缩短，能够避免胸骨切开[47]，减少术后疼痛和患者恢复负担，具有显著优势。胸骨切开术本身与许多并发症有关，包括胸骨伤口感染、不稳定、裂开、纵隔炎和骨髓炎[48]。

许多作者报道了中转开放手术的病例。Baldyuck等[22]和Kneurtz等[29]均报道了1例侵犯无名静脉的病例。Kamel等[27]报道了5次中转，原因是肿瘤侵袭无名静脉或胸膜粘连。同样，Marulli等[30]报道了2例患者因标本尺寸大和可疑心包浸润而中转，Wilshire等[37]报道了1例因难以确认肿瘤边缘而中转的病例。回顾先前提到的胸腺切除的原则，在所有的病例中，报道的中转都是合理和合法的。在本研究的文献中，未发现因无法控制的出血而导致中转的病例。

我们报道机器人组的术后并发症发生率明显降低，这并不奇怪；微创并发症发生率往往低于开放方法。然而，开放方法的类型、记录方法和报告并发症的多样性，使我们很难在没有进一步研究的情况下得出进一步的结论。两组的死亡率相当。我们发现机器人组的阳性边缘率明显较低。然而，这一结果是由单一研究[23]得出的，似乎是选择偏倚的结果，在该研究中，肿瘤较早期、较小的患者优先采用微创手术。微创胸腺切除术（机器人胸腔镜和胸腔镜联合手术）与开放性胸腺切除术在组织学类型、分期、肿瘤大小等方面存在差异。我们的结果表明，机器人胸腺切除术在短期肿瘤预后方面并不逊于开放胸腺切除术。

2. 机器人胸腺切除术与胸腔镜胸腺切除术

虽然机器人方法与开放方法相比有一些明显的优势，但从研究结果来看，机器人方法与胸腔镜方法之间没有显著差异。这篇综述确定了比较这些方法的少量研究，没有随机对照研究。在手术时间方面，Rowse等[33]报道了VATS组的手术时间明显缩短；然而，这项研究包括他们的机器人学习曲线。根据术者的喜好和技术能力选择手术入路，20年间仅进行了11例机器人手术，在同一时间段内进行了4倍多的VATS手术。分析表明目前的机器人方法和VATS方法具有可比性。这可能会随着外科医生获得机器人方法的经验而改变，因为7项比较机器人和VATS的研究中，有2项由于学习曲线的原因而有很高的偏倚风险。此外，由于这两种技术都是微创性的，本综述中的研究在检测组间的细微差异方面也可能存在不足。在研究中，许多结果的方差都很高，因此可能需要大样本研究来检测组间的差异。然而，微小差异的临床意义可能是微不足道的，尤其是考虑到机器人系统的额外成本[39]。替代切口位置的发展和切口的减少也会影响这种比较。本综述所包括的研究均未采用剑突下入路或单孔技术。Suda等[12]利用这些技术的1项研究被排除在外，因为机器人和VATS组都没有使用单孔技术。与VATS方法相比，机器人方法确实为外科医生提供了许多帮助，如增加了灵活性、可操作性和能用具有极大自由度的关节来解剖[26]。也有报道称，机器人与VATS相比，学习曲线更短，尽管这可能是因为大多数外科医生在开始他们的机器人学习曲线时都有VATS的经验[26]。

（三）研究的局限性

本综述中没有研究是将病例随机分配到手术入路。由于手术入路缺乏随机性，存在固有的偏倚风险。许多论文被认为存在选择偏倚、报告偏倚和由于组间不同的外科医生经验水平而导致的偏倚的高风险；然而，发表偏倚似乎不是问题。关于机器人和VATS的比较数据有限，并不是所有的切口位置或技术都有代表性。本综述中包含的大多数研究没有进行倾向匹配，而且包括适应证方面的异质性患者组。由于所确定的研究的局限性，与胸腺瘤和前纵隔肿瘤切除术相关的长期肿瘤结果没有在这里进行评估。必须强调的是，在报告手术时间的17项研究中，只有8项报道了手术时间的定义。多数报道（7/8）为手术时间（4项报道为切开皮肤到缝好皮肤的时间[25,27,30,36]，2项报道为机器人对接和手术时间[26,35]，1项报道的手术时间不包括机器人对接[31]），而Balduyck[22]则将其报道为使用手术室的时间。这可能有助于解释为什么机器人与VATS和机器人与开放对比的手术时间显示出显著的异质性。所有纳入的文献均未报道使用机器人或VATS剑突下入路，该入路可提供与胸骨正中切开术相当的手术视野。虽然这减少了组间的异质性，但缺乏对胸腺切除术可用方法的完整陈述。

五、结论

回顾我们发现的证据表明，机器人胸腺切除术比开放式手术有更多优点，包括减少住院时间和出血。尽管并发症和死亡率与胸腔镜相当，但机器人胸腺切除术很可能为外科医生提供技术上的优势，如自动控制三维摄像机，内置的震颤过滤器和辅助仪器。但带有年度维护成本的资本投资仍然是一个主要缺点，需要通过进一步的经济分析来确定机器人和VATS的长期成本。此外，还没有进行过随机对照研究来比较各种方法，所以无法得出最终结论。

声明

US Kreaden是首席生物统计学家，AE Hebert是直觉外科公司的科学顾问，他们负责最初的检索工作。其他作者没有利益冲突声明。

参考文献

[1] Maurizi G, D'Andrilli A, Sommella L, et al. Transsternal thymectomy[J]. Thorac Cardiovasc Surg, 2015, 63(3): 178-186.

[2] Shrager JB, Nathan D, Brinster CJ, et al. Outcomes after 151 extended transcervical thymectomies for myasthenia gravis[J]. Ann Thorac Surg, 2006, 82(5): 1863-1869.

[3] Coosemans W, Lerut TE, Van Raemdonck DE. Thoracoscopic surgery: the Belgian experience[J]. Ann Thorac Surg, 1993, 56(3): 721-730.

[4] Yim AP, Low JM, Ng SK, et al. Video-assisted thoracoscopic surgery in the paediatric population[J]. J Paediatr Child Health, 1995, 31(3): 192-196.

[5] Ye B, Tantai JC, Ge XX, et al. Surgical techniques for early-stage thymoma: video-assisted thoracoscopic thymectomy versus transsternal thymectomy[J]. J Thorac Cardiovasc Surg, 2014, 147(5): 1599-1603.

[6] Ashton RC Jr, McGinnis KM, Connery CP, et al. Totally endoscopic robotic thymectomy for myasthenia gravis[J]. Ann Thorac Surg, 2003, 75(2): 569-571.

[7] Friedant AJ, Handorf EA, Su S, et al. Minimally Invasive versus Open Thymectomy for Thymic Malignancies: Systematic Review and Meta-Analysis[J]. J Thorac Oncol, 2016, 11(1): 30-38.

[8] Ruffini E, Filosso PL, Guerrera F, et al. Optimal surgical approach to thymic malignancies: New trends challenging old dogmas[J]. Lung Cancer, 2018, 118: 161-170.

[9] Batirel HF. Minimally invasive techniques in thymic surgery: a worldwide perspective[J]. J Vis Surg, 2018, 4: 7.

[10] Toker A, Sonett J, Zielinski M, et al. Standard terms, definitions, and policies for minimally invasive resection of thymoma[J]. J Thorac Oncol, 2011, 6(7 Suppl 3): S1739-S1742.

[11] Liberati A, Altman DG, Tetzlaff J, et al. The PRISMA statement for reporting systematic reviews and meta-analyses of studies that evaluate health care interventions: explanation and elaboration[J]. J Clin Epidemiol, 2009, 62(10): e1-34.

[12] Suda T, Kaneda S, Hachimaru A, et al. Thymectomy via a subxiphoid approach: single-port and robot-assisted[J]. J Thorac Dis, 2016, 8(Suppl 3): S265-S271.

[13] Fang W, Yao X, Antonicelli A, et al. Comparison of surgical approach and extent of resection for Masaoka-Koga Stage I and II thymic tumours in Europe, North America and Asia: an International Thymic Malignancy Interest Group retrospective database analysis[J]. Eur J Cardiothorac Surg, 2017, 52(1): 26-32.

[14] Jurado J, Javidfar J, Newmark A, et al. Minimally invasive thymectomy and open thymectomy: outcome analysis of 263 patients[J]. Ann Thorac Surg, 2012, 94(3): 974-981, discussion 981-982.

[15] Orsini B, Santelmo N, Pages PB, et al. Comparative study for surgical management of thymectomy for non-thymomatous myasthenia gravis from the French national database EPITHOR[J]. Eur J Cardiothorac Surg, 2016, 50(3): 418-422.

[16] Tomulescu V. Thoracoscopic approach for tumors of anterior mediastinum[J]. Acta Endocrinologica, 2008, 4(3): 309-319.

[17] Tomulescu V. Minimally invasive approach for tumoral and non tumoral myasthenia gravis: from thoracoscopic to robotic surgery[J]. Ann Fundeni Hosp, 2011, 16: 78-86.

[18] Youssef SJ, Louie BE, Farivar AS, et al. Comparison of open and minimally invasive thymectomies at a single institution[J]. Am J Surg, 2010, 199(5): 589-593.

[19] Turchetti G, Pierotti F, Palla I, et al. Comparative health technology assessment of robotic-assisted, direct manual laparoscopic and open surgery: a prospective study[J]. Surg Endosc, 2017, 31(2): 543-551.

[20] Barbash GI, Glied SA. New technology and health care costs--the case of robot-assisted surgery[J]. N Engl J Med, 2010, 363(8): 701-704.

[21] Kajiwara N, Barron JP, Kato Y, et al. Cost-benefit performance of robotic surgery compared with video-assisted thoracoscopic surgery under the Japanese national health insurance system[J]. Ann Thorac Cardiovasc Surg, 2015, 21(2): 95-101.

[22] Balduyck B, Hendriks JM, Lauwers P, et al. Quality of life after anterior mediastinal mass resection: a prospective study comparing open with robotic-assisted thoracoscopic resection[J]. Eur J Cardiothorac Surg, 2011, 39(4): 543-548.

[23] Burt BM, Yao X, Shrager J, et al. Determinants of Complete Resection of Thymoma by Minimally Invasive and Open Thymectomy: Analysis of an International Registry[J]. J Thorac Oncol, 2017, 12(1): 129-136.

[24] Cakar F, Werner P, Augustin F, et al. A comparison of outcomes after robotic open extended thymectomy for myasthenia gravis[J]. Eur J Cardiothorac Surg, 2007, 31(3): 501-504, discussion 504-505.

[25] Casiraghi M, Galetta D, Borri A, et al. Robotic-assisted thymectomy for early-stage thymoma: a propensity-score matched analysis[J]. J Robot Surg, 2018, 12(4): 719-724.

[26] Jun Y, Hao L, Demin L, et al. Da Vinci robot-assisted system for thymectomy: experience of 55 patients in China[J]. Int J Med Robot, 2014, 10(3): 294-299.

[27] Kamel MK, Rahouma M, Stiles BM, et al. Robotic Thymectomy: Learning Curve and Associated Perioperative Outcomes[J]. J Laparoendosc Adv Surg Tech A, 2017, 27(7): 685-690.

[28] Kang CH，Hwang Y，Lee HJ，et al. Robotic Thymectomy in Anterior Mediastinal Mass：Propensity Score Matching Study With Transsternal Thymectomy[J]. Ann Thorac Surg，2016，102(3)：895-901.

[29] Kneuertz PJ，Kamel MK，Stiles BM，et al. Robotic Thymectomy Is Feasible for Large Thymomas：A Propensity-Matched Comparison[J]. Ann Thorac Surg，2017，104(5)：1673-1678.

[30] Marulli G，Comacchio GM，Schiavon M，et al. Comparing robotic and trans-sternal thymectomy for early-stage thymoma：a propensity score-matching study[J]. Eur J Cardiothorac Surg，2018，54(3)：579-584.

[31] Qian L，Chen X，Huang J，et al. A comparison of three approaches for the treatment of early-stage thymomas：robot-assisted thoracic surgery，video-assisted thoracic surgery，and median sternotomy[J]. J Thorac Dis，2017，9(7)：1997-2005.

[32] Renaud S，Santelmo N，Renaud M，et al. Robotic-assisted thymectomy with Da Vinci II versus sternotomy in the surgical treatment of non-thymomatous myasthenia gravis：early results[J]. Rev Neurol (Paris)，2013，169(1)：30-36.

[33] Rowse PG，Roden AC，Corl FM，et al. Minimally invasive thymectomy：the Mayo Clinic experience[J]. Ann Cardiothorac Surg，2015，4(6)：519-526.

[34] Rückert JC，Swierzy M，Ismail M. Comparison of robotic and nonrobotic thoracoscopic thymectomy：A cohort study[J]. J Thorac Cardiovasc Surg，2011，141(3)：673-677.

[35] Seong YW，Kang CH，Choi JW，et al. Early clinical outcomes of robot-assisted surgery for anterior mediastinal mass：its superiority over a conventional sternotomy approach evaluated by propensity score matching[J]. Eur J Cardiothorac Surg，2014，45(3)：e68-73，discussion e73.

[36] Weksler B，Tavares J，Newhook TE，et al. Robot-assisted thymectomy is superior to transsternal thymectomy[J]. Surg Endosc，2012，26(1)：261-266.

[37] Wilshire CL，Vallieres E，Shultz D，et al. Robotic Resection of 3 cm and Larger Thymomas Is Associated With Low Perioperative Morbidity and Mortality[J]. Innovations (Phila)，2016，11(5)：321-326.

[38] Ye B，Li W，Ge XX，et al. Surgical treatment of early-stage thymomas：robot-assisted thoracoscopic surgery versus transsternal thymectomy[J]. Surg Endosc，2014，28(1)：122-126.

[39] Ye B，Tantai JC，Li W，et al. Video-assisted thoracoscopic surgery versus robotic-assisted thoracoscopic surgery in the surgical treatment of Masaoka stage I thymoma[J]. World J Surg Oncol，2013，11：157.

[40] Buentzel J，Heinz J，Hinterthaner M，et al. Robotic versus thoracoscopic thymectomy：The current evidence[J]. Int J Med Robot，2017，13(4)：e1847.

[41] Fok M，Bashir M，Harky A，et al. Video-Assisted Thoracoscopic Versus Robotic-Assisted Thoracoscopic Thymectomy：Systematic Review and Meta-analysis[J]. Innovations (Phila)，2017，12(4)：259-264.

[42] Gioutsos K，Kocher GJ，Schmid RA. Robotics in pulmonology and thoracic surgery：what，why and when?[J]. Panminerva Med，2016，58(4)：318-328.

[43] Buentzel J，Straube C，Heinz J，et al. Thymectomy via open surgery or robotic video assisted thoracic surgery：Can a recommendation already be made?[M]. Medicine (Baltimore)，2017，96(24)：e7161.

[44] Agrusa A，Romano G，Navarra G，et al. Innovation in endocrine surgery：robotic versus

laparoscopic adrenalectomy. Meta-analysis and systematic literature review[J]. Oncotarget, 2017,8(60): 102392-102400.

[45] Cerfolio RJ, Bryant AS, Minnich DJ. Starting a robotic program in general thoracic surgery: why, how, and lessons learned[J]. Ann Thorac Surg,2011,91(6): 1729-1736, discussion 1736-1737.

[46] Ro CY, Derose JJ Jr, Connery CP, et al. Three-year experience with totally endoscopic robotic thymectomy[J]. Innovations (Phila),2006,1(3): 111-114.

[47] Ismail M, Swierzy M, Ruckert JC. State of the art of robotic thymectomy[J]. World J Surg, 2013,37(12): 2740-2746.

[48] Reser D, Caliskan E, Tolboom H, et al. Median sternotomy[J]. Multimed Man Cardiothorac Surg,2015,2015: mmv017.

（尹随 译）

Cite this article as: O'Sullivan KE, Kreaden US, Hebert AE, Eaton D, Redmond KC. A systematic review of robotic versus open and video assisted thoracoscopic surgery (VATS) approaches for thymectomy. Ann Cardiothorac Surg 2019;8(2):174-193. doi: 10.21037/acs.2019.02.04

.

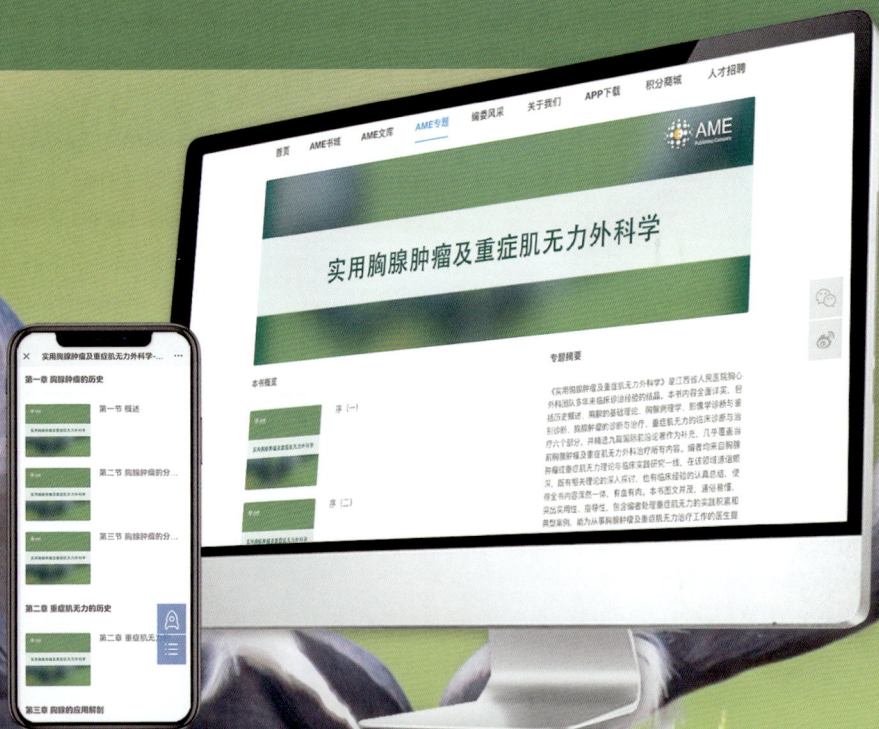

AME Medical Journals

Founded in 2009, AME has been rapidly entering into the international market by embracing the highest editorial standards and cutting-edge publishing technologies. Till now, AME has published more than 60 peer-reviewed journals (13 indexed in SCIE and 18 indexed in PubMed), predominantly in English (some are translated into Chinese), covering various fields of medicine including oncology, pulmonology, cardiothoracic disease, andrology, urology and so forth (updated on Jun. 2021).

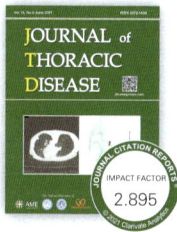

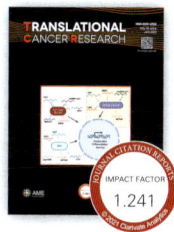

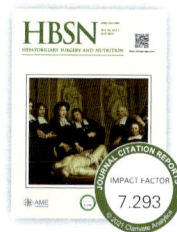

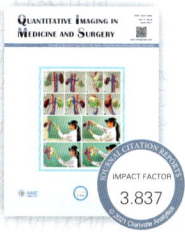

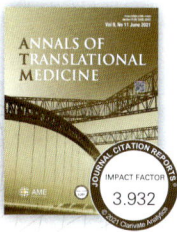

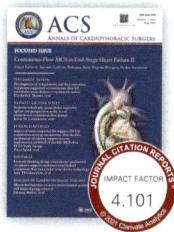

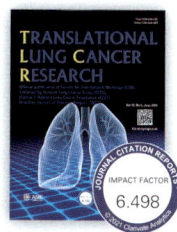

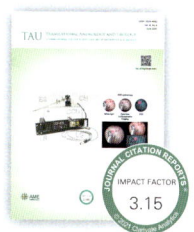

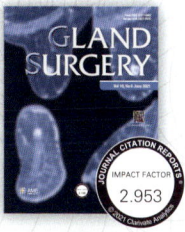

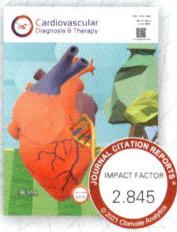

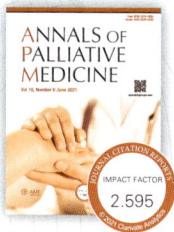

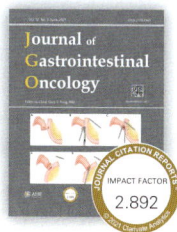

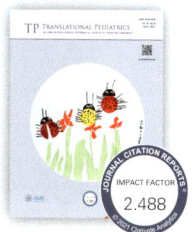

- JOURNAL of THORACIC DISEASE — IMPACT FACTOR 2.895
- TRANSLATIONAL CANCER RESEARCH — IMPACT FACTOR 1.241
- HBSN (HEPATOBILIARY SURGERY AND NUTRITION) — IMPACT FACTOR 7.293
- QUANTITATIVE IMAGING IN MEDICINE AND SURGERY — IMPACT FACTOR 3.837
- ANNALS OF TRANSLATIONAL MEDICINE — IMPACT FACTOR 3.932
- ACS (ANNALS OF CARDIOTHORACIC SURGERY) — IMPACT FACTOR 4.101
- TRANSLATIONAL LUNG CANCER RESEARCH — IMPACT FACTOR 6.498
- TAU — IMPACT FACTOR 3.15
- GLAND SURGERY — IMPACT FACTOR 2.953
- Cardiovascular Diagnosis & Therapy — IMPACT FACTOR 2.845
- ANNALS OF PALLIATIVE MEDICINE — IMPACT FACTOR 2.595
- Journal of Gastrointestinal Oncology — IMPACT FACTOR 2.892
- TP TRANSLATIONAL PEDIATRICS — IMPACT FACTOR 2.488

AME Publishing Company

Academic Made Easy, Excellent and Enthusiastic

砍穿千里目、快乐搞学术

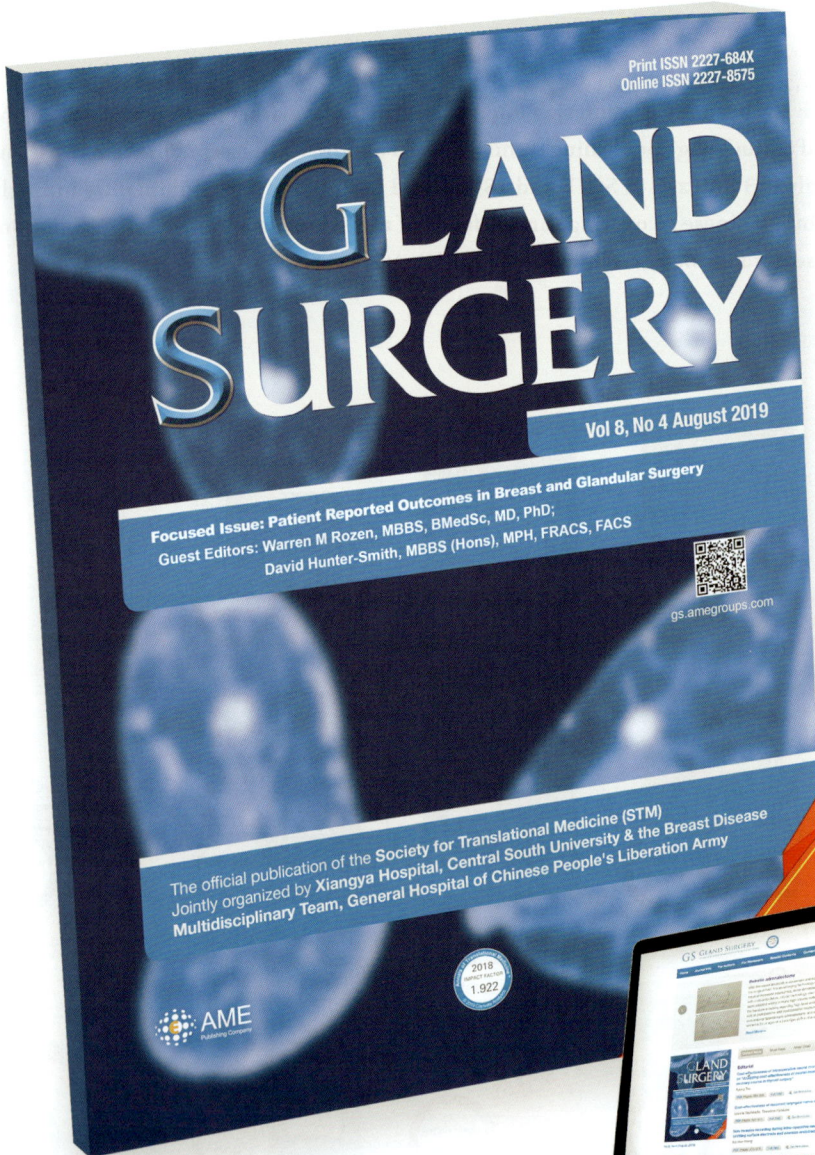

Print ISSN 2227-684X
Online ISSN 2227-8575

GLAND SURGERY

Vol 8, No 4 August 2019

Focused Issue: Patient Reported Outcomes in Breast and Glandular Surgery
Guest Editors: Warren M Rozen, MBBS, BMedSc, MD, PhD;
David Hunter-Smith, MBBS (Hons), MPH, FRACS, FACS

gs.amegroups.com

The official publication of the **Society for Translational Medicine (STM)**
Jointly organized by **Xiangya Hospital, Central South University & the Breast Disease**
Multidisciplinary Team, General Hospital of Chinese People's Liberation Army

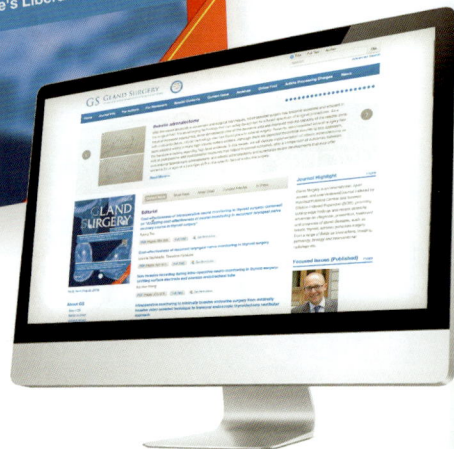

2018 IMPACT FACTOR 1.922

gs.amegroups.com

Mediastinum

AN OPEN ACCESS JOURNAL FOR HIGH-QUALITY RESEARCH IN Mediastinum

Editor-in-Chief:

Prof. Wentao Fang

Features

· Launched in 2017

· Open Access & Peer-Review

· Most up-to-date clinical and basic researches

· State-of-the-art therapeutic approaches

· Rich material for education

· Specialties including multidisciplinary teams

Category

· Primary mediastinal tumors or cysts

· All disorders related to or affecting the mediastinum:

  1. metastatic lesions from other parts of the body

  2. local manifestation of systemic changes

  3. disease extension from neighboring organs or compartments)

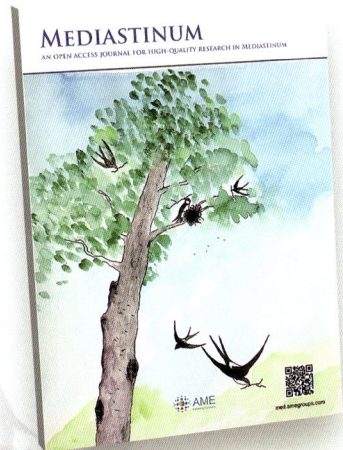

med.amegroups.com

2016.10